ゼロからマスター

改訂第2版

肩の鏡視下手術

中川照彦
同愛記念病院副院長

MEDICAL VIEW

本書では，厳密な指示・副作用・投薬スケジュール等について記載されていますが，これらは変更される可能性があります．本書で言及されている薬品については，製品に添付されている製造者による情報を十分にご参照ください．

Master the Shoulder Arthroscopic Surgery from Zero, 2nd edition
（ISBN978-4-7583-1379-7 C3047）

Author：Teruhiko Nakagawa

2007. 3. 10　1st ed
2018. 3. 20　2nd ed

©MEDICAL VIEW, 2018
Printed and Bound in Japan

Medical View Co., Ltd.
2-30　Ichigayahonmuracho, Shinjyukuku, Tokyo, 162-0845, Japan
E-mail　ed @ medicalview.co.jp

序文

　2007年3月に『ゼロからマスター 肩の鏡視下手術 第1版』が発刊されてから11年が過ぎました。この間，肩の鏡視下手術の発展はめざましく，スーチャーアンカーもアイデアに富んだ新しいものがたくさん市販され，それに伴い術式も大幅に変わりました。

　最大の変化は，鏡視下腱板修復術にブリッジングスーチャー法が導入されたことです。海外では使用可能であったブリッジング用のアンカーが，2010年にようやく本邦で認可されました。2010年9月にMitekのバーサロックが最初に市販され，その後Smith & Nephewのフットプリント PK や Arthrex のスウィヴロックなどが出て，さらに素材や機能に工夫をこらした多くのブリッジング用のアンカーが各社から提供されています。ブリッジングスーチャーは縫合操作の手間がなく，腱板を footprint に引き寄せ，断裂した腱板を footprint に複数の糸で押さえ付けることができます。単層固定法や重層固定法をしのぐ良い方法だと確信して飛び付きました。ブリッジング用のアンカーが導入されてから，腱板修復術のほぼすべての症例でブリッジングスーチャー法を施行しています。本書を改訂して，なんとしてでもブリッジングスーチャー法を入れなければならないと心に誓っていました。腱板修復6項目のすべてでブリッジングスーチャー法を載せました。

　ブリッジング用のアンカーに関しては，最初はバーサロック，次いでスウィヴロック，次いでヒーリックスアドバンスノットレス BR（Mitek），そして2016年6月より Zimmer Biomet のポップロック 4.5mm を使用しています。ポップロックの利点としては，腱板にかけた糸がアンカー内で強固に固定されること，2つのウイングが開くことでアンカーが引き抜ける危険性が少ないこと，パイロットホールが斜めになってしまってもアンカーの先端が丸いのでアンカーを入れる方向を気にすることなくアンカーをパイロットホール内に確実に挿入できること，などが挙げられます。ポップロックの欠点はレバーを握り込んだとき，パチンと音がしないことがときどきあることです。この場合，アンカーからインサーターが抜けません。その対処法を詳述しましたので（p.127〜128），それを読んで安心して使って頂きたいと思います。

　Biometのジャガーノット 1.4mm が2011年6月に市販されました。初めてみたときすべて糸でできているこのソフトアンカーの発想力の素晴らしさに感嘆し，鏡視下 Bankart 修復術にはジャガーノット 1.4mm を用いるようになりました。そして2012年ごろからワーキングポータルは前方に1つで十分であることがわかり，それ以降，ワーキングポータルは前方1つにしました。前上方ワーキングポータルを作る手間が省け，特に若い女性では手術創痕が減るので良いことずくめです。

　鏡視下 Bankart 修復術に対しても，ブリッジング法に準じたアンカーであるプッシュロック 2.9mm が Arthrex から2014年10月に市販されました。縫合操作が必要なく関節包・関節唇

を頭側にしっかりと引き上げ，関節窩縁に強固に固定するこができます。市販直後から鏡視下Bankart修復術にはほぼ全例でプッシュロック2.9mmを用いています。この方法を詳述しました。

　スーチャーパンチは第1版では針長7mmのオープンタイプを用いた術式を載せましたが，その後，針長7mmのクローズドタイプのほうが操作性に優れ使いやすいことを痛感し，オープンタイプはまったく用いなくなりました。

　スーチャーリレーでは第1版ではPDS糸を用いたシングルノットスーチャーリレーを全面的に載せましたが，その後2-0プロリン糸を用いたループリレーがメインになりました。ループリレーのほうがスマートな感じで，慣れれば糸の絡まりもほとんど生じません。鏡視下にループに糸を通すインサイドスーチャーリレー，そしてループと糸を同時に引き出し，ポータル外で糸をループに入れるアウトサイドスーチャーリレーを腱板大断裂の項と鏡視下Bankart修復術の項で詳述しました。シングルノットスーチャーリレーも捨てたものではなくSLAP lesion type 2に対する上方関節唇修復術など3項目で載せました。

　私は腱板修復の糸かけにはほとんどの場合，針長7mmのクローズドタイプのスーチャーパンチを使用していますが，スーチャーパッサーを使う先生も多いと思い，現在市販されているスーチャーパッサーのなかで最も信頼性が高いと思われるSmith & Nephewのファーストパスを用いた術式を腱板小・中断裂の項で載せました。単回使用なのでコストがかかりますが，針が太く破損の心配がほとんどないこと，確実に腱板に糸が通ることが魅力です。

　第2版ではほぼ全項目の内容を改訂しました。さらに新しく石灰沈着性腱板炎に対する術式と上腕二頭筋長頭腱固定術の2項目を追加しました。また腱板広範囲断裂に対しては第1版ではパッチ移植術の術式を載せましたが，第2版では三幡輝久先生が開発し，世界でもスタンダードな手術法として広く行われている上方関節包再建術の術式を載せました。

　2016年5月の日整会期間中にメジカルビュー社の方とお会いし，『ゼロからマスター 肩の鏡視下手術』の全面改訂版を是非とも出したいとお願いしました。2016年7月にメジカルビュー社内で企画会議が設けられ，改訂版を出すことが了承されたと聞いたときには嬉しくてガッツポーズが出ました。早速8月から執筆をはじめましたが，他の仕事もたくさん抱えており，なかなかはかどりませんでした。2017年1月に担当の矢部涼子さんから綺麗なレイアウトの見本刷りを見せて頂いたことにより気合いが入り，2月から本腰を入れて執筆し，2017年10月に最後の原稿を仕上げました。今回も第1版と同様に最強イラストレーターの佐藤道範さんに素晴らしいイラストをたくさん描いて頂きました。矢部涼子さんと佐藤道範さん，そしてメジカルビュー社の方々に深く感謝いたします。

　本書が皆様のお役に少しでも立てれば，この上ない喜びです。

平成30年1月

中川照彦

初版　序文

　肩鏡視下手術はとても魅惑的な手術です．そのスキルを手に入れ，スムーズにできるようになるともう後戻りはできません．手技が難しいのも事実でスリリングな場面に何度も遭遇してきました．心底辛い手術になることもあります．そのようなときは「退くも医の道」（恩師である故河野左宙先生の座右の銘）です．何が何でも突き進むというようなことがないように気をつけたいものです．

　スキルが一段上がると今まで苦労していた操作が比較的楽にできるようになります．本書では「ゼロからマスター　肩の鏡視下手術」の表題通り，基本操作から比較的やさしい応用操作まで，また，もの足りない先生のためにちょっと難しいものまで載せました．これらの手技は，多くの先生方の学会や研究会でのプレゼンテーション，講演，討論の場，懇親会，手術見学，文献や著書，手術ビデオなどから学び実践してきた中で，この手技は使える，これはいまいち使えないなどと自分なりに取捨選択したものです．ですから本書に載せた手技がベター・ベストだとは考えていません．各人に合ったもっとよい手技があるのは当然だと思います．

　手術で最も大事なことは安全，安心です．危険な香りが漂うような手術器具は避けることが肝要です．しかしどのような手術でも100％安全，安心というものはないのも事実です．医療は不確実であり，手術はその典型です．

　鏡視下手術器具，アンカー，縫合糸などは日進月歩です．本書を出したとたんに，私の手技が変わってしまうかもしれません．もし明日，信頼できる優れた器具や器械に出会ったり，これは絶対使えるというような手技を教えてもらったら，あさってから私の手術が変わることになります．手技に関しては過去に固執する必要は全くないのです．

　ここで私と肩の関わりについて語ります．卒後5年目の昭和59年に福田宏明先生が会長の第11回肩関節研究会にて初めて発表しました．演題名は「随意性肩関節後方脱臼症例の検討」でしたが，質疑応答で諸先生方からせめられました．特に三笠元彦先生からは，それは習慣性後方脱臼と呼ぶのが正しいといわれ，壇上でたじろぎました．そのあとフロアーで三笠先生や故伊藤信之先生から色々教えていただき，非常に嬉しく，いい会だなあと感じ入り，ここで身を立てたいと思いました．その後，名称は日本肩関節学会となりましたが，平成18年まで連続23回の発表を続けています．この間，多くの先生方のお世話になりました．肩の世界では医局の垣根は全くなく通じ合うことができます．信原克哉先生の肩の本は私のバイブルで，熟読しました．1週間，信原病院で研修を受け，手術はもちろんのこと外来診療での患者さんとの触れ合いなど多くのものを学びました．「関東肩を語る会」という，ちょっとありえない研究会が平成5年にできました．山本龍二先生が代表幹事で幹事は三笠先生，小川清久先生，高岸憲二先生，筒井廣明先生，玉井和哉先生と，私が末席に入れていただき始まりました．現在は幹事に菅谷啓之先生，浜田純一郎先生，渡辺安里先生，池上博泰先生が加わりさらにパワーアップしました．原則全員泊まり込みで夜中までディスカッションが続くという嵐のような勉強会です．

　関節鏡は昭和56年（卒後3年目）に医局のローテーションで川口工業総合病院に勤務し，林　承弘先生のもとで膝関節鏡を学びました．しばらく関節鏡とは離れていたのですが，昭和63年に大学に戻り，私と同期の宗田　大先生（今や膝業界では世界のMunetaとして活躍しています）といっしょに肩の関節鏡を初めて行いました．その後，筒井先生の肩関節鏡を見学に行きました．平成4年に米田　稔先生のCaspari法を見学に行きましたが，鏡視下で縫合するという操作は私にとっては異次元の世界でした．大学であこがれのCaspari法を始めました．

　平成8年に同愛記念病院に異動しました．部長の土屋正光先生が日本ハムファイターズ（現北海道日本ハムファイターズ）のチームドクターをしており，野球選手の受診が多く，投球障害肩を診る機会が増えました．その年の秋に第2回アジア肩関節学会がオーストラリアのパースで開催されました．器械展示室のLinvatecのブースに行ったとき，ラッキーなことにStephen J Snyder先生がいらして，30分ぐらいマンツーマンで肩

の模型にて手術手技を教わりました．ミニレボアンカーを用いたSLAP lesionに対する上方関節唇修復術やBankart修復術などです．本書に「レボノット簡便法」と記した縫合法は，このときSnyder先生から直接教えていただいたものです．それまで私はアンカーを使用した経験がなく，ステップアップのきっかけとなりました．翌年に野球選手のSLAP lesionに対し，ミニレボを用いた上方関節唇修復術を行いました．

　平成12年に肩関節鏡手術研究会が三笠先生の音頭取りでできました．とにかく手術手技を極めることに徹底的にこだわった会です．ここでは本当に多くのことを学びました．武田浩志先生からは「腱板修復術では全ての操作を70°斜視鏡下で行っている」と聞き，さっそく実行してみました．70°斜視鏡に慣れてくると，別世界のように腱板全体がよく見えるようになり，今ではASDが終わるやいなや30°斜視鏡から70°斜視鏡に変えています．鏡視下Bankart修復術では瀧内敏朗先生がスライド1枚に大きくスーチャーフックを出し「私はこれ1本で手術をしています」と聞いたときも衝撃的でした．それまではもっぱらスーチャーパンチを使っていましたが，今ではすっかりスーチャーフック派になりました．三笠先生から「スーチャーグラスパーの刃は腱板に垂直に当てないとだめなんだよ」と聞いたことも参考になりました．スーチャーフックも関節唇に垂直に刃を当てればよいのではないかと考え，実行してみるとずばっと決まりました．菅谷先生からは肩甲下筋腱断裂の際，上腕二頭筋長頭腱の脱臼がある例では糸でこれを後方に引いておくとよいと教わり，実行しています．ちなみに菅谷先生の手術も見学に行きました．シングルノットスーチャーリレーをはじめて知ったのは三笠先生の「韓国のLee先生はPDS糸を直接アンカー糸に結んでいる．シャトルリレーなんていらない」というお言葉でした．それまで私はSnyder先生から教わった通りシャトルリレーを使用していましたが，シングルノットスーチャーリレーに一気に変わりました．

　日本関節鏡学会の研修会である関節鏡セミナーに講師としてお呼びがかかったことも，私自身のステップアップにつながりました．受講料を出して参加する先生方に少しでも役に立つ手技を伝えたいという熱い思いがありました．そのためにはわかりやすくきれいな動画を作らなければならず，手術にもさらに気合いが入り，本書を執筆するきっかけにもなりました．会長の黒澤　尚先生，井上和彦先生，松末吉隆先生にはこの場を借りて御礼申し上げます．日本関節鏡学会でのKen Yamaguchi先生の講演も大変勉強になりました．後方鏡視のポータルの位置をBankart修復術では内側寄りに，腱板修復術では外側寄りにすると聞いてなるほどと思い，早速取り入れました．

　本書の出版社であるメジカルビュー社に感謝します．以前よりメジカルビュー社のイラストは綺麗すぎと感心していました．写真やイラストを多く使用した肩の鏡視下手術の入門書を執筆してほしいというオファーがあったのは，平成17年6月でした．すぐに快諾しましたが，いざ書きだしてみると大変でした．関節鏡の写真と外の写真を同一症例で載せようと思い，何例も積み重ねようやくできあがりました．イラストの下絵は各ステップの操作や関節の中と外の関係がどのようになっているかがわかるように描きました．編集者は予想外の大量な写真とイラストの下絵に頭を抱えてしまいました．入門書なのでもっとコンパクトなものを考えていたようです．しかし，1点の削除もなく全てOKしてくれました．Bankart修復術，SLAP lesion，腱板小・中断裂に対する手術を3本柱とし，この3つの章では繰り返す操作もできるだけ省略せず，手術の終了まで詳述するように努めました．また可能な限りその章だけ読めばわかるように構成しました．担当の藤原琢也さん，松原かおるさん，イラストレーターの佐藤道範さん，本当にありがとうございました．

　本書が皆様のお役に少しでも立てれば，この上ない喜びです．

平成19年1月

中川照彦

目次

● 改訂第2版　ゼロからマスター　肩の鏡視下手術

I 基礎知識

手術機器 …………………………………………………………………… 2

- 関節鏡 …………………………………………………………………… 2
- 潅流ポンプ ……………………………………………………………… 3
- シェーバー類 …………………………………………………………… 4
- 電気蒸散機器（高周波装置：radio frequency device） ……………… 6
- 基本手術器具 …………………………………………………………… 7
- 糸を操作する器具 ……………………………………………………… 9
- 組織に糸を通す器具 …………………………………………………… 10
- 縫合する器具 …………………………………………………………… 16
- 縫合糸を切る器具 ……………………………………………………… 16
- アンカー ………………………………………………………………… 17
- 鏡視下手術で用いる糸 ………………………………………………… 20

手術室でのセットアップ ………………………………………………… 21

側臥位の取り方

1. 枕のセット …………………………………………………………… 21
2. 側臥位支持器を固定 ………………………………………………… 22
3. L字離被架の設置 …………………………………………………… 23
4. U字ドレープのセット ……………………………………………… 23
5. 消毒 …………………………………………………………………… 24
6. 尾側からのドレーピング …………………………………………… 24
7. 頭側からのドレーピング …………………………………………… 25
8. 腋窩毛のテーピング ………………………………………………… 25
9. 牽引 …………………………………………………………………… 26
10. 各種機器のコードとチューブの固定 ……………………………… 26
11. 各種機器の配置 ……………………………………………………… 27

肩関節鏡視下手術の基本手技 …… 28

後方ポータルの作製
1. 準備 …… 28
2. 刺入部の確認 …… 29
3. 潅流液を注入 …… 29
4. 外套管,関節鏡の挿入 …… 30

前方ポータルの作製
1. 刺入部の確認 …… 32
2. カニューラの挿入 …… 33
3. プローブの挿入 …… 37

糸の縫合法－卓上での縫合練習
◆ レボノット(Revo knot)簡便法
1. 糸をコルク板に固定 …… 38
2. Underhand half-hitch …… 39
3. ノット部を押す …… 39
4. 2回目のノット …… 40
5. 3回目のノット …… 40
6. 4回目のノット …… 41
7. 5回目のノット …… 41
8. 縫合完了 …… 42

◆ スライディングノット(Weston knot)
1. 一方の糸を短くしポスト糸とする …… 43
2. 糸の間を通して右側に糸を落とす …… 43
3. 糸の間を通して左側に糸を落とす …… 44
4. 左側に落とした糸を半周回して三角のスペースに上から通す …… 44
5. Weston knotの完成 …… 45
6. ノットを適度に締める …… 46
7. ノットをスライドさせノットプッシャーで締めていく …… 46
8. ノットをロックした後,レボノット簡便法を追加し,糸を切る …… 47

◆ 縫合時のピットフォールと対策
1. ノットの送り込み不良による縫合不全 …… 48
2. ノット間への軟部組織の絡まりによる縫合不全 …… 49
3. 緩んだときの対処法(スライディングループテクニック) …… 49

II 代表的手術

鏡視下肩峰下除圧術（ASD） ... 52

手術手技
- ❶ マーキング ... 52
- ❷ 外套管の挿入，肩峰下面の確認，肩峰下腔の鏡視 ... 53
- ❸ 外側ポータルの作製 ... 54
- ❹ シェーバー挿入，滑膜組織のデブリドマン ... 54
- ❺ 滑膜組織の切除 ... 56
- ❻ VAPRのアングルサイドの挿入，肩峰下面の軟部組織の蒸散 ... 57
- ❼ 烏口肩峰靱帯を同定する ... 58
- ❽ 烏口肩峰靱帯の蒸散 ... 59
- ❾ 肩峰外側縁の蒸散，肩峰内側縁の蒸散 ... 61
- ❿ アブレーダー（5.5mm）の挿入，肩峰前縁の骨棘削除 ... 62
- ⓫ アクロミオナイザー（5.5mm）の挿入，肩峰下面の骨削除 ... 64

鏡視下腱板修復術（総論） ... 65

- 術前診断 ... 65
- 後療法 ... 68
- 手術成績 ... 69

腱板大断裂に対する鏡視下腱板修復術（ブリッジングスーチャー法） ... 70

- 手術器具 ... 70
- 手術手技
  - ❶ MRI ... 70
  - ❷ セッティング ... 70
  - ❸ 皮切およびポータル作製 ... 71
  - ❹ 鏡視用の後方ポータル ... 72
  - ❺ 肩峰下鏡視とASD ... 73
  - ❻ 腱板断端の展開 ... 75

- ❼ Footprintの展開 …………………………………………………………… 77
- ❽ 腱板断端の引き出し程度をみる ……………………………………… 78
- ❾ 腱板のmobilization ……………………………………………………… 79
- ❿ 内側アンカー挿入部と糸かけ部のイメージを作る ………………… 80
- ⓫ アンカーポータルの作製 ……………………………………………… 80
- ⓬ パイロットホールの作製 ……………………………………………… 81
- ⓭ アンカーの挿入 ………………………………………………………… 84
- ⓮ ストッパーノット ……………………………………………………… 87
- ⓯ 前方ポータルの作製 …………………………………………………… 89
- ⓰ スーチャーパンチに2-0プロリン糸を装填 ………………………… 89
- ⓱ スーチャーパンチを用いて腱板にプロリン糸をかける …………… 90
- ⓲ スーチャーパンチをポータル外に出してからの操作 ……………… 93
- ⓳ インサイドスーチャーリレーでブルー糸を腱板にかける ………… 94
- ⓴ 2本目のブルー糸を腱板にかける …………………………………… 97
- ㉑ アウトサイドスーチャーリレーで白黒糸を腱板にかける ………… 98
- ㉒ 2本目の白黒糸を腱板にかける ……………………………………… 101
- ㉓ 2本目の内側アンカー用のパイロットホールの作製 ……………… 102
- ㉔ 2本目のアンカーの挿入 ……………………………………………… 104
- ㉕ ストッパーノットの作製 ……………………………………………… 105
- ㉖ アンカー糸4本を順番に腱板にかける ……………………………… 105
- ㉗ パスポートカニューラを外側ポータルから挿入 …………………… 107
- ㉘ 大結節外側壁の皮質骨を展開する範囲をイメージ ………………… 108
- ㉙ ブリッジングスーチャーのイメージ ………………………………… 109
- ㉚ 大結節外側壁の軟部組織の切除と蒸散 ……………………………… 110
- ㉛ ポップロック4.5mm用のボーンパンチでパイロットホールを作製 …… 111
- ㉜ パスポートカニューラから腱板にかけたアンカー糸を引き出す ……… 113
- ㉝ ブルー糸と白黒糸の絡まりがないかを確認 ………………………… 115
- ㉞ ポップロックのアイレットに糸を通す ……………………………… 115
- ㉟ ポップロックをパイロットホールに挿入 …………………………… 117
- ㊱ 糸を1本ずつ引き,腱板を大結節に寄せる ………………………… 119
- ㊲ ポップロック内での糸の固定とポップロックの骨内での固定 ………… 120
- ㊳ 糸切り …………………………………………………………………… 121
- ㊴ 2つ目のパイロットホールの作製 …………………………………… 122
- ㊵ 後方の腱板にかけた4本のアンカー糸を引き出す ………………… 123
- ㊶ 2本目のポップロックの挿入 ………………………………………… 124
- ㊷ 糸引き,ポップロックの固定,糸切り ……………………………… 125

㊸ ドッグイヤーの形成，腱板修復完了 …………………………………… 126
㊹ 関節内の観察 …………………………………………………………… 126

腱板小・中断裂に対する鏡視下腱板修復術 （ブリッジングスーチャー法） ……………………………… 129

手術手技

❶ MRI，X線像 …………………………………………………………… 130
❷ セッティングと皮切 …………………………………………………… 130
❸ 関節内鏡視 ……………………………………………………………… 130
❹ 肩峰下鏡視とASD ……………………………………………………… 132
❺ 腱板断端およびfootprintの展開 ……………………………………… 132
❻ 腱板断端がfootprintに寄るかをみる ………………………………… 133
❼ 内側アンカー挿入部と糸かけ部のイメージを作る ………………… 133
❽ アンカーポータルの作製 ……………………………………………… 134
❾ パイロットホールの作製 ……………………………………………… 134
❿ アンカーの挿入 ………………………………………………………… 135
⓫ ストッパーノット ……………………………………………………… 136
⓬ 前方ポータルから肩峰下腔にレトリバーを挿入 …………………… 137
⓭ 外側ポータルにパスポートカニューラを入れ，ブルー糸の1本を引き出す … 137
⓮ ファーストパスに引き出したブルー糸を装填 ……………………… 138
⓯ 1本目のアンカー糸（ブルー糸）を腱板にかける …………………… 139
⓰ 2本目のアンカー糸（ブルー糸）を腱板にかける …………………… 141
⓱ 3本目のアンカー糸（白黒糸）を腱板にかける ……………………… 142
⓲ 4本目のアンカー糸（白黒糸）を腱板にかける ……………………… 143
⓳ 大結節外側壁の軟部組織の蒸散とパイロットホールの作製 ……… 144
⓴ パスポートカニューラから腱板にかけたアンカー糸を引き出す … 145
㉑ ブルー糸と白黒糸の絡まりがないかを確認 ………………………… 146
㉒ ポップロックのアイレットに糸を通す ……………………………… 146
㉓ ポップロックをパイロットホールに挿入 …………………………… 147
㉔ 糸を1本ずつ引き，腱板を大結節に寄せる ………………………… 148
㉕ ポップロックの固定と修復状態の確認，糸切り …………………… 149
㉖ 関節内の観察 …………………………………………………………… 150

腱板滑液包面断裂に対する鏡視下腱板修復術 ……………………… 152

手術手技

- ❶ MRI ……………………………………………………… 152
- ❷ 関節内鏡視 ……………………………………………… 153
- ❸ ASD ……………………………………………………… 153
- ❹ 70°斜視鏡での肩峰下鏡視 …………………………… 154
- ❺ スーチャーパンチを挿入して腱板を把持できるかを確認 …………… 156
- ❻ 大結節footprintの新鮮化 …………………………… 156
- ❼ アンカーポータルの作製 ……………………………… 157
- ❽ パイロットホールの作製 ……………………………… 157
- ❾ コークスクリューPEEK 4.5 mmを骨内に挿入 …… 158
- ❿ ストッパーノット ……………………………………… 158
- ⓫ 前方ポータルから肩峰下腔に鈍棒を入れる ………… 159
- ⓬ スーチャーパンチにて腱板への糸かけ（1本目）…… 160
- ⓭ スーチャーパンチにて腱板への糸かけ（2本目）…… 162
- ⓮ スーチャーパンチにて腱板への糸かけ（3本目）…… 162
- ⓯ スーチャーパンチにて腱板への糸かけ（4本目）…… 163
- ⓰ パスポートカニューラを設置 ………………………… 165
- ⓱ 大結節外側壁の軟部組織の蒸散 ……………………… 165
- ⓲ ポップロック4.5 mm用のボーンパンチでパイロットホールを作製 …… 166
- ⓳ パスポートカニューラから糸を引き出す …………… 166
- ⓴ ポップロック4.5 mmアンカーでのブリッジングスーチャー ……… 167

腱板関節面断裂に対する鏡視下手術 ……………………………… 169

腱板関節面断裂部を全層断裂にして修復する方法

- ❶ MRI ……………………………………………………… 169
- ❷ 関節内鏡視 ……………………………………………… 170
- ❸ ASD・腱板上の滑膜切除 ……………………………… 170
- ❹ 外側ポータルから針を関節内に刺入 ………………… 171
- ❺ 針を抜き，腱板の表層を蒸散 ………………………… 172
- ❻ スーチャーパンチを挿入して腱板を把持できるかを確認 …………… 173
- ❼ 大結節footprintの新鮮化 …………………………… 173
- ❽ アンカーポータルの作製 ……………………………… 174

- ⑨ パイロットホールの作製 …………………………………………… 174
- ⑩ コークスクリューPEEK 4.5mmを骨内に挿入 ………………… 175
- ⑪ ストッパーノット ……………………………………………………… 175
- ⑫ スーチャーパンチにて腱板への糸かけ（1本目） ……………… 176
- ⑬ スーチャーパンチにて腱板への糸かけ（2本目） ……………… 176
- ⑭ スーチャーパンチにて腱板への糸かけ（3本目） ……………… 177
- ⑮ スーチャーパンチにて腱板への糸かけ（4本目） ……………… 177
- ⑯ パスポートカニューラを設置 ……………………………………… 178
- ⑰ 大結節外側壁の軟部組織の蒸散 ………………………………… 179
- ⑱ ポップロック4.5mm用のボーンパンチでパイロットホールを作製 ……… 179
- ⑲ パスポートカニューラから糸を引き出す ………………………… 180
- ⑳ ポップロック4.5mmアンカーでのブリッジングスーチャー …… 180
- ㉑ ドッグイヤー部の蒸散と関節内鏡視 ……………………………… 181

腱板関節面断裂のデブリドマン

- ❶ 関節造影MRI ………………………………………………………… 182
- ❷ 後方関節唇の毛羽立ちのデブリドマン …………………………… 182
- ❸ 腱板関節面断裂部の毛羽立ちのデブリドマン …………………… 183
- ❹ 腱板関節面断裂部の毛羽立ちの蒸散 …………………………… 184
- ❺ プローブで関節面断裂部を確認 ………………………………… 184

肩甲下筋腱断裂に対する鏡視下腱板修復術 …………………… 185

手術手技

- ❶ ポータルの作製 ……………………………………………………… 186
- ❷ 関節内鏡視 …………………………………………………………… 187
- ❸ 前方ポータルからの操作 …………………………………………… 188
- ❹ スーチャーパンチにて肩甲下筋腱に糸をかける ………………… 189
- ❺ ASD …………………………………………………………………… 192
- ❻ 後外側ポータルからの鏡視 ………………………………………… 192
- ❼ 小結節のfootprintの新鮮化 ……………………………………… 193
- ❽ シェーバーでの関節包の切除 …………………………………… 195
- ❾ 関節内鏡視にてファイバーワイヤー糸を肩甲下筋腱に
マットレス様にかける ……………………………………………… 196

⑩ 2本目のファイバーワイヤー糸を肩甲下筋腱にマットレス様にかける …… 198
⑪ 後外側ポータルからの鏡視でのブリッジングスーチャーの準備 …………… 200
⑫ 骨頭の軟骨面を1cm程度削る………………………………………………… 201
⑬ 前方ポータルにパスポートカニューラを挿入 ……………………………… 203
⑭ パイロットホールの作製 ……………………………………………………… 204
⑮ ポップロック4.5mmアンカーによるブリッジングスーチャー …………… 206
⑯ 棘上筋腱の修復操作 …………………………………………………………… 208
⑰ 関節内からの観察 ……………………………………………………………… 210

腱板広範囲断裂に対するミニオープンを併用した鏡視下上方関節包再建術 …………………………………………………… 211

手術手技

① 大転子のマーキング …………………………………………………………… 212
② 関節内鏡視 ……………………………………………………………………… 212
③ ASD ……………………………………………………………………………… 213
④ 70°斜視鏡での肩峰下鏡視 …………………………………………………… 213
⑤ 腱板の癒着剥離 ………………………………………………………………… 214
⑥ 上方の関節窩縁の軟骨を蒸散・ガター作製・骨の新鮮化 ………………… 215
⑦ 前方ポータルからソフトアンカーを入れる ………………………………… 217
⑧ 外側ポータルから2本目のソフトアンカーを入れる ……………………… 218
⑨ 後外側ポータルを作製する …………………………………………………… 218
⑩ 後外側ポータルから3本目のソフトアンカーを入れる …………………… 219
⑪ 後外側ポータルから4本目のソフトアンカーを入れる …………………… 220
⑫ 後外側ポータルから5本目のソフトアンカーを入れる …………………… 220
⑬ アンカー糸を前方ポータルに引き出す ……………………………………… 222
⑭ 大結節footprintの新鮮化 …………………………………………………… 222
⑮ 大腿筋膜の採取 ………………………………………………………………… 223
⑯ 2つ折りにして筋膜同士を縫合する ………………………………………… 223
⑰ 外側ポータルの皮切を延長し,ミニオープンにする ……………………… 224
⑱ 前方ポータルからノットプッシャーを入れ,アンカー糸をミニオープン部に導く ……………………………………… 224
⑲ アンカー糸をマットレス様に大腿筋膜にかける …………………………… 226
⑳ 両端の対の2本のアンカー糸をノットプッシャーのアイレットに通す …… 226
㉑ 大腿筋膜を肩峰下に挿入 ……………………………………………………… 227

㉒ 大腿筋膜を関節窩縁に縫着 228
㉓ 大結節の内側列に2本のアンカーを挿入し，
大腿筋膜にマットレス様に糸かけ 230
㉔ ブリッジングスーチャー 231
㉕ 直視下に大腿筋膜と残存腱板を側々縫合 232
㉖ 肩峰下鏡視 232
㉗ 関節内鏡視 233
㉘ 閉創 233

上腕二頭筋長頭腱（LHB）の固定術 234

手術手技

1. 関節内鏡視 235
2. ASD 236
3. 70°斜視鏡に変えてLHBを肩峰下から観察 237
4. 結節間溝の軟部組織の蒸散と皮質骨の新鮮化 237
5. 結節間溝にアンカーを挿入 238
6. スーチャーパンチで白糸をLHBにかける 239
7. スーチャーパンチで白青糸をLHBにかける 242
8. 白青糸の縫合 242
9. 白糸の縫合 244
10. LHBを縫合部の近位で切離 244
11. 関節内に残ったLHBの切除 245
12. 腱板の修復 246
13. 関節内鏡視 246

慢性石灰沈着性腱板炎に対する鏡視下石灰切除術 247

手術器具 248
手術手技

1. セッティング 248
2. 皮切およびポータル作製 248
3. ASD 248
4. 石灰巣の同定と石灰切除 249
5. 腱板の側々縫合 251

反復性肩関節脱臼に対する鏡視下手術（総論） ········· 258

- 鏡視下Bankart修復術の適応 ········· 258
- 術前評価 ········· 258
- 後療法 ········· 261
- 手術成績 ········· 261

反復性肩関節脱臼に対する鏡視下Bankart修復術 ········· 262

- 手術器具 ········· 262
- 手術手技
  - ❶ セッティング ········· 262
  - ❷ 後方の鏡視用ポータルの作製 ········· 263
  - ❸ 関節内の観察 ········· 264
  - ❹ 前方のワーキングポータルの作製 ········· 265
  - ❺ 内側に落ち込み肩甲骨頚部と癒着している骨膜・関節唇・関節包をVAPRで切離 ········· 267
  - ❻ 肩甲骨頚部の軟部組織の蒸散 ········· 269
  - ❼ 関節唇・関節包をどの程度頭側に引き上げることができるかを確認 ········· 270
  - ❽ 関節窩前縁のガター作製 ········· 271
  - ❾ スーチャーパンチに2-0プロリン糸を装填 ········· 272
  - ❿ スーチャーパンチを用いての関節包への糸かけ ········· 274
  - ⓫ スーチャーパンチをポータル外に出してからの操作 ········· 275
  - ⓬ マットレス様にファイバーワイヤー糸をかける ········· 278
  - ⓭ アウトサイドスーチャーリレー ········· 279
  - ⓮ カニューラを入れ，2本の糸を同時に引き出す ········· 282
  - ⓯ ドリルガイドの挿入と固定 ········· 283
  - ⓰ ドリリング ········· 285
  - ⓱ 1.6mmのKirschner鋼線をドリルホールに挿入後，ドリルガイドを抜く ········· 285
  - ⓲ 糸の両端をアンカー先端のチップのアイレットに入れる ········· 287
  - ⓳ プッシュロックをカニューラから入れK-wireの入口部に持っていく ········· 288
  - ⓴ チップをドリルホールに挿入し，糸を引き関節包を引き寄せる（テンショニング）········· 288

㉑ 糸を引き緊張をかけた状態で，糸をハンドルの楔状の切り込み部にかけて固定 ……………………………………………………………………… 290
㉒ オレンジのストッパーをはずしてプッシュロッドを出し，ハンマーで打ち込む ……………………………………………………………………… 291
㉓ インサーターのレーザーラインが完全にみえなくなるまで打ち込む ……… 292
㉔ 糸を楔状の切り込み部からはずして，ハンドルを反時計回りに回してインサーターを抜去 …………………………………………………………… 293
㉕ 糸切り ……………………………………………………………………… 294
㉖ 2本目のアンカー挿入に向けてのスーチャーパンチでの糸かけ ………… 294
㉗ インサイドスーチャーリレーで糸をマットレス様に関節包にかける ……… 295
㉘ ドリルガイド設置とアンカーの打ち込み ……………………………………… 297
㉙ 3本目のアンカー …………………………………………………………… 298
㉚ 4本目のアンカー …………………………………………………………… 299

反復性肩関節脱臼に対する腱板疎部縫縮術 …………………………… 303

手術手技
① クレセントフックを用い肩甲下筋腱＋MGHLに0 PDS糸を通す ………… 303
② ペネトレイトグラスパーでPDS糸を引き出す ……………………………… 304
③ PDS糸を2号エチボンド糸にきつく結ぶ（シングルノットスーチャーリレー） ………………………………………………… 305
④ 同様な操作を2回繰り返す ………………………………………………… 307
⑤ 糸の縫合 …………………………………………………………………… 308

SLAP lesion type 2に対する鏡視下上方関節唇修復術 …………… 310

発生機序 …………………………………………………………………………… 310
Snyder分類 ………………………………………………………………………… 310
術前診断 …………………………………………………………………………… 312
画像検査 …………………………………………………………………………… 312
手術適応 …………………………………………………………………………… 313
後療法 ……………………………………………………………………………… 313
手術成績 …………………………………………………………………………… 314
手術の概要 ………………………………………………………………………… 314
手術器具 …………………………………………………………………………… 314

手術手技

- ❶ セッティング ……………………………………………………………………… 314
- ❷ 後方の鏡視用ポータルの作製，前方ポータルの作製 ……………………… 316
- ❸ 関節内の観察とプロービング ………………………………………………… 316
- ❹ シェーバーにて肩甲骨頚部の新鮮化 ………………………………………… 317
- ❺ 前上方ポータルの作製 ………………………………………………………… 318
- ❻ ドリルガイドの設置 …………………………………………………………… 319
- ❼ ドリリング ……………………………………………………………………… 321
- ❽ ジャガーノット2.9mmソフトアンカーの挿入 …………………………… 321
- ❾ アンカー糸の移動 ……………………………………………………………… 323
- ❿ クレセントフックに0 PDS糸を通す ………………………………………… 324
- ⓫ クレセントフックにてPDS糸を上方関節唇に通す ………………………… 325
- ⓬ シングルノットスーチャーリレー …………………………………………… 327
- ⓭ クレセントフックによる糸かけと2回目のスーチャーリレー …………… 330
- ⓮ クレセントフックによる糸かけと3回目のスーチャーリレー …………… 333
- ⓯ クレセントフックによる糸かけと4回目のスーチャーリレー …………… 335
- ⓰ 2本のブルー糸の移動 ………………………………………………………… 337
- ⓱ 白青糸の縫合 …………………………………………………………………… 338
- ⓲ 2本のブルー糸を前上方カニューラに引き出す …………………………… 339
- ⓳ ブルー糸の縫合 ………………………………………………………………… 339
- ⓴ 修復状態の観察 ………………………………………………………………… 341

索引 ……………………………………………………………………………………… 342

I

基礎知識

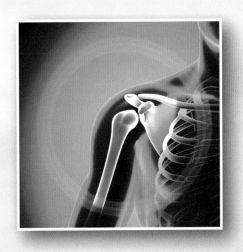

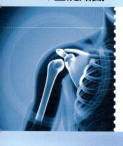

I 基礎知識

手術機器

関節鏡

　鏡視下手術で最も大事な器械は，当然のことながら関節鏡セットである．きれいにみえなければ手術にならない．径4mmの30°斜視鏡と70°斜視鏡を用いる（**図1**）．高解像度カメラに接続するが，操作スイッチのある部分を常に上に向ける（**図2, 3**）．斜視鏡の先端は光源挿入部の対側に向く（**図4**）．よって光源挿入部を上に向けると下方の像が，右側に向けると左側の像が得られる．

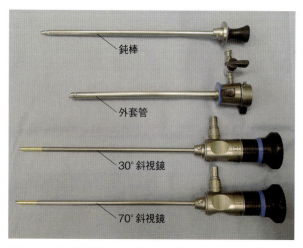

図1　30°斜視鏡（径4mm），70°斜視鏡（径4mm）

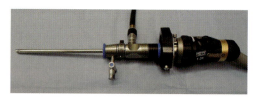

図2　外套管にセットした関節鏡にカメラと光源を接続

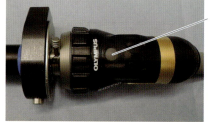

図3　操作スイッチを常に上向きに保つ

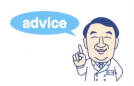

古い関節鏡セットでは画像がぼけ，フルカラーではないセピア色の悲しい画像しか得られないことがある．このようなものを使っていると，よい手術ができないし技術も向上しない．何がなんでも標準以上の関節鏡セットをそろえるべきである．

> **操作の基本**
> 斜視鏡の先端は光源挿入部の対側に向く（図4）。

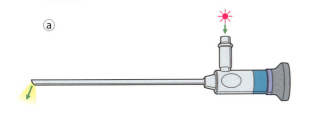
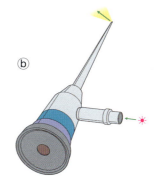

図4　光源挿入部と鏡視像
a：光源挿入部が上を向くと下方の像がみえる。
b：光源挿入部が右側を向くと左側の像がみえる。

灌流ポンプ

以前は自然滴下で行っていたが，灌流ポンプを使用してからは，出血のコントロールが容易となり，手術時間の短縮につながり，フラストレーションが激減した。筆者はArthrexの灌流ポンプを使用しているが，本装置はセッティングが簡便である。圧は通常35mmHgとし，流量は40％にしている（図5）。出血したときには圧を50〜60mmHg程度に上げ，出血源を確認しVAPRで止血する。出血が消退したら速やかに圧を元にもどす。

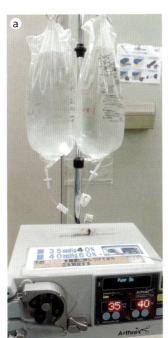
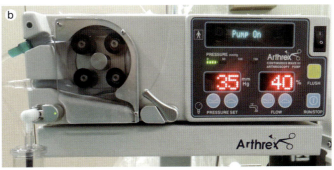

図5　Arthrex灌流ポンプ
a：全体像
b：通常の圧と流量

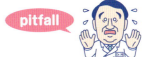

> **pitfall**
> 出血が収まった後，術者は縫合などの操作に夢中になり，圧を上げたままにしてしまうことがよくある。気がつくと肩がパンパンに腫れている。圧に関して助手や看護師も常に目配りし，術者に助言する必要がある。

シェーバー類

筆者はSmith & Nephewのダイオニクスを用いている(図6)。

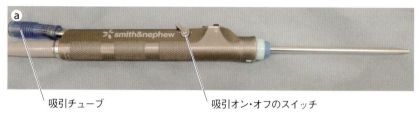
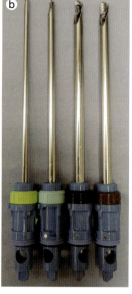

図6　4mmのアブレーダーを装着したハンドピース
a：ハンドピース
b：左から，シェーバー，4mmアブレーダー，5.5mmアブレーダー，
　 5.5mmアクロミオナイザー

◆ 滑膜切除用カッター(シェーバー)

滑膜などの軟部組織を切除する。骨表面の骨膜を含む軟部組織をデブリドマンするのにも有用である(図7)。

◆ アブレーダー(径4mm)

骨削除に使用する。Bankart修復術での関節窩前縁の新鮮化(ガター作製)などに用いる。骨皮質を軽く新鮮化する場合は逆回転モードで削る(図8)。

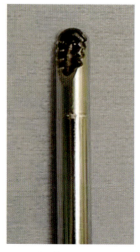
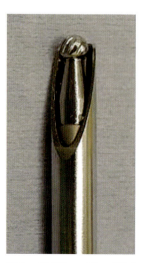

図7　滑膜切除用カッター
　　　(シェーバー)

図8　アブレーダー(径4mm)

操作の基本

骨皮質を軽く新鮮化する場合は，逆回転モードで削る（図9）。

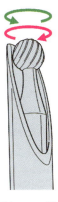

図9　アブレーダーの順回転モードと逆回転モード

◆ アブレーダー（径5.5mm）

肩峰下除圧術での肩峰の骨棘切除や（図10），腱板断裂での大結節のfootprintの新鮮化に用いる。

◆ アクロミオナイザー（径5.5mm）

肩峰下面の骨削除に用いる。均一に平坦化するのに有用である（図11）。

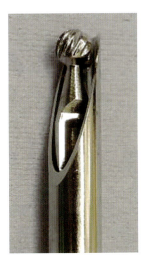

図10　アブレーダー（径5.5mm）

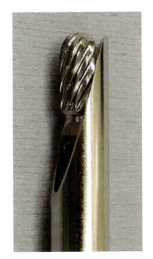

図11　アクロミオナイザー（径5.5mm）

advice
滑膜切除では吸引をオンにし，軟部組織を吸い込みながら行うが，吸引装置が作動していないことがよくあり，外回りの看護師にしっかり指示する。

操作のコツ

アブレーダーやアクロミオナイザーを使用するときは，関節鏡を助手に持たせ，術者は両手で操作する。

電気蒸散機器(高周波装置:radio frequency device)

電気蒸散機器は肩関節鏡手術に必須な装置である．特に肩峰下除圧術，腱板修復術，Bankart修復術にて威力を発揮する．軟部組織を短時間で蒸散し，良好な視野が得られる．止血操作も容易である．筆者はVAPRを使用している(図12)．プローブはアングルサイド(図13a)，アングルエンド(図13b)，90°フック(図13c)の3種類を用いている．

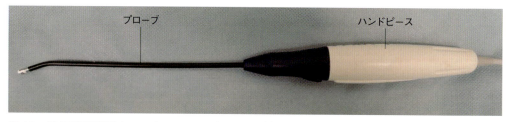

図12 電気蒸散機器(VAPR)，ハンドピースにプローブを装着

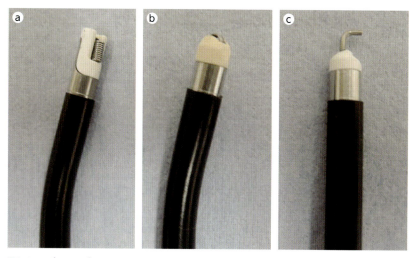

図13 プローブ
a：アングルサイド，b：アングルエンド，c：90°フック．

> **操作のコツ**
>
> ●蒸散操作
> 片手で関節鏡を操作し，もう一方の手でVAPRを操作してもよいが，ある程度視野が開けていれば，助手に関節鏡を持たせ，術者は両手でVAPRを操作したほうが広い範囲を素早く蒸散でき，効率が上がる．
>
> ●止血操作
> 出血部が奥でみえない場合，アングルサイドを出血部位に挿入し，ゆっくり回転させ止血を試みる．

基本手術器具

◆ カニューラ

内径5.75mmのクリスタルカニューラ(Arthrex,図14a)を主に用いている。そのほかに,内径5mmのカニューラ(Smith & Nephew,図14b),内径6mmのカニューラ(Mitek,図14c)などがある。器具の出し入れが容易となるが,太いカニューラを用いると器具の操作性が阻害されるため,比較的細いカニューラが望ましい。糸の縫合時にはカニューラは必須である。太いカニューラを要する器具ではへらを用いる。

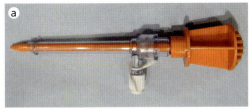
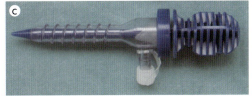

図14 カニューラ
a：内径5.75mm(Arthrex)
b：内径5mm(Smith & Nephew)
c：内径6mm(Mitek)

◆ パスポートカニューラ

長さ3cmと4cmのものがあるが,ほとんどの症例で長さ3cmのものを用いている(図15)。腱板修復でのブリッジングスーチャー用アンカーを使用するときに用いる。つばの部分によりポータル周囲の軟部組織の垂れ下がりがなくなり,良好な視野が得られる。

◆ へら(Mitek)

「たかがへら,されどへら」であり,なくてはならない器具である(図16)。カニューラなしでスーチャーパンチ(図17),スーチャーフック(図18)などを容易に挿入できる。カニューラと違い,何度でも使用可能である。

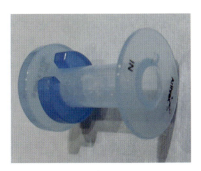

図15 パスポートカニューラ

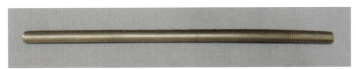

図16 へら

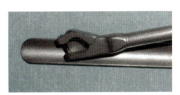

図17 へらとスーチャーパンチ

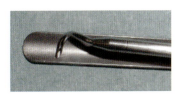

図18 へらとスーチャーフック

◆ プローブ
　関節唇の剥離の状態や，組織の硬軟，靱帯の緊張度などを触診するのに使う（図19）。

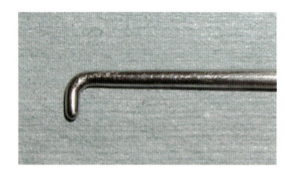

図19　プローブ

◆ 鋭匙鉗子
　滑膜切除，遊離体の切除・摘出，異物の摘出，アンカー挿入に際してパイロットホール周囲のデブリス切除などに使う（図20）。

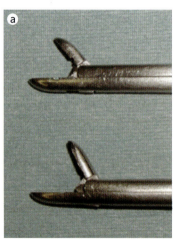 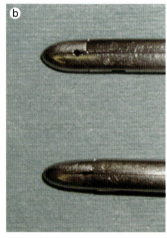

図20　鋭匙鉗子
　　　（上：小，下：大）
a：開いたところ
b：閉じたところ

◆ バスケット鉗子
　弁状に反転した腱板の切除や，腱板断端の膨隆部の形成などに使用する（図21）。

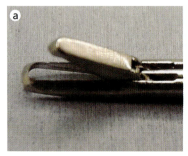 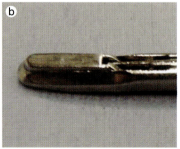

図21　バスケット鉗子
a：開いたところ
b：閉じたところ

◆ 鏡視用鋏

組織を切離したり，糸を切るのに使用する（図22）。

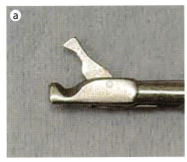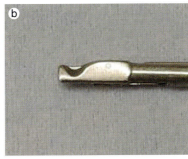

図22　鏡視用鋏
a：開いたところ
b：閉じたところ

◆ ラスプ

上曲がりと下曲がりがある。反復性脱臼での関節唇，およびそれに連続する骨膜の剥離や腱板断裂での腱板の剥離などに用いる（図23）。

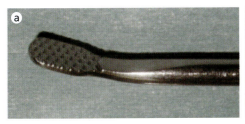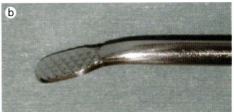

図23　ラスプ
a：上曲がりタイプ，b：下曲がりタイプ。

糸を操作する器具

◆ スーチャーレトリバー

糸をリングのなかに入れ，ポータルに引き出すのに頻用される。また腱板断端を把持してどの程度引き出せるか，前方関節唇を把持してどの程度引き上げられるかなどをみるのに有用である（図24）。

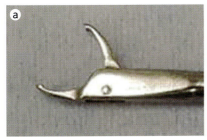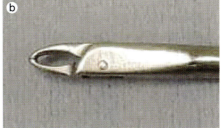

図24　スーチャーレトリバー
a：開いたところ，b：閉じたところ。

◆ キングフィッシャー（Arthrex）

糸を把持して引き出したり，腱板や関節唇などを把持して引くことによりテンショニングの程度をみる（図25）。

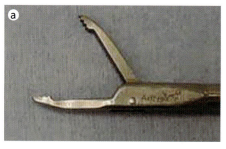
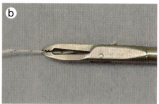

図25　キングフィッシャー（Arthrex）
a：開いたところ，b：閉じたところ。

組織に糸を通す器具

◆ スーチャーパンチ クローズドタイプ（Zimmer Biomet）

針の長さが7mmのものが有用である。プロリン糸（Ethicon），PDS糸（Ethicon）などが通る（図26a）。エチボンド糸（Ethicon，図26b）などの撚糸は通らない。先が楕円形のリングになっているクローズドタイプを用いる（図26c）。手元のオレンジロールを母指で回し，糸を送り込む（図26d）。オレンジロールの下にある糸孔から糸が見えなくなるまで糸を送り込むことにより，組織に通った糸の両端がスーチャーパンチを挿入したポータルから出ることになる（図27）。

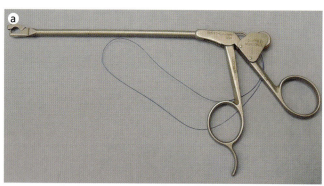
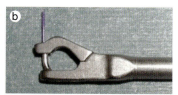
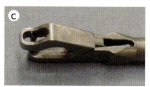
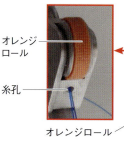
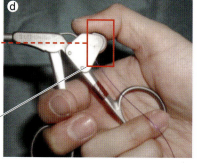

図26　スーチャーパンチ（Zimmer Biomet）
a：全体像
b：先端部
c：クローズドタイプ
d：操作法

手術機器

> **操作のコツ**
>
> 軟部組織を把持することにより,組織に針が穿通し,プロリン糸の両端やPDS糸を組織に通すが,針先が軟部組織の膜で覆われ,糸が出てこないことが多い.何度か「カチカチ」と噛み直したり,ハンドル部を強く握って左右にねじったり上下にゆすったりする.ワーキングポータルが2つある場合は他方のポータルよりプローブを挿入し,プローブ先端にて針先周囲の膜を押したり,掻き出したりする.腱板断裂ではつかむ部分の腱板表面をVAPRで少し蒸散する.

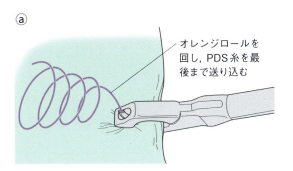
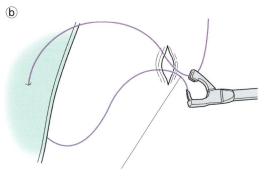

図27　クローズドタイプの操作

◆ スーチャーフック(Zimmer Biomet)

　スーチャーパンチと同様に,PDS糸,プロリン糸などが通る.エチボンド糸などの撚糸は通らない.45°右曲がり,45°左曲がり,直の3種類がある(図28a〜c).いずれもスーチャーハンドルに付けて使用する(図28d).オレンジロールを母指で回して糸を送り込む(図28e).

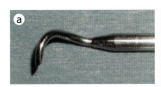
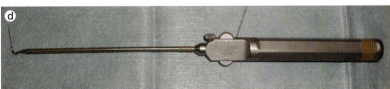
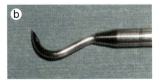
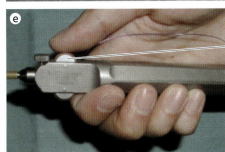
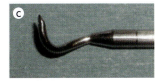

図28　スーチャーフック(Zimmer Biomet)
a:45°右曲がりタイプ　　d:スーチャーフックハンドル装着時
b:直タイプ　　　　　　e:糸の送り込み方
c:45°左曲がりタイプ

> **操作のコツ**
>
> 曲がりのフックは針の部分を組織に必ず垂直に当て，そのまままっすぐ組織を貫くように押して刺入する(図29a)．組織を貫いてから回転させ針先を出す(図29b)．組織をすくうように斜めに刺入しようとしてもうまくいかない．

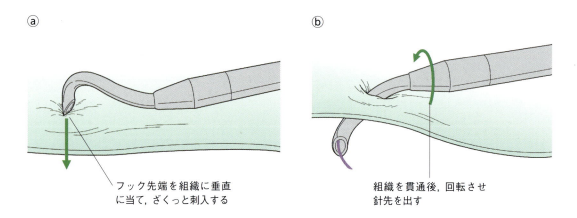

図29　スーチャーフックの操作法

◆ クレセントスーチャーフック

　3種類あるが(図30a)，いずれも内径5mmのカニューラに入るので便利である(図30b)．スーチャーフックと同じスーチャーハンドルに付けて使用する．PDS糸などを通す．SLAP lesionに対しての上方関節唇の修復に有用である．

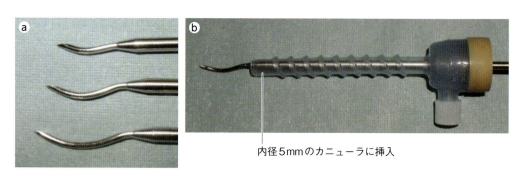

図30　クレセントスーチャーフック

◆ ペネトレイトグラスパー(Mitek)，アルスロピアス(Smith & Nephew)，バードビーク(Arthrex)

ストレートタイプが有用で(図31a, b)，5mmのカニューラに入る(図31c)。組織を貫通させた後，アゴを開いて糸を把持してからアゴを閉じて，引き抜くことにより組織に糸がかかる。

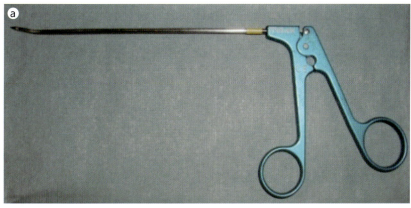

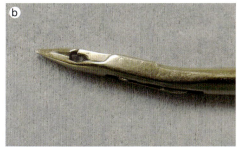
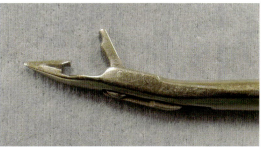

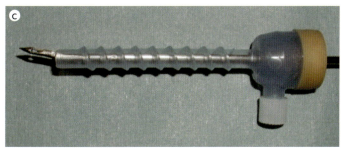

図31 ペネトレイトグラスパー
a：ストレートタイプ(全体像)
b：ストレートタイプ(先端部。左：アゴを閉じた状態，右：アゴを開いた状態)
c：内径5mmのカニューラに挿入したストレートタイプ

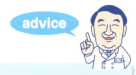

先端が太いため，貫通したときの組織へのダメージが比較的大きいことから，腱板疎部縫縮術以外ではほとんど用いていない。

◆ ファーストパス(Smith & Nephew)

　ファーストパスはディスポーザブルのスーチャーパッサーで(図32a),ニードルが強靭であり(図32b),破損の危険性がほとんどない。ニードル先端のくぼみに装填した2号のストロングスーチャー糸がかかり(図32c),把持した組織を貫通する。ニードルをもどすと,上アゴ先端のギザギザ部に組織を貫いた糸が把持され(図32d),組織にかけた糸の回収が容易である。

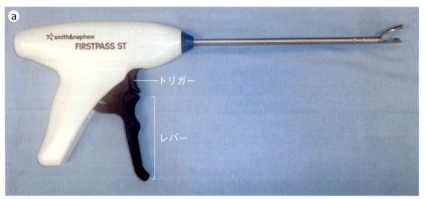

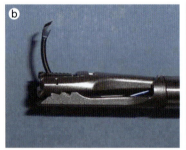 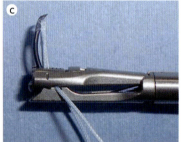 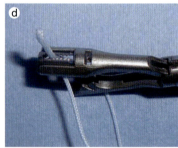

図32　ファーストパス(Smith & Nephew)
a：全体像
b：ニードルを出したところ
c：ニードル先端にストロングスーチャー糸がかかったところ
d：上アゴ先端のギザギザ部で糸を把持

  手元のハンドルにはトリガーとレバーがあり,トリガーは示指で握り,レバーは中指・環指・小指で握る。操作方法を忘れてしまうと上アゴが開かなかったり,ニードルが突き出てこなかったりと難渋するので,術前または術中に操作手順を確認する必要がある。

手術機器

◆ バイパススーチャーパンチ (Zimmer Biomet)

　専用のディスポーザブルのニードルを必要とするスーチャーパッサーである（図33a）。針の先端にギザギザがあり，ここに2号のストロングスーチャー糸がかかり組織に糸が貫通する（図33b〜d）。針先の側面にくびれがないため針の折損が生じることはほとんどなく安全である。上アゴ先端に組織を通した糸がかかるので，糸の回収が容易である。

レバーを握ると，通常は針が垂直に突き出るが（図33e），針が前方に出てしまったり（図33f），針が反転してしまうことがある（図33g）。また，針が突き出てきても，なぜか糸がついていないこともある。

操作のコツ

　レバーを握って針を突き出すが，この際大きな抵抗感を伴うことがある。このような場合は，無理に握らずに一度ポータル外に出して試してみる。

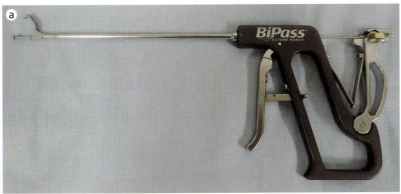
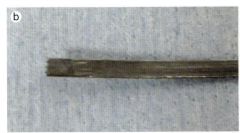
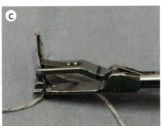
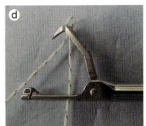
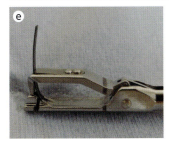
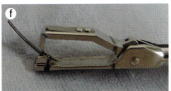
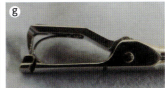

図33　バイパススーチャーパンチ（Zimmer Biomet）
a：全体像，b：針の先端，c, d：針先で糸を持ち上げて腱板に通す，
e：正しい針の出方，f：針が前方に出ている，g：針が反転している。

縫合する器具

◆ ノットプッシャー(Zimmer Biomet)

糸の縫合に用いる(図34a)。糸を先端の孔から入れアイレットに通す(図34b)。

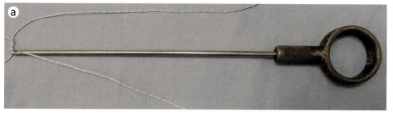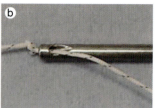

図34　ノットプッシャー
a：全体像，b：先端。

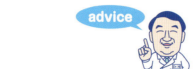

各メーカーから出ているが，各自が慣れた物を使う。関節鏡がなくても練習できるので，十分練習しておく。

縫合糸を切る器具

◆ ファイバーワイヤーカッター(Arthrex)

糸を結び目から適切な長さを残して切ることができる(図35)。ノットプッシャーを誤って床に落としてしまった場合には，本器具はノットプッシャーとしても使うことも可能である。

エチボンド糸なども切れる

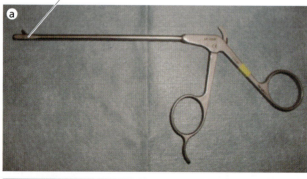

図35　ファイバーワイヤーカッター
　　　（Arthrex）
a：全体像
b，c：先端

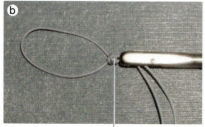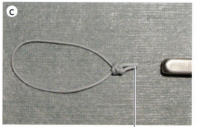

先端をノット部まで進める　　ノット部から適度な長さで切れる

手術機器

アンカー

種々のアンカーが市販されている。用途に応じて使い分ける。

◆ 腱板修復術用糸付きアンカー：

コークスクリューPEEK（Arthrex），クロスFT（Zimmer Biomet），ヒアリーコイル（Smith & Nephew），ヒーリックスアドバンスBR（Mitek），ジャガーノット2.9mm（Zimmer Biomet）

いずれも2本か3本のストロングスーチャー糸が付いているアンカーで，コークスクリューPEEK（図36a），クロスFT（図36b），ヒアリーコイル（図36c）の素材はPEEK剤（プラスチック）で，ヒーリックスアドバンスBR（図36d）は骨伝導性のもの，ジャガーノット2.9mm（図36e）はすべて糸（ソフトアンカー）である。アンカーの太さのラインナップはメーカーによっても異なるが，4.5mm，5.5mm，6.5mmなどがある。各メーカー専用のボーンパンチがあり，通常，レーザーライン（黒い横線）がみえなくなる深さまでハンマーで打ち込みパイロットホールを作製する。コークスクリューPEEKではレーザーラインが2つありコークスクリューPEEK 4.5mmでは1つ目のレーザーラインがみえなくなるまで，コークスクリューPEEK 5.5mmでは1つ目と2つ目のレーザーラインの中間辺りまで打ち込む（図36f）。その後，アンカーをインサーターのレーザーライン（黒い横線）がみえなくなる深さまで回転させながら挿入する。ボーンパンチの打ち込みの際，かなり骨が硬いと判断した場合は，アンカーを挿入する前に専用のタップでタッピングをする。ジャガーノット2.9mmでは，専用のガイドを通してのドリリングによりパイロットホールを作製した後，ガイドにアンカーを挿入して，ハンマーで打ち込む。

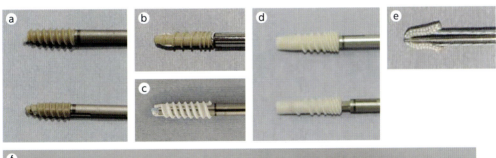

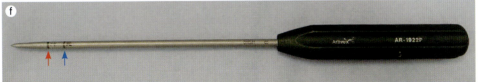

図36　腱板修復術用糸付きアンカー
a：コークスクリューPEEK（Arthrex），上：5.5mm，下：4.5mm。
b：クロスFT（Zimmer Biomet）
c：ヒアリーコイル（Smith & Nephew）
d：ヒーリックスアドバンスBR（Mitek），上：5.5mm，下：4.5mm。
e：ジャガーノット2.9mm（Zimmer Biomet）
f：コークスクリューPEEK用のボーンパンチ（Arthrex）
　赤矢印：1つ目のレーザーライン，青矢印：2つ目のレーザーライン。

◆ **ブリッジングスーチャー用アンカー：**
　ポップロック(Zimmer Biomet, 図37a〜c), スウィヴロック(Arthrex, 図37d, e),
　ヒーリックスアドバンスノットレスBR(Mitek, 図37f, g)

　腱板断裂に対するブリッジングスーチャー用のアンカーである。アンカーの太さのラインナップはメーカーによっても異なるが，3.5mm，4.5mm，5.5mmなどがあり，アンカーの素材はポップロックとスウィヴロックではPEEK剤（プラスチック），ヒーリックスアドバンスノットレスBRは骨伝導性のものである。いずれのアンカーもパイロットホール作製のための専用のボーンパンチがある。ポップロックのボーンパンチではレーザーラインがみえるぎりぎりのところまで打ち込む（図37h）。腱板にかけた糸を糸通し用のワイヤーループのなかに入れ，アンカーのアイレットに糸を通す。アンカーのアイレットに通る糸（2号糸）の本数は，ポップロック4.5mmが4本，スウィヴロックが6本，ヒーリックスアドバンスノットレスBRでは6本通るが，糸の滑りが悪くなるため4本にとどめたほうが無難である。ポップロック3.5mmは2本しか通らない。ポップロックでは手元のレバーを握ることにより，アンカー内で糸が強固に固定され，さらに2つのウイングが開きアンカーが骨に固定される（図37c）。

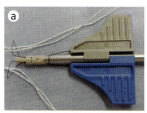 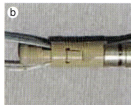 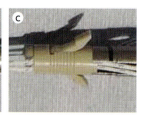

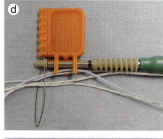 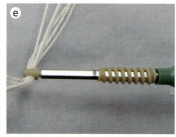 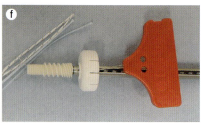

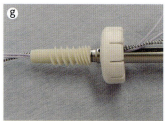 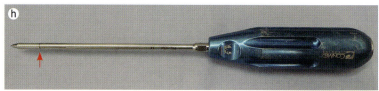

図37　ブリッジングスーチャー用アンカー
a〜c：ポップロック(Zimmer Biomet)
a：ワイヤーループに糸を入れる。
b：アイレットに糸を通す。
c：糸を固定しウイングを開く。
d, e：スウィヴロック(Arthrex)
d：ワイヤーループに糸を入れる。
e：チップのアイレットに糸を通す。
f, g：ヒーリックスアドバンスノットレスBR(Mitek)
f：ワイヤーループに糸を入れる。
g：アンカー内の筒に糸を通す。
h：ポップロック4.5mm用のボーンパンチ（赤矢印：レーザーライン）

◆ Bankart修復術用アンカー：
プッシュロック2.9mm(Arthrex)，ジャガーノット1.4mm・1.5mm(Zimmer Biomet)，グリフォンBR(Mitek)

　Bankart修復術用のアンカーであるプッシュロック2.9mm(図38a, b)では関節包・関節唇にかけた糸をアンカー先端のアイレットに通し，専用のドリルガイドを用いて，ドリリング後にアンカーを打ち込む．腱板修復におけるブリッジングスーチャー用のアンカーに準じたもので，縫合操作は不要である．ジャガーノット1.4mmには1号のストロングスーチャー糸が付いており(図38c)，ジャガーノット1.5mmには2号のストロングスーチャー糸が付いている(図38d)．ジャガーノットではそれぞれ専用のガイドを通してのドリリングによりパイロットホールを作製した後，ガイドにアンカーを挿入してハンマーで打ち込む．上方関節唇修復術にも用いられる．グリフォンBRは骨伝導性のアンカーであり，2号のストロングスーチャー糸が付いている(図38e)．専用のドリルガイドを用いて，ドリリング後にアンカーを打ち込む．

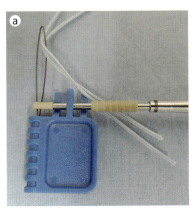
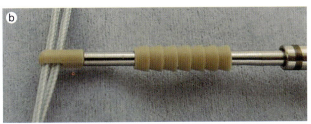
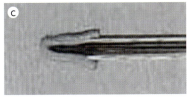
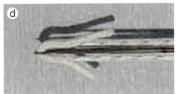
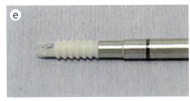

図38　Bankart修復術用アンカー
a, b：プッシュロック2.9mm(Arthrex)
a：ワイヤーループに糸を入れる．
b：チップのアイレットに糸を通す．
c：ジャガーノット1.4mm(Zimmer Biomet)，1号のストロングスーチャー糸が付いている．
d：ジャガーノット1.5mm(Zimmer Biomet)，2号のストロングスーチャー糸が付いている．
e：グリフォンBR(Mitek)，2号のストロングスーチャー糸が付いている．

鏡視下手術で用いる糸

　PDS糸（Ethicon）は吸収性のモノフィラメント糸で，2-0, 0があり（図39 a, b）ともにスーチャーパンチやスーチャーフックに入る。2号エチボンド糸は撚糸の非吸収糸であるが，腱板の側々縫合などに用いる（図39 c）。2-0プロリン糸は非吸収糸のモノフィラメント糸であるが，両端をスーチャーパンチに通しループリレーに使う。両端針付きの糸長90cmのものを用いる。両端の針は落とし糸だけ使用する（図39 d）。2号ファイバーワイヤー糸（図39 e）などのストロングスーチャー糸は，腱板修復術やBankart修復術に頻用される。腱板修復術用のアンカーには2号のストロングスーチャー糸が2本ないし3本付いており，糸の色も変えてある。ファイバーテープ（Arthrex, 図39 f）はファイバーワイヤー糸の素材をテープ状にした紐であり，ブリッジングスーチャーの際に使われることがある。

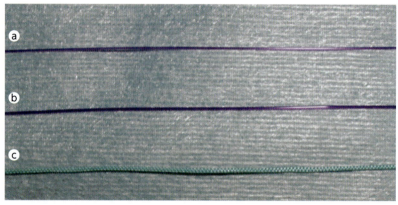
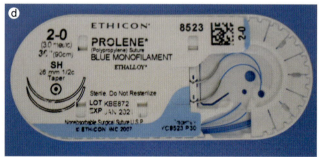
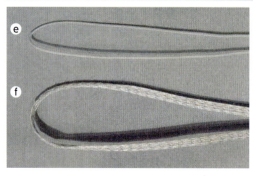

図39　鏡視下手術で用いる糸
a：2-0 PDS糸
b：0 PDS糸
c：2号エチボンド糸
d：2-0プロリン糸
e：2号ファイバーワイヤー糸
f：ファイバーテープ

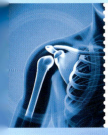

Ⅰ 基礎知識

手術室でのセットアップ

　全身麻酔下，側臥位で行っている．ビーチチェアポジションでもよいが，筆者にはほとんど経験がないので側臥位でのセットアップの手順を説明する．側臥位での肩関節鏡用のドレーピングセットが市販されており，これを用いている．前方・上方・後方までの肩の3/4周を被うビニールポーチが付随しており，前方および後方のビニールポーチにはそれぞれ排水ホースが付いている．ビニールポーチの辺縁は軟性の金属フレームで作られており，複数のワーキングポータルから飛び出る灌流液をビニールポーチ内に入れることができるため，床がほとんど濡れないで済む．

　ここでは，側臥位支持器を用いた体位の取り方について説明する．

側臥位の取り方

1 枕のセット

　健側腋窩部での損傷を防ぐため，腋窩に枕を入れる．かまぼこ型のゼリー状枕を使用しているが（図1①），それと連続して側胸部にも平坦な枕を入れる（図1②）．大転子部にも褥瘡予防のためボーンマットを入れる．

　腓骨神経麻痺を防ぐため大腿部および下腿部に別々に枕を入れ，腓骨頭部を完全にベッドより浮かす（図1③）．両下肢の間にも枕を入れる（図1④）．

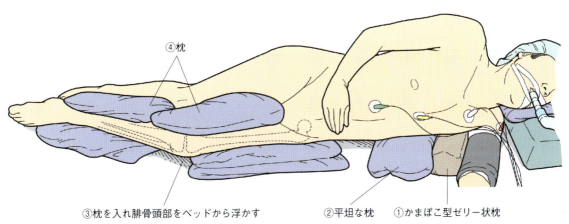

図1　側臥位での枕のセット

2 側臥位支持器を固定

前方では胸骨部に（図2），後方では両肩甲骨部の中央に側臥位支持器を横にして固定し，殿部では縦にして固定する（図3）。側臥位支持器と接触する皮膚との間に平たいボーンマットを入れ，ボーンマットがずり落ちないようにテープで固定する。

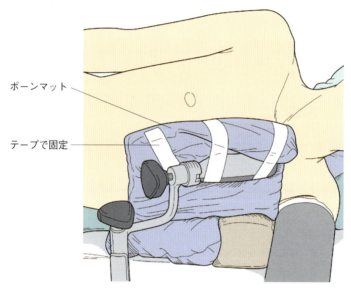

図2　側臥位支持器（前方）

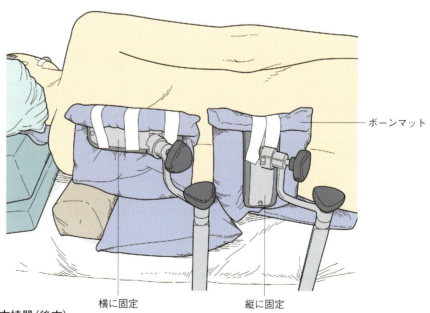

図3　側臥位支持器（後方）

3 L字離被架の設置

　L字離被架は患者の頭側に設置するが，麻酔科医が患者の状態を十分に把握できるようにしながらも術野をできるだけ広くとるため（シェーバーなどの操作には広いスペースが必要），患者の頭頂部よりさらに頭側に横のバーが位置するように設置する（図4）。

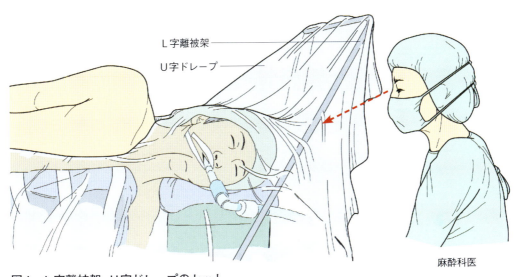

図4　L字離被架，U字ドレープのセット

4 U字ドレープのセット

　患者の頭部・顔面・体幹が水浸しにならないように，未滅菌のU字ドレープを頭側からかけ，頸部・胸部・背部に貼り付ける。ドレープの端をL字離被架の上にかけ，麻酔科医から患者の顔が十分みえるようにする（図4, 5）。

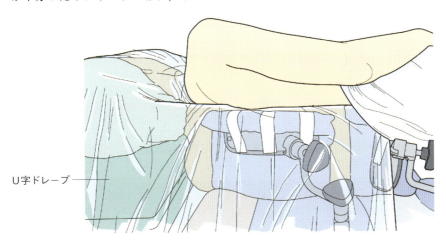

図5　U字ドレープのセット（背側）

5 消毒

肩周囲〜上肢全体(指先まで)をイソジン®で消毒する。テープが貼り付くようにガーゼで肩周囲のイソジン®液を拭き取る。

6 尾側からのドレーピング

U字の部分に接着剤が付いた滅菌布を,足先からかけ,腋窩よりやや尾側部からU字の接着剤が付いた部分を肩前方および肩後方に貼り付け,さらに肩の上方部で前後から貼り付け,残りの前後の接着剤が付いた部分をくっつけて,頸部を被う(図6)。青の破線までが接着剤が付いている部分である。

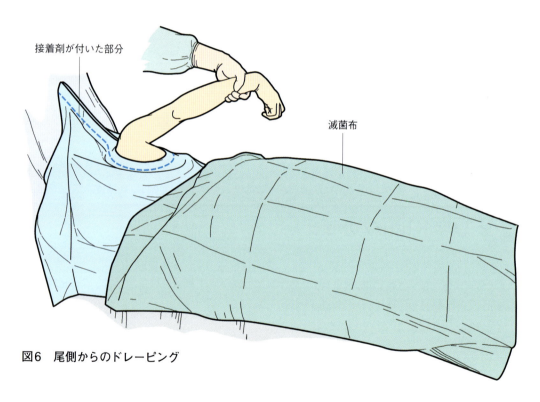

図6 尾側からのドレーピング

7 頭側からのドレーピング

　ビニール製の円形でスリットが入った部分に接着剤が付いた滅菌布を，頭側からかける。肩の上方および前方・後方にビニール製の円形部分を貼り付ける。青の破線までが接着剤が付いている部分である。尾側では前後に分かれている滅菌布をテープで貼り合体させる。滅菌布に付随しているビニールのポーチを前方および後方に向けて広げる（図7）。

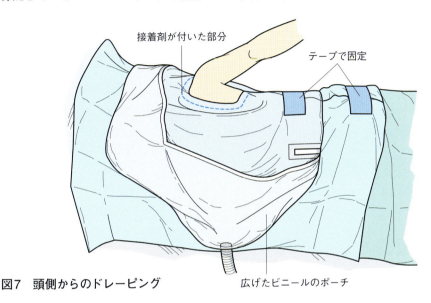

図7　頭側からのドレーピング

8 腋窩毛のテーピング

　腋窩毛をテープで被う（図8）。

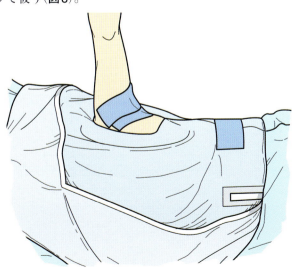

図8　腋窩毛のテーピング

9 牽引

滅菌したスピードトラックを前腕から上腕まであて，包帯により固定し，牽引装置のロープに取り付け，重錘3kgで牽引する（図9）。

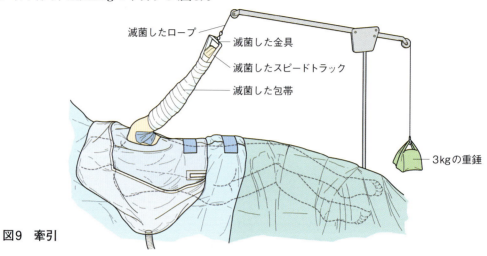

図9　牽引

10 各種機器のコードとチューブの固定

外回りの看護師にコードやチューブを渡す際，落として不潔にしないように注意する。関節鏡のカメラコード，光源コード，潅流ポンプチューブを1つずつ滅菌布の間に入れ，布鉗子で把持する。関節鏡のカメラ，光源コードの先端，潅流ポンプチューブの先端は後方のビニールポーチに入れる。シェーバーのコードおよび吸引チューブは余裕をもたせるためU字にして先の滅菌布の間に入れ，布鉗子で把持する。VAPRのコードも同様にU字にして滅菌布の間に入れ，布鉗子で把持する。シェーバーおよびVAPRは前方のビニールポーチに入れる（図10）。

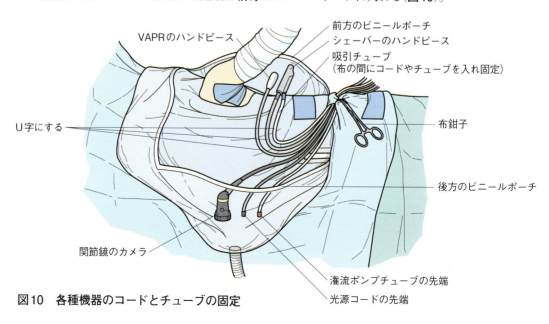

図10　各種機器のコードとチューブの固定

11 各種機器の配置

　モニター，関節鏡カメラ本体，光源は術者が最もみやすい位置に置く。その尾側にシェーバー，VAPRなどの機器を置く。潅流ポンプの機器は圧の上げ下げを頻繁に行うため，モニターの次にみやすい位置とし，モニターの頭側に置く（**図11**）。

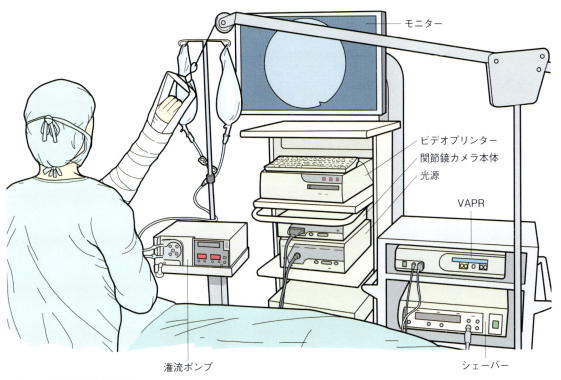

図11　各種機器の配置

I｜基礎知識

肩関節鏡視下手術の基本手技

後方から肩関節内を鏡視するため，まず後方ポータルを作製する。

後方ポータルの作製

1 準備

　肩峰，鎖骨，烏口突起先端の輪郭をマーカーペンで書く（図1）。灌流液を100 mLぐらいカップまたは膿盆に入れておく。

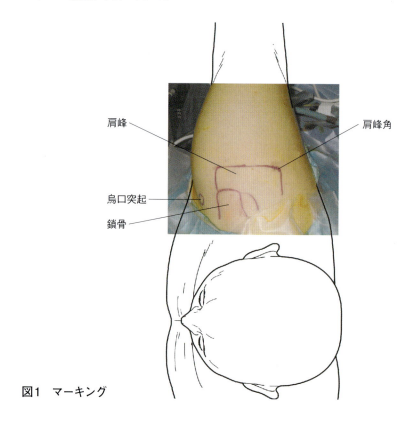

図1　マーキング

2 刺入部の確認

後方ポータルの刺入部は肩峰角から2cm尾側，1.5cm内側が目安であるが，患者の体格などによって異なるため，触診により肩甲上腕関節の位置（ソフトスポット）を探す。16ゲージサーフロ針の内套を用い，烏口突起に向け刺入する（図2）。

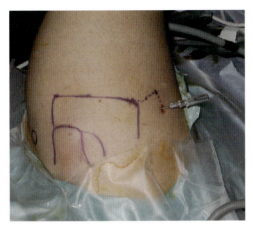
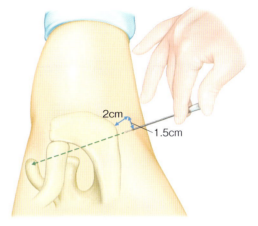

図2　刺入部を同定し，針を刺入

3 潅流液を注入

20mLのシリンジに潅流液を入れ注入する（図3）。関節内に入っていれば抵抗なく入る。シリンジをはずし，バックフローがあるかどうかをみる（図4）。潅流液を60mL程度注入する。

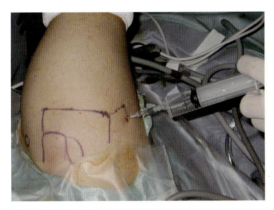
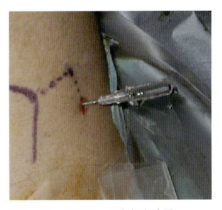

図3　潅流液の注入　　　　　　　　　　図4　バックフローの有無を確認

関節腔を潅流液で十分膨らませておくと，外套管の穿入が容易となる。

4 外套管,関節鏡の挿入

　針を一気に抜くが,その方向を記憶する。メスにて針の刺入部に6mmの横切開を置く(**図5**)。外套管に鈍棒を入れ(**図6**),関節内に穿入する(**図7**)。鋭棒を使うと骨頭を傷付ける恐れがあるため,できるだけ鈍棒を用いたほうがよい。関節包を貫通する際,若干の抵抗感がある。鈍棒を抜くと関節内に注入しておいた灌流液が排出される(**図8**)。30°斜視鏡を挿入し,カメラ,光源,灌流液チューブを接続し,関節内を鏡視する。鈍棒では抵抗が強く貫通できない場合は鋭棒を用いる。

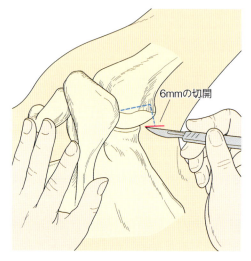

図5　横切開(後方ポータル)

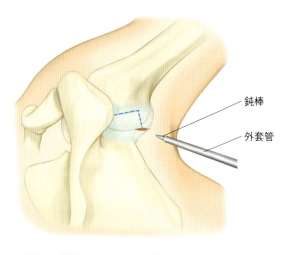

図6　鈍棒を入れた外套管を皮切部より挿入

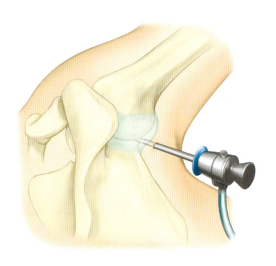

図7　関節内に穿入

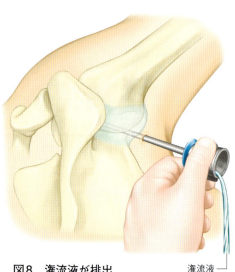

図8　灌流液が排出

筆者は今でも「関節内に関節鏡が入らなかったらどうしよう…」と一抹の不安をもっている。どうしても入らない場合は手を変えて，助手に任せてみる。一発で入れてしまうこともある。助手がやってもダメなら一呼吸おいてまた術者が行う。必ず入るはずである。

反復性肩関節脱臼では，関節鏡挿入部をやや内側気味にするとよい。これにより関節鏡が関節窩と平行になり，関節鏡先端を前方に位置させることが容易になるため，前方関節唇，肩甲骨頚部前方がみやすくなる(図9)。逆に腱板断裂では肩峰下の操作がメインとなるため，関節鏡挿入部をやや外側気味にする(図10)。同じ創を用いて肩峰下鏡視を行うが，外側気味のほうが肩峰下鏡視に適している。

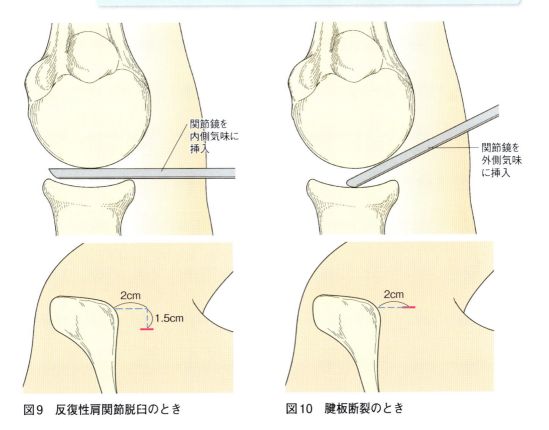

図9　反復性肩関節脱臼のとき

図10　腱板断裂のとき

操作の基本

後方からの関節穿刺にて1回で関節内に入ることもあるが，慣れないと結構難しく，肩峰下腔に入ってしまうことが多い。助手に上腕を持ち上げてもらい関節腔を広げてから刺入する。それでも関節内に入らない場合は，刺入部を内側または外側に変え，烏口突起に向かい刺入する。どうしても後方から入らない場合は前方から刺入し，潅流液を関節内に入れる。外套管を穿入するときも助手に上腕を持ち上げさせ，関節腔を広げ穿入する。入らないときは無理をせず，もう一度針を用い刺入方向を確かめ，さらに20mLぐらい潅流液を注入する。

前方ポータルの作製

器具挿入のための前方ポータルを作製する。

1 刺入部の確認

後方鏡視で上腕二頭筋長頭腱(LHB), 肩甲下筋腱, 上・中関節上腕靱帯(SGHL, MGHL)を確認する(図11)。烏口突起の外側から16ゲージサーフロ針の内套を用い関節内に刺入する。

刺入部位は烏口突起の外側とする(図12)。鏡視で針がどこに出てくるかをみる。針の方向をコントロールして, 肩甲下筋腱の頭側の腱板疎部に刺入する(図13)。針の方向を覚えておき, 針を抜く。

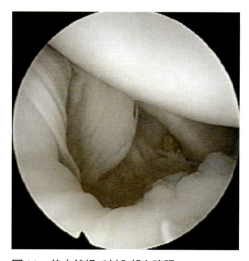
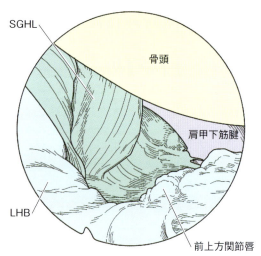

図11　後方鏡視で刺入部を確認

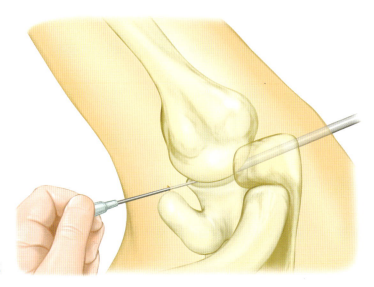

図12　刺入部

肩関節鏡視下手術の基本手技

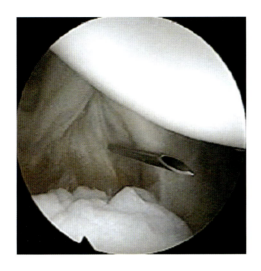
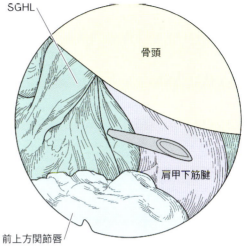

SGHL
骨頭
肩甲下筋腱
前上方関節唇

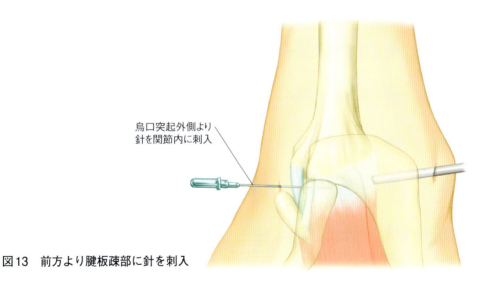

烏口突起外側より針を関節内に刺入

図13　前方より腱板疎部に針を刺入

2 カニューラの挿入

　針の刺入部に横方向に切開を置き，カニューラに内套を入れ，回転させながら挿入する（図14）。肩の後方を手で押さえカウンターをかける（図15）。カニューラ内套の先端が押している部位が盛り上がる（図16）。肩甲下筋腱の頭側であれば，そこでさらに進めると内套の先端が透けてみえるようになる（図17）。さらに回転させながらカニューラ内套および外套が関節内に入るまで進める（図18）。内套を抜く（図19）。

33

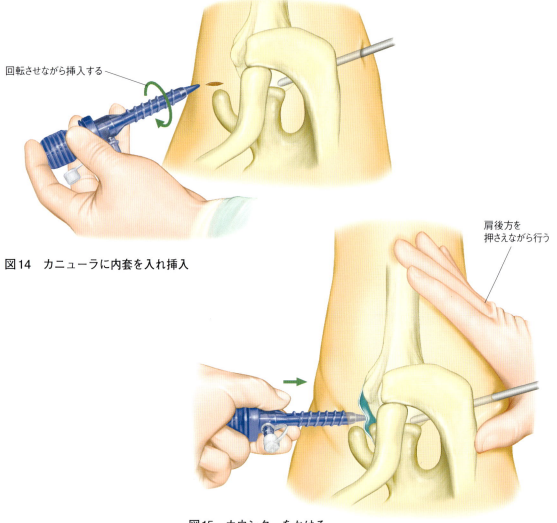

図14 カニューラに内套を入れ挿入

図15 カウンターをかける

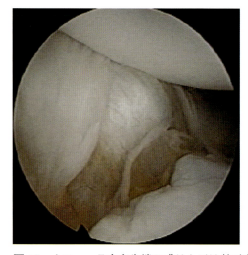

図16 カニューラ内套先端の盛り上がり(矢印)

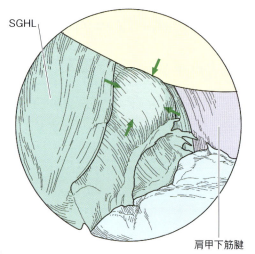

肩関節鏡視下手術の基本手技

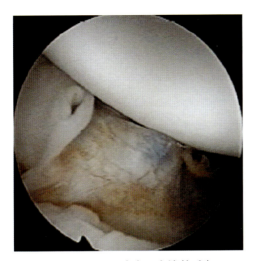
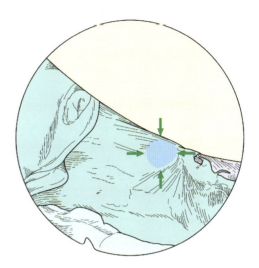

図17　透けてみえる内套の先端（矢印）

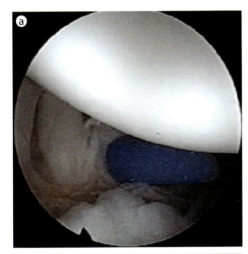
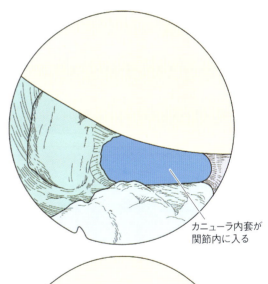

カニューラ内套が関節内に入る

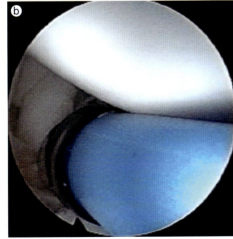
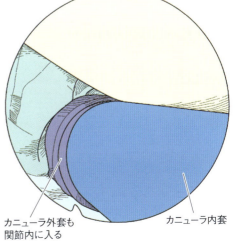

図18　カニューラ挿入

カニューラ外套も関節内に入る　　カニューラ内套

35

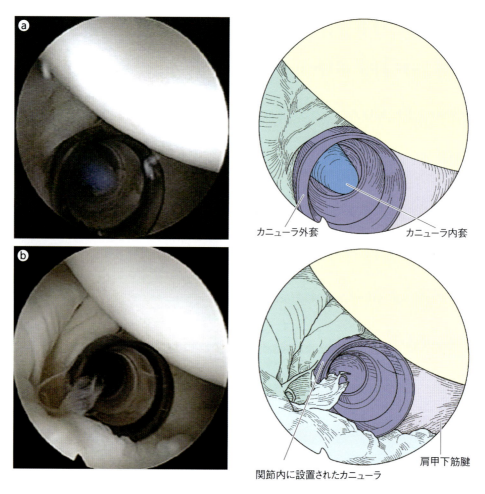

カニューラ外套　カニューラ内套

関節内に設置されたカニューラ　肩甲下筋腱

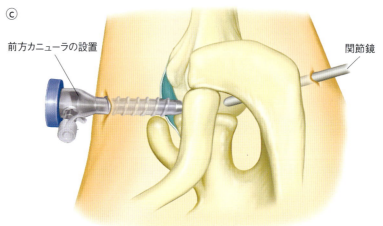

前方カニューラの設置　関節鏡

図19　カニューラ内套を抜く

> **操作の基本**
>
> 前方から関節内への針の刺入も症例によってはなかなか難しい。針先が関節外にいってしまい，鏡視で針先がみつからないことがしばしばある。慣れないうちは，23ゲージのカテラン針を用いると侵襲が少なくて済む。刺入部と方向を微妙に変えて，何度か試みるうちに必ず入るはずである。助手に関節鏡を持たせ，刺入のみに心を集中させるとよい。

肩関節鏡視下手術の基本手技

3 プローブの挿入

カニューラにプローブを挿入し，関節内を観察する（図20）。

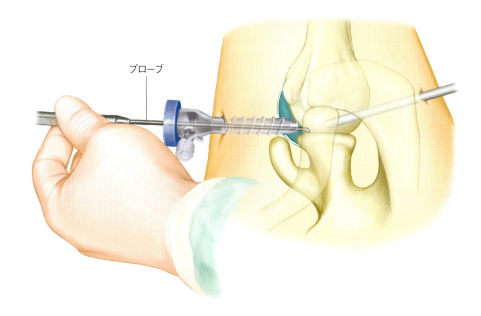

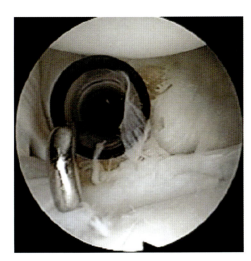

図20　カニューラにプローブを挿入

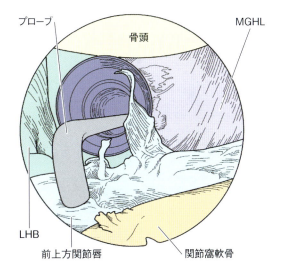

> 鏡視下Bankart修復術などで前方にワーキングポータルを2つ作る場合は，前方ポータルの刺入位置をやや尾側にする（5mm程度）。これにより前上方ポータルとの距離がとれるようになり，カニューラ同士の干渉が軽減する。

糸の縫合法－卓上での縫合練習

鏡視下でのノットプッシャーを用いての糸の縫合は，鏡視下手術の最も重要な手技の1つである。コルク板，画鋲，糸（2号エチボンド糸など），ノットプッシャーがあれば練習できる。100回以上の縫合練習を行い，自然に手が動くように訓練する。

◆ レボノット（Revo knot）簡便法

単結節（half-hitch）を繰り返し行う一般的な縫合法である。糸がスライドするときはスライディングノットを行うことが多いが，糸がスライドしない場合や，1方向にしかスライドしない場合はレボノットを行う。スライドしても動かすのにかなり力がいる場合も糸が切れたり，途中で動かなくなってしまう恐れがあり，無理をせずレボノットを行う。

1 糸をコルク板に固定

エチボンド糸の中央部を2個の画鋲の針先で突き刺し，エチボンド糸をコルク板に固定する（図21a）。エチボンド糸はまったくスライドしない。左側の糸の端をノットプッシャーのアイレットに入れてから，糸の端を鉗子で把持する（図21b）。レボノット簡便法では，縫合終了まで鉗子でこの糸を把持したままとする。ノットプッシャーに通した糸がポスト糸となり，ポスト糸を最後まで変えない。

> **操作の基本**
> 実際の手術では糸の両端を同じ長さにする必要はない。

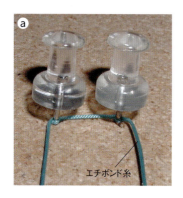
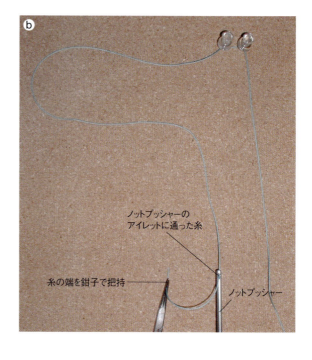

図21　糸を画鋲でコルク板に固定

2 Underhand half-hitch

右側の糸をポスト糸の下を横切るように持っていき（図22a），上から下に回して単結節を作る（図22b）。これをunderhand half-hitchという（図22c）。

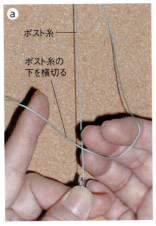 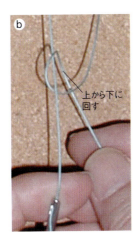 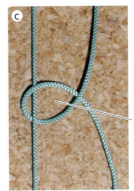

図22　Underhand half-hitch

3 ノット部を押す

2本の糸を引きつつ，ノットプッシャーでノット部を押していく（図23a）。抵抗感があるが，ノットをさらに押し込んでいく（図23b）。画鋲近傍までノットが進むと，ノット部はポスト糸を止めた左側の画鋲に向かう（図23c）。

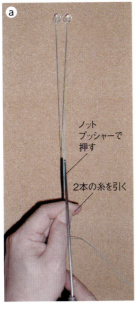 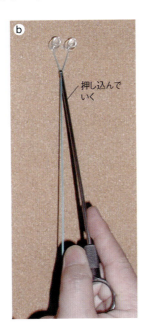 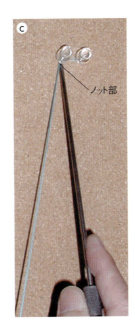

図23　ノット部を押す

4　2回目のノット

　ノットプッシャーを戻し，再度underhand half-hitchで単結節を作る(図24a)。同様に2本の糸を引きながらノットプッシャーでノットを押す(図24b)。はじめの単結節部(緩んで三角形になっている)までノットを運ぶ(図24c)。ノットはunderhand half-hitchが2つ重なり，女結びとなる。ノット部を2つの糸を引きながら，強く押し込んでいき，三角形の部分をなくすように締めていく(図24d)。ノット部はポスト糸を止めた左側の画鋲に向かう。

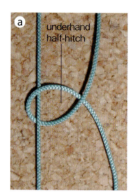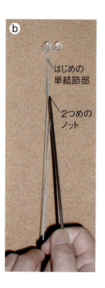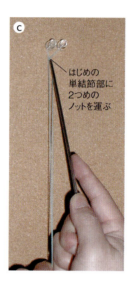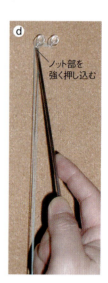

図24　2回目のノット

5　3回目のノット

　3回目のノットは，ポスト糸の上を横切り(図25a)，下から上に回して，単結節を作る(図25b)。これをoverhand half-hitchという(図25c)。ノットプッシャーでノットを押し，締めていく。このとき，ノットプッシャーで糸を横に引くと，さらにしっかり締まる(図25d)。

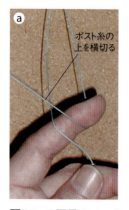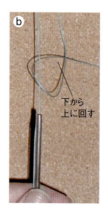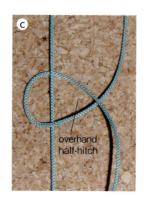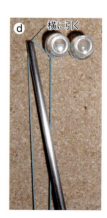

図25　3回目のノット

6　4回目のノット

4回目のノットはunderhand half-hitchとする（図26a）。ノットプッシャーでノットを押し（図26b），ノットを締める（図26c）。

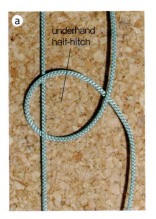
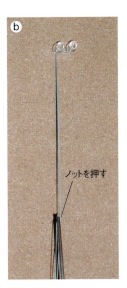
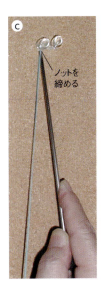

図26　4回目のノット

7　5回目のノット

5回目のノットはoverhand half-hitchとする（図27a）。ノットプッシャーでノットを押し（図27b），ノットを締める（図27c）。これで縫合は完了する。Under → under → over → under → overhand half-hitchとなる。最初の2回のノットは女結び，その後の3回のノットは男結びとなる。

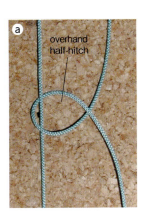
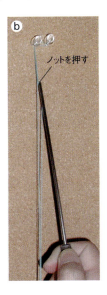
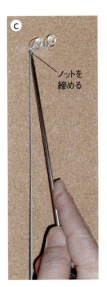

図27　5回目のノット

8 縫合完了

　ポスト糸の端を把持していた鉗子をはずし，ノットプッシャーを抜く。スーチャーカッターに2本の糸を入れ，スライドさせて（**図28a**），先端をノット部に運び（**図28b**），糸を切る（**図28c**）。画鋲をはずし，縫合状態をみる（**図28d**）。

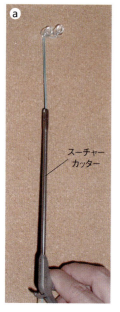
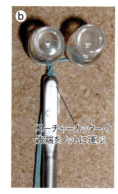
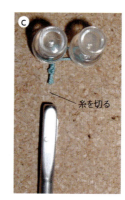
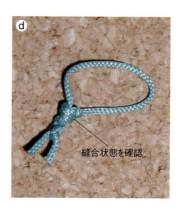

図28　縫合完了

本来のレボノットは4回目のノットを作るときポスト糸を変える。このほうがノットが緩まず，ほどけにくいといわれている。

◆ スライディングノット（Weston knot）

　スライディングノット法には多くの方法があるが，まずどれか1つを完全にマスターし，どのような厳しい精神状態に追い込まれても，これだけは完璧にできるという方法を身に付けることが望ましい。筆者はロッキングができるWeston knotを行っている。ここではこの方法について説明する。

糸がスライディングしなければどのようなスライディングノット法もできない。

肩関節鏡視下手術の基本手技

1 一方の糸を短くしポスト糸とする

　コルク板に画鋲を2個止め，糸をかける（図29a）。一方の糸を短くし，左手の示指先端を上に向けて，断端近くを母指とで把持する。この糸がポスト糸となる（図29b）。長い糸を左示指先端の尺側にあて（図29c），示指の橈側に回して下に落とす（図29d）。

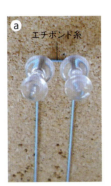
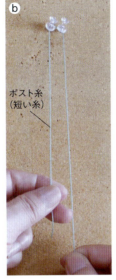
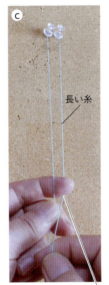
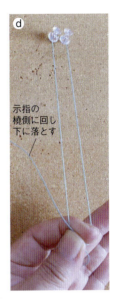

図29　糸を画鋲にかけ一方の糸を短くしポスト糸とする

2 糸の間を通して右側に糸を落とす

　糸の間に上から示指と中指を通し（図30a），長い糸を把持して（図30b），引き出し（図30c），右側に落とす（図30d）。

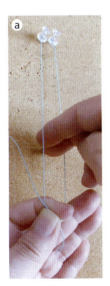
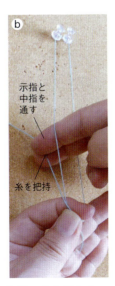
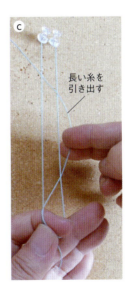
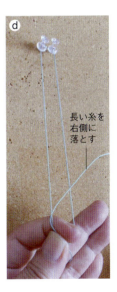

図30　糸の間を通して右側に糸を落とす

3 糸の間を通して左側に糸を落とす

糸の間に上から示指と中指を通し（図31a），右側に落とした長い糸を把持して（図31b），引き出し（図31c），左側に落とす（図31d）。

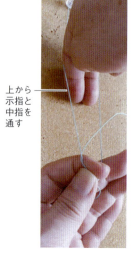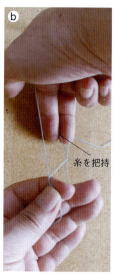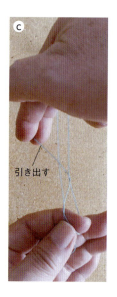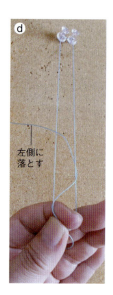

図31　糸の間を通して左側に糸を落とす

4 左側に落とした糸を半周回して三角のスペースに上から通す

左側に落とした糸を右手で把持して（図32a），右側に運び（図32b），糸の先端に近いところを把持して（図32c），左示指の根元の三角形になったスペースに，上から糸を通す（図32d）。

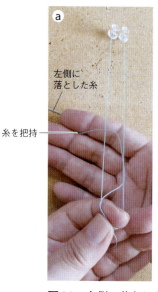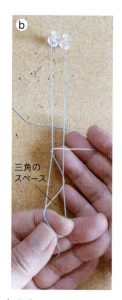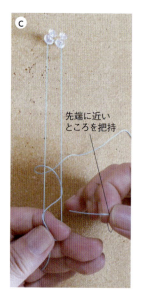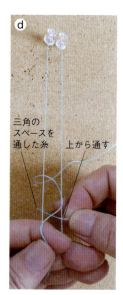

図32　左側に落とした糸を半周回して三角のスペースに通す

5 Weston knotの完成

　通した糸を母指と示指で把持し(図33a)。糸を手前に引く(図33b)。通した長い糸をノットの手前で把持する(図33c)。左示指を引き抜き，短い糸を(ポスト糸)を把持することにより，Weston knotが完成する(図33d)。

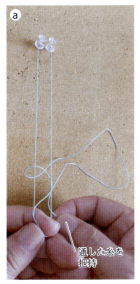
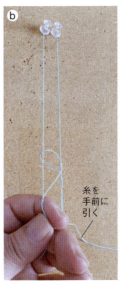
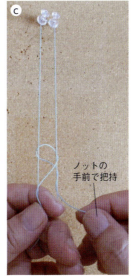
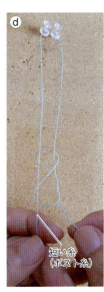

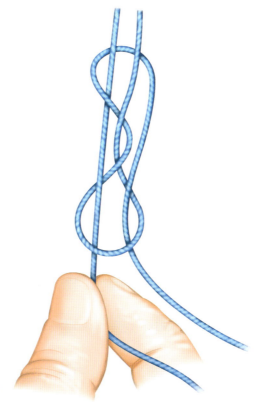

図33　Weston knotの完成

6 ノットを適度に締める

　両方の糸を軽く引き，ノットを少し小さくする（図34a）。右示指をノットの遠位のループに入れ（図34b），ノットを手前に軽く引き，ノット部を適度に締める（図34c）。あまり強く締めてはいけない。強く締めすぎるとスムーズなスライディングができなくなる。右示指をはずし，長い糸はフリーにする（図34d）。

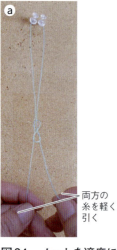
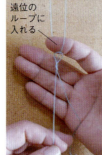
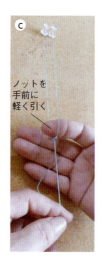
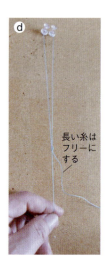

図34　ノットを適度に締める

7 ノットをスライドさせノットプッシャーで締めていく

　短い糸（ポスト糸）を引くと，ノットがスライドし，画鋲（縫合部）に近づいていく（図35a）。さらにポスト糸を引き画鋲（縫合部）にノットを近接させる（図35b）。ポスト糸をノットプッシャー先端のアイレットに通し（図35c），ポスト糸を引きながら，ノットプッシャーでノットを強く押し込む（図35d）。

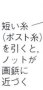
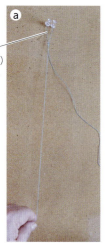
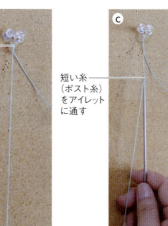
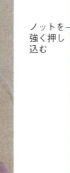
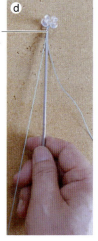

図35　ノットをスライドさせノットプッシャーで締めていく

8 ノットをロックした後，レボノット簡便法を追加し，糸を切る

　もう一方の糸を強く引き，ノットにロックをかける。これによりWeston knotがしっかり締まる（図36a）。ポスト糸を変えず（ノットプッシャーに通していた糸をそのままポスト糸にする），レボノット簡便法で示したように，underhand → overhand → underhand half-hitchにて縫合し，縫合を完了する。スーチャーカッターで糸を切る（図36b）。

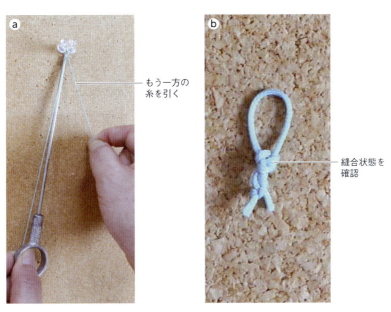

図36　ノットをロックした後，レボノット簡便法を追加し，糸を切る

Weston knotの手技の覚えかた

①左示指を上に向け，短くした糸を母指とで把持。
②長い糸を示指の橈側に回し，下に落とす。
③間から糸を把持し，右側に落とす。
④間から糸を把持し，左側に落とす。
⑤落とした糸の端を半周回して，三角スペースに上から入れる。

◆ 縫合時のピットフォールと対策

1 ノットの送り込み不良による縫合不全

　複数回のhalf-hitchで縫合した状態（図37a）。次のhalf-hitchでノットは縫合部まで送り込まれていないが，ノットプッシャーの先端が縫合部まで届き，ノットを送り込んだと思い込んでしまう（図37b）。このような状態は非ポスト糸を引き，ポスト糸を十分に引いていないときに生じやすい。ノットは縫合部から離れたところにある（図37c）。

　次のhalf-hitchを男結びで送り込むと（前のhalf-hitchがoverhandなら次がunderhand），前のノット部で止まってしまい，いくら押し込んでもその位置で締まるだけで送り込めない（図37d）。ノットプッシャーを抜く（図37e）。画鋲をはずすと，ノット部に間隔が開いてしまった状態になっている（図37f）。最初のノット部に緊張がかかり緩めば，当然縫合部は完全に緩んでしまう。

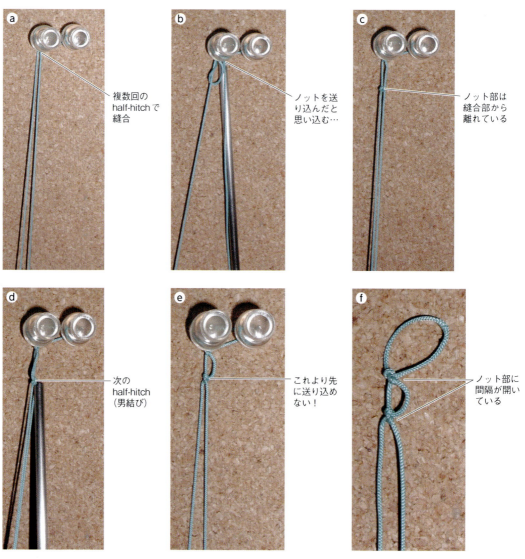

図37　ノットの送り込み不良による縫合不全

2 ノット間への軟部組織の絡まりによる縫合不全

1回目のunderhand half-hitchに続き，2回目のunderhand half-hitchを送り込んだとき，間に軟部組織が絡まると，それ以上ノットが進まず，緩んだ状態になってしまう（図38）。

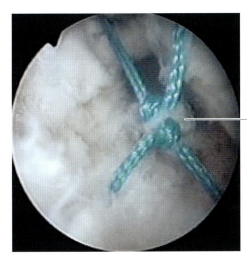

ノット間に絡まった軟部組織

図38 ノット間への軟部組織の絡まりによる縫合不全

3 緩んだときの対処法（スライディングループテクニック）

縫合部が緩み，先に進まない状態（図39a）。白糸でWeston knotを作り，両端ともにノットプッシャーのアイレットに入れる（図39b）。ポスト糸がわかるようにポスト糸を鉗子で把持しておく。Weston knotのループに緩んだグリーン糸を2本とも通す（図39c）。緩んだグリーン糸の根元まで白糸のループを運ぶ（図39d）。

ポスト糸を引き，Weston knotを締める（図39e）。ノットプッシャーを抜き，ポスト糸をノットプッシャーのアイレットに入れ，underhand half-hitchでWeston knotを締める（図39f）。白糸の一方をunderhand half-hitchで2本のグリーン糸にかけてから白糸をノットプッシャーのアイレットに入れる（図39g）。ノットを送り込み2本のグリーン糸と縫合する（図39h）。

次に同じ白糸をoverhand half-hitchにて2本のグリーン糸にかけ，ノットプッシャーに通す（図39i）。ノットを送り込み縫合する（図39j）。さらにunderhandで同様に縫合する。緩んでいたグリーン糸が締まる（図39k）。糸を切り，画鋲をはずして，縫合状態をみる（図39l）。

必ず鏡視でノットが縫合部まで送り込まれ，締められていることを確認する。視野が十分得られない状態でノットを行うことは避ける。

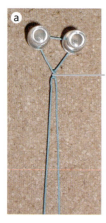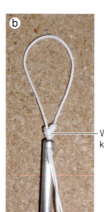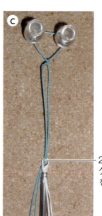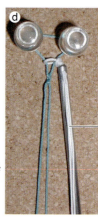
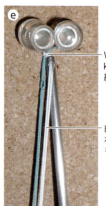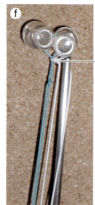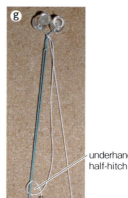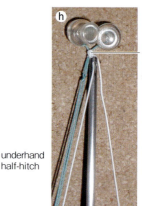
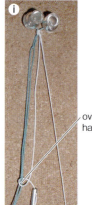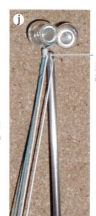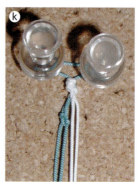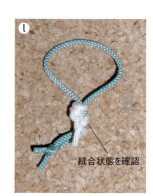

図39　緩んだときの対処法

advice

実際の手術では，糸が緩んでノットが進まないような状況は，糸の周囲に膜様組織が多くあったり，縫合の緊張が強かったり，視野が十分に得られないような場合が想定され，このような卓上のテクニックで緩みを解消することは難しいと思われる．しかし，緩んだまま断念するより，多少なりとも緩みを減少させられる可能性があるため，このような方法を試してみる価値はあると思う．もっとよい方法を考え出していただきたい．卓上で糸の縫合練習をしていると，いろいろなアイデアが湧いてくるはずである．

II

代表的手術

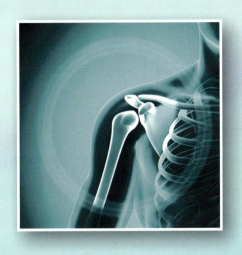

II 代表的手術

鏡視下肩峰下除圧術（ASD）

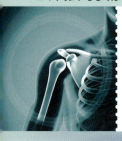

　鏡視下肩峰下除圧術（arthroscopic subacromial decompression；ASD）はインピンジメント症候群，腱板断裂，石灰沈着性腱板炎などに対して行われる必須の手技である．後方から関節内を観察後，同じ皮切部から肩峰下に関節鏡を挿入し，肩峰下腔を鏡視する．外側ポータルから器具を挿入し操作を行う．鏡視像はすべて30°斜視鏡像である．

手術手技

1 マーキング

　肩峰，鎖骨，烏口突起に沿ってマーキングする（図1）．後方鏡視で関節内を観察する．ルーチンの関節内鏡視を行う．

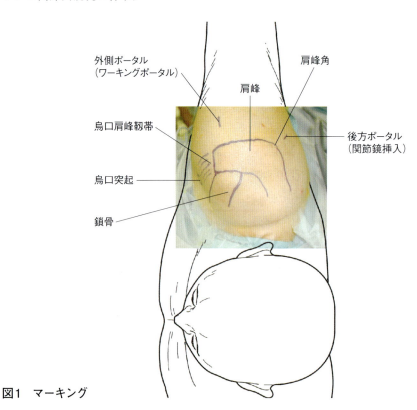

図1　マーキング

2 外套管の挿入,肩峰下面の確認,肩峰下腔の鏡視

外套管に鈍棒を入れ,後方鏡視と同一の皮切より肩峰下に向かい挿入する。上下左右に動かし,鈍棒の先が肩峰下面の骨に触れることを確認する(図2)。30°斜視鏡を挿入する。

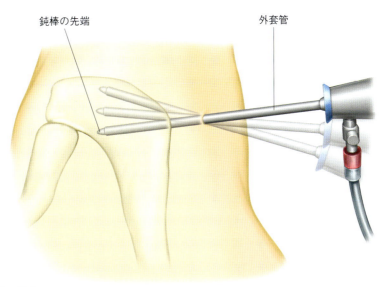

図2　外套管の挿入

> **操作のコツ**
>
> 大きな腱板断裂がある例では,関節鏡挿入直後に肩峰下の良好な視野が得られることが多いが,インピンジメント症候群や腱板の不全断裂・小断裂ではくもの巣状の膜がかかり,視野がほとんど得られないことがしばしばある(図3)。しかしまったく気にすることなく,前外側ポータルを作製する。

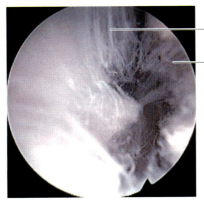

図3　くもの巣状の肩峰下腔

3 外側ポータルの作製

外側ポータルの作製部位は肩峰前外側縁より2cm外側・1cm後方で，12mmの皮切を置く。鈍棒を挿入し，道筋を作る(図4)。

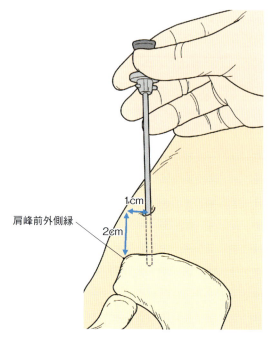

図4 外側ポータルから鈍棒を挿入

> **操作のコツ**
> 鈍棒の先端が肩峰下面の骨に当たることを確認する。カニューラの挿入は不要である。

4 シェーバー挿入，滑膜組織のデブリドマン

シェーバーを外側ポータルから挿入する(図5)。シェーバーが鏡視できない場合はシェーバーの刃を上に向ける。ブラインドで肩峰下の骨にシェーバーの先を当て，滑膜組織のデブリドマンを行う。次第に視野が開けてきて，シェーバーの先が鏡視できるようになる(図6)。

鏡視下肩峰下除圧術(ASD)

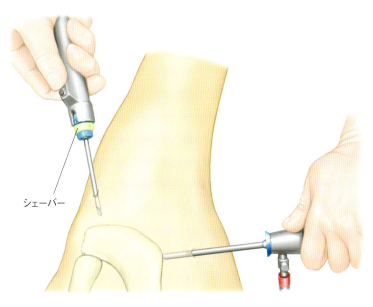

図5　外側ポータルからシェーバーを挿入

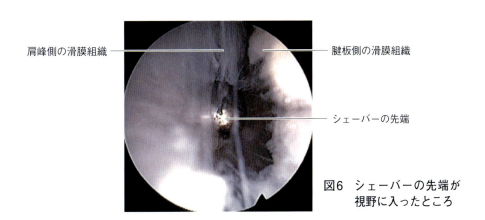

肩峰側の滑膜組織　　　腱板側の滑膜組織

シェーバーの先端

図6　シェーバーの先端が視野に入ったところ

操作のコツ

関節鏡を挿入した時点では視野が得られないことが多い。外側ポータルからシェーバーを挿入し，シェーバーの刃を肩峰下面に当て，骨の抵抗を感じながらブラインドで軟部組織をデブリドマンする。肩峰下面にシェーバーの先端があれば，危険なものはないので安心して行える。肩峰下面の位置をある程度把握したら，シェーバーの刃を前後に振りながらブラインドでデブリドマンする。そのうちシェーバーの先端が視野に出てくる。シェーバーの先端と関節鏡を「カチカチ」と当てて，確認してもよい。

advice

シェーバーおよびVAPRのシャフトの方向や挿入の深さで，肩峰下面の前方・中央・外側部が鏡視像でどのような位置関係になっているかを把握する。

55

5 滑膜組織の切除

シェーバーにて滑膜組織を切除し（図7），視野をさらに良好にする（図8）。肩峰下面の滑膜組織を可及的に切除する（図9）。

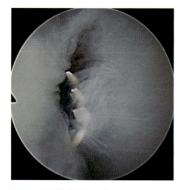
図7　滑膜組織をシェーバーで切除

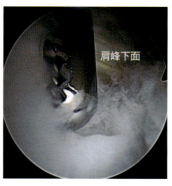
図8　さらに視野を良好にする

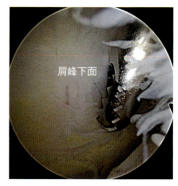
図9　肩峰下面の滑膜組織を可及的に切除

> **操作のコツ**
>
> ある程度視野が確保されたら，関節鏡を助手に持たせ，術者はシェーバーを両手でコントロールする（図10）。

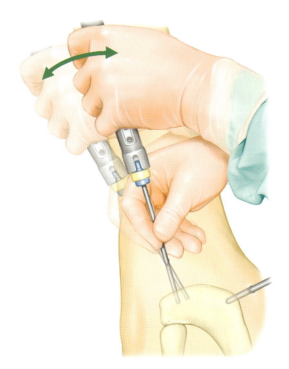
図10　シェーバーは両手でコントロール！

鏡視下肩峰下除圧術（ASD）

6　VAPRのアングルサイドの挿入，肩峰下面の軟部組織の蒸散

　VAPRのアングルサイドを挿入する。スムーズに挿入できない場合は無理をせず，へらを用いる。へらを肩峰下腔に入れ，これに沿わせてVAPRのアングルサイドを挿入する（図11）。肩峰下面の軟部組織を蒸散し，肩峰下面の骨を露出する。

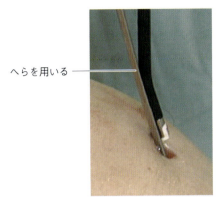

へらを用いる

図11　VAPRアングルサイドを挿入

> **操作のコツ**
>
> このときも関節鏡を助手に持たせて，両手を使ってVAPRを操作する。骨面にコイル部を密着させながら蒸散する（図12）。

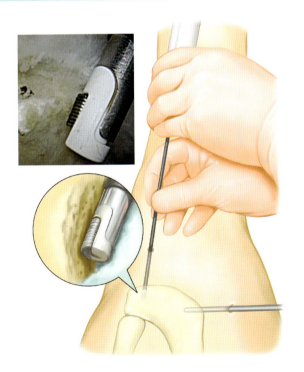

図12　VAPRも両手でコントロール！

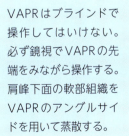

VAPRはブラインドで操作してはいけない。必ず鏡視でVAPRの先端をみながら操作する。肩峰下面の軟部組織をVAPRのアングルサイドを用いて蒸散する。

7 烏口肩峰靱帯を同定する

肩峰前縁で烏口肩峰靱帯を同定する。プローブで肩峰前縁に付着する烏口肩峰靱帯を触知する（図13）。さらに烏口肩峰靱帯の外側縁（図14）と内側縁（図15）の位置をプローブで確認する。

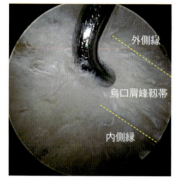
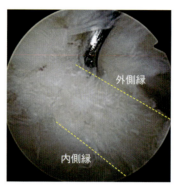
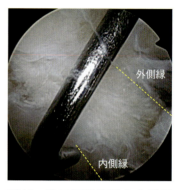

図13 肩峰前縁に付着する烏口肩峰を触知（破線は烏口肩峰靱帯の外側縁と内側縁）

図14 烏口肩峰靱帯の外側縁を確認

図15 烏口肩峰靱帯の内側縁を確認

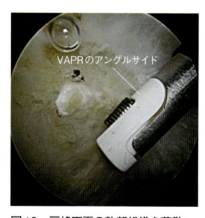

図16 肩峰下面の軟部組織を蒸散

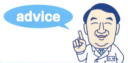

烏口肩峰靱帯の同定を急ぐ必要はなく，肩峰下面を前方に向けてVAPRのアングルサイドで蒸散していくと（図16），おのずと展開され，白色の烏口肩峰靱帯が確認できるようになる（図17）。

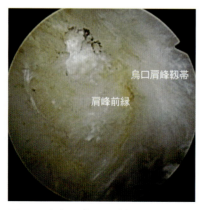

図17 白色の烏口肩峰靱帯が確認できる

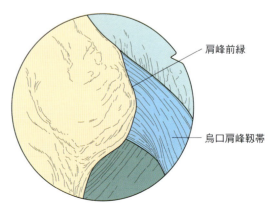

8 烏口肩峰靭帯の蒸散

　肩峰前縁に付着する烏口肩峰靭帯をVAPRのアングルサイドにて蒸散し（図18），肩峰前縁の骨棘を展開する（図19）。烏口肩峰靭帯の浅層（上層）がまだ残存している（図20）。残存する烏口肩峰靭帯を蒸散し，骨棘の裏面（上面）にVAPRのアングルサイドを回り込ませ，骨棘の前縁であることを確認する（図21）。

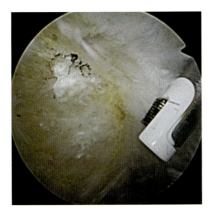

図18　肩峰前縁に付着する烏口肩峰靭帯を蒸散

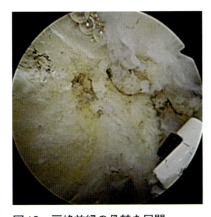

図19　肩峰前縁の骨棘を展開

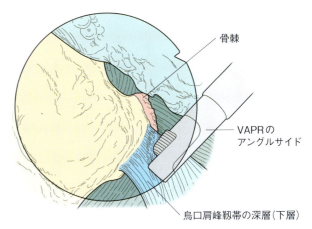

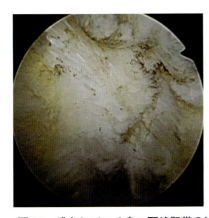

図20　残存している烏口肩峰靭帯の浅層（上層）

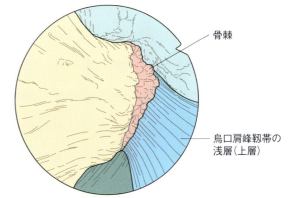

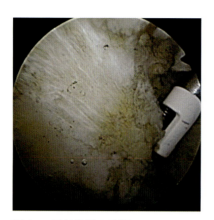

図21　骨棘前縁の確認

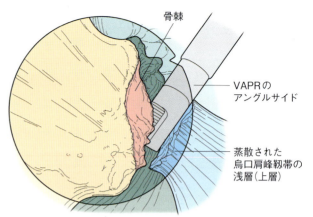

VAPRのアングルサイドを骨棘の裏面に回り込ませる

肩峰前縁から烏口肩峰靱帯に沿って形成された骨棘は，その全体像がつかめるまで十分に周囲の軟部組織を蒸散し，その形状を確認する。

pitfall

出血をコントロールし，視野を得ることが重要である。出血した場合は灌流ポンプの圧を一時的に上げて出血部を確認し，VAPRにて止血する。止血されたら，必ず灌流ポンプの圧をもどす。忘れがちになるので注意する。

鏡視下肩峰下除圧術(ASD)

9 肩峰外側縁の蒸散，肩峰内側縁の蒸散

　VAPRのアングルサイドで肩峰外側縁に付着する軟部組織を蒸散し(図22)，肩峰外側縁を1cm程度展開する(図23)。次に肩峰内側縁に付着する軟部組織を蒸散し(図24)，肩峰内側縁も1cm程度展開する(図25)。

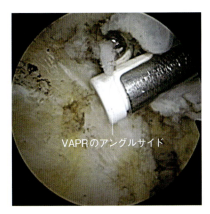

図22　肩峰外側縁の蒸散

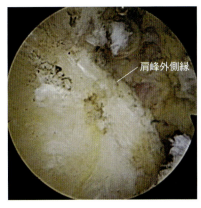

図23　肩峰外側縁の展開

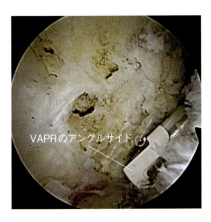

図24　肩峰内側縁の蒸散

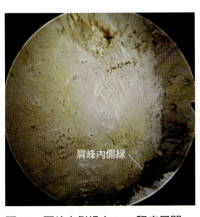

図25　肩峰内側縁も1cm程度展開

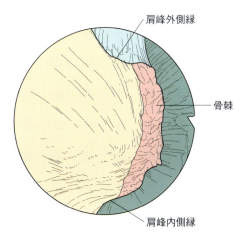

10 アブレーダー(5.5mm)の挿入，肩峰前縁の骨棘削除

　5.5mmのアブレーダーを外側ポータルから挿入する。この際アブレーダーの刃で皮膚を損傷しないように十分注意する。肩峰下腔への挿入が困難な場合は，へらを用いるが，この際もアブレーダーの刃をへら側に沿わせ，皮膚を傷付けないようにする。術者は両手でアブレーダーを把持し，回転中にはじかれることがないように慎重に操作する(図26)。

　アブレーダーの刃を肩峰骨棘の前縁に持っていき(図27)，骨棘を外側から内側に向けて削除していく(図28)。削除した骨棘の基部が一直線になるように削除する(図29)。

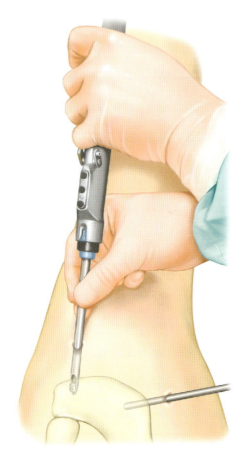

図26　アブレーダーを両手で操作

> **操作のコツ**
>
> 骨棘削除時は吸引をせず，ときどき削除を中断し，吸引をして視野を得て，削除範囲を確認する。軟部組織で骨削除部の視野が悪くなった場合は，VAPRで軟部組織を蒸散し，骨の輪郭を展開する。

鏡視下肩峰下除圧術（ASD）

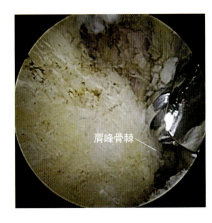

図27 肩峰骨棘の前縁にアブレーダーの刃を持っていく

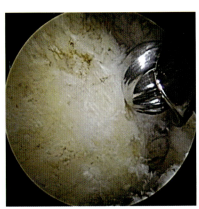

図28 骨棘の削除

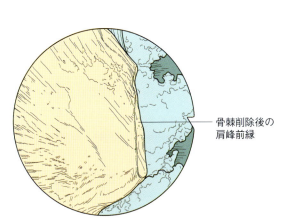

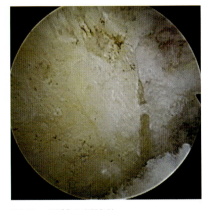

図29 骨棘の削除後

11 アクロミオナイザー(5.5mm)の挿入,肩峰下面の骨削除

　5.5mmのアクロミオナイザーを外側ポータルから挿入する。この際もアクロミオナイザーの刃で皮膚を損傷しないように注意する。肩峰下腔へスムーズに挿入できない場合はへらを用いるが,アクロミオナイザーの刃をへら側に沿わせ,皮膚を傷付けないようにする。術者は両手でアブレーダーを把持し,回転中にはじかれることがないように慎重に操作する。

　アクロミオナイザーを肩峰下面に軽く押し当て,車のワイパーのように動かしながら全体的に削除し(図30),肩峰下面が平坦になるようにする(図31)。粗鬆骨例ではリバースモードで軽く削る。1箇所を深く削ったり,凹凸ができないように注意する。特に深く削る必要はなく,皮質骨の表面が削れる程度で十分である(図32)。

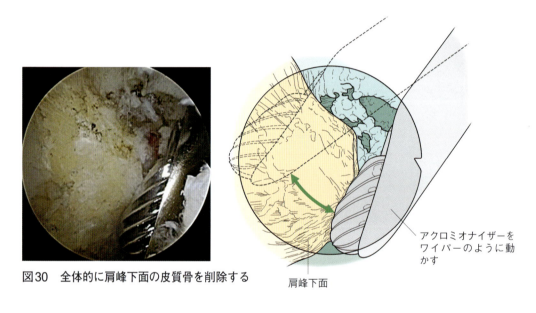

図30　全体的に肩峰下面の皮質骨を削除する

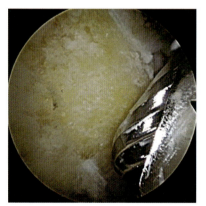

図31　肩峰下面を平坦にする

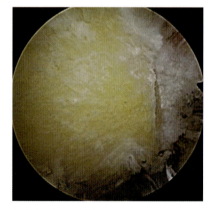

図32　骨削除後

II 代表的手術

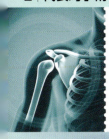

鏡視下腱板修復術（総論）

ここでは腱板大断裂（p.70），小・中断裂（p.129），滑液包面断裂（p.152），関節面断裂（p.169），肩甲下筋腱断裂（p.185），広範囲断裂（p.211）について述べる。

術前診断

◆ 病歴と症状

発症機転として外傷の有無を聞く（明らかな外傷，ちょっとした外力，まったく外傷なく自然に生じた，など）。いつから肩の痛みが生じ，その後の痛みの増悪・軽減などの変化があるかを聞く。特に夜間痛の有無，程度（夜間痛みのため目覚める，痛くて睡眠不足になる，など）は重要である。また運動時痛のみなのか，安静時痛もあるのかなども聞く。

◆ 理学所見

自動・他動可動域（挙上，外転，外旋，内旋）を計測する。挙上，外転ではpainful arcの有無をみる。NeerおよびHawkinsのインピンジメントサイン，棘上筋テスト，肩峰下の軋轢音をみる。徒手筋力テストで外転・外旋・内旋筋力を評価する。棘下筋，三角筋の萎縮の有無・程度をみる。

◆ 画像検査

単純X線

正面，肩甲骨Y像の2枚を撮影する。正面像で骨頭の上方移動，肩峰の骨棘の有無と大きさ（図1a），肩甲骨Y像にて肩峰から烏口肩峰靱帯に沿って伸びる骨棘の有無と大きさをみる（図1b）。広範囲断裂では肩峰下面の骨硬化や肩峰骨頭間距離の短縮がみられる。また大結節の突出が消失し，全体が丸くなる例がある。関節症性変化として骨頭下縁に骨棘を認めることもある（図2）。

MRI

T2強調の斜位前額断，矢状断，水平断およびT2強調脂肪抑制の斜位前額断の4シリーズを撮像する。図3は同一症例であるが，斜位前額断にて腱板断裂の長さを（図3a），斜位矢状断にて腱板断裂の幅を（図3b），水平断にて肩甲下筋腱断裂，棘下筋腱断裂の有無・程度をみる（図3c）。図4は別の症例であり，T2強調の斜位前額断像で棘上筋腱の腱内断裂か棘上筋腱の変性のようにもみえるが（図4a），T2強調脂肪抑制の斜位前額断像でみると，棘上筋腱の小断裂であることがわかる（図4b）。このように腱板小断裂や不全断裂ではT2強調の斜位前額断像とT2強調脂肪抑制の斜位前額断像の両者をみて総合的に判断すると正確な診断がつきやすい。

腱板筋群の筋腹の萎縮の程度を評価するためには，関節窩より内側でのスライスでのT2強

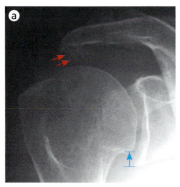 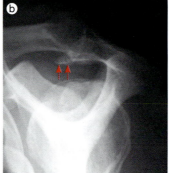 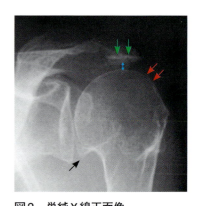

図1 単純X線像（a, bは同一症例）
a：正面像。骨頭の上方移動がみられる（青矢印）。肩峰の骨棘がみられる（赤矢印）。
b：肩甲骨Y像。烏口肩峰靱帯に沿って伸びる肩峰の骨棘がみられる（赤矢印）。

図2 単純X線正面像
肩峰下面の骨硬化（緑矢印），肩峰骨頭間距離の短縮（両端青矢印），大結節のラウンドニング（赤矢印），骨頭下縁の骨棘（黒矢印）がみられる。

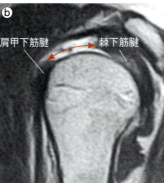 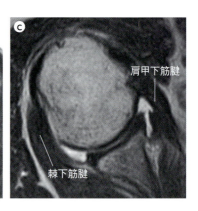

図3 MRI T2強調像（a〜cは同一症例）
a：斜位前額断像。腱板断裂の長さをみる（両端赤矢印が断裂長）。
b：矢状断像。腱板断裂の幅をみる（両端赤矢印が断裂幅）。
c：水平断像。肩甲下筋腱と棘下筋腱には断裂はみられない。

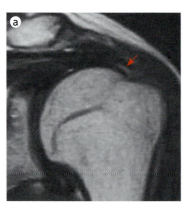 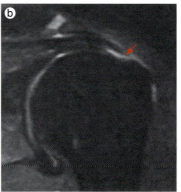

図4 MRI像（a, bは同一症例）
a：T2強調斜位前額断像。赤矢印部は棘上筋腱の腱内断裂が棘上筋腱の変性のようにみえる。
b：T2強調脂肪抑制斜位前額断像。赤矢印部は棘上筋腱の小断裂であることがわかる。

調矢状断像が有用である。図5aの斜位前額断像の白線でのスライス像が，図5bのT2強調矢状断像である。棘上筋および棘下筋の筋腹の萎縮がみられる。肩甲下筋と小円筋の萎縮はみられない。

肩関節造影

ペースメーカーを埋め込んでいる症例や，閉所恐怖症でMRI検査ができない症例に行うことがある。図6aは腱板断裂のない症例の関節造影像で，肩峰下腔への造影剤の漏出はみられない。一方，図6bは腱板断裂例であり，関節内に注入した造影剤が肩峰下腔に漏出し，大結節部を造影剤が傘状に被っている。

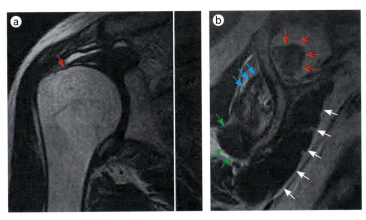

図5　MRI像（筋萎縮をみる）
a：T2強調斜位前額断像。棘上筋腱の断裂を認める。棘上筋腱の断端を赤矢印で示す。
b：T2強調矢状断像（aの白線でのスライス像）。棘上筋の萎縮（赤矢印），棘下筋の萎縮（青矢印）がみられる。肩甲下筋（白矢印）と小円筋（緑矢印）の萎縮はみられない。

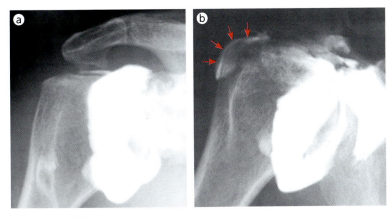

図6　肩関節造影像
a：腱板断裂のない症例。肩峰下腔への造影剤の漏出はみられない。
b：腱板断裂例。造影剤が肩峰下腔に漏出し，大結節部を造影剤が傘状に被っている（赤矢印）。

後療法

　術直後から手術室で外転枕を装着する(図7)。大断裂では外転枕を3～4週間装着し(図8)，その後は枕をはずし，スリングでさらに3週間固定する(図9)。不全断裂や小・中断裂では外転枕を2週間装着し，その後，枕をはずしスリングで2週間固定する。他動運動は術後1週前後より開始するが，自動挙上運動は大断裂では術後8週以降，不全断裂や小・中断裂では術後6週以降としている。

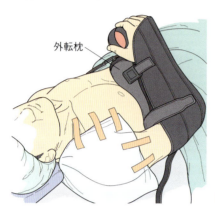

図7　術直後，手術室で外転枕を装着

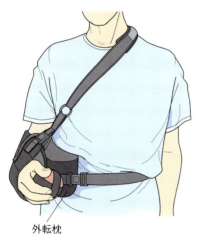

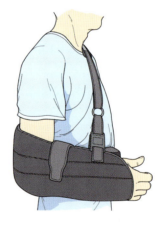

図8　外転枕固定

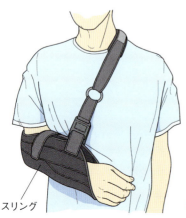

図9　スリング固定(枕をはずす)

手術成績

90％の症例で優ないし良の成績が得られる。腱板広範囲断裂では成績が劣る。

鏡視下腱板修復術を行うにあたっての心構え

筆者は初期のころは，小・中断裂や滑液包面断裂に限定して行っていたが，今では手術適応のあるすべての腱板断裂症例に対して，断裂の大きさを問わず鏡視下手術を施行している。しかし，これから始める先生方には，まず小・中断裂例から手術を行うことをお薦めする。また，難渋した場合はミニオープン修復術に変更する可能性があることを患者にあらかじめ説明しておく。もちろん筋鉤などの直視下手術セットも用意する。症例を重ね，スキルが向上すると，直視下手術はありえないと思えてくるので，そうなったらミニオープンの説明は不要で，手術器具の用意も鏡視下手術セットのみとする。

腱板断裂の手術適応は，患者が手術を希望したときと考えている。手術を希望しなければ何年でも保存的に加療する。手術希望がある場合は，自覚症状・理学所見から予後を推測する。
①自動挙上がほぼfullで疼痛を訴える例が最も多いが，手術のよい適応である。
②拘縮がなく痛みで自動挙上ができない場合もよい適応で，術後疼痛が軽減し，自動挙上も可能になることが多い。
③拘縮がなく自動挙上が困難な場合は，大断裂や広範囲断裂で，腱板の筋腹にも変性や萎縮があることが多く，患者の期待通りの結果が得られにくいが，術後のリハビリテーションに期待をかける。広範囲断裂では，上方関節包再建術を検討する。70歳以上の高齢者では，リバース型人工肩関節置換術も考慮する。
④自動挙上が不能で，さらに他動的に挙上位をとっても挙上位を保持できない場合は，三角筋の筋力低下がある。三角筋の廃用性萎縮では手術を行うことがあるが，三角筋の麻痺では腱板の手術は原則的に行わない。
⑤拘縮がある場合は，全身麻酔下での徒手授動術と腱板修復術を行う。徒手授動術が困難な場合は，腱板修復術のみを行う。関節包切離術（関節授動術）は行わない。術後のリハビリテーションに期待をかける。

腱板大断裂に対する鏡視下腱板修復術（ブリッジングスーチャー法）

　ここでは腱板への糸通しに針長7mmのスーチャーパンチクローズドタイプを用い，2-0プロリン糸のループリレーにてアンカー糸を腱板に通す方法について述べる。操作のステップが長く，一見煩雑であるが，安全であり，慣れると手術は淀みなく進む。筆者の下にローテーションできた医師で，初めての腱板手術でも，術者として上手に手術を行うことが多く，これは使える方法だと感じている。

手術器具

①関節鏡（30°斜視鏡，70°斜視鏡），シェーバー，アブレーダー（5.5mm），VAPR（アングルサイド，アングルエンド），灌流ポンプのチューブ。
②パスポートカニューラ（長さ3cm），へら。必要に応じて，内径5.75mmのクリスタルカニューラ。
③腱板のmobilization：ラスプ，ハンマー。
④糸の操作：スーチャーレトリバー。
⑤糸を通す器具：スーチャーパンチ（針長7mm，クローズドタイプ）。
⑥縫合，糸切り：ノットプッシャー，スーチャーカッター。
⑦内側アンカー：コークスクリューPEEK（4.5mm, 5.5mm）など。
⑧ブリッジング用アンカー：ポップロック（4.5mm）など。
⑨ループリレー用の糸：両端針付きの2-0プロリン糸（長さ90cmのもの）で両端の針は落とす。
⑩その他：16ゲージサーフロ針の内套（以下16ゲージ針）。

手術手技

1 MRI

　これから詳述する腱板大断裂症例のMRI画像を提示する。**図1a**はT2強調斜位前額断像で長さ3cm程度の腱板断裂が確認できる。**図1b**はT2強調矢状断像で中央に上腕二頭筋長頭腱（LHB）が確認できる。腱板断裂の幅は4cm程度である。**図1c**は関節窩より若干内側のスライスのT2強調矢状断像である。棘上筋と棘下筋の筋腹の萎縮が認められる。

2 セッティング

　全身麻酔下，側臥位にて，外転30〜40°として3kgで牽引する。灌流ポンプは必須である。

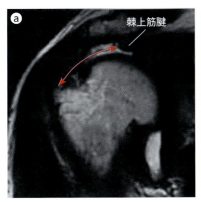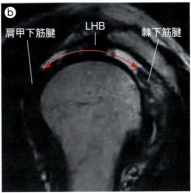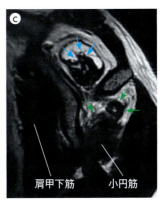

図1　腱板大断裂のMRI画像
a：T2強調斜位前額断像（両端赤矢印：断裂長）
b：T2強調矢状断像（両端赤矢印：断裂幅）
c：T2強調矢状断像（青矢印：棘上筋萎縮，緑矢印：棘下筋萎縮）

３　皮切およびポータル作製

肩峰，鎖骨，烏口突起をマーキングする．基本的には4つのポータルを用いる．

①**後方ポータル**：関節内鏡視および肩峰下鏡視のためのポータルである．肩峰角から手術室の床と平行な線を引き，2cm尾側に作製する．皮切長6mm（図2a）．

②**外側ポータル**（メインのワーキングポータル）：肩峰前縁より1cm後方，2cm外側に作製する．皮切長12mm（図2b）．

③**前方ポータル**（主にスーチャーリレーに使う）：烏口突起の外側1cmに作製する．15番円刃で一刺し．皮切長3mm．内径5.75mmのクリスタルカニューラを挿入する場合は7mm程度の皮切を置く（図2c）．

④**アンカーポータル**：アンカー挿入用のポータルで肩峰外側ぎりぎりに作製する．アンカーポータルを作製するまでに灌流液で肩が腫れてしまうため，最初にマーキングした皮膚上の肩峰の輪郭より，実際の肩峰は内側に触れるため，最初にマーキングを行う必要はない．皮切長3mm（15番円刃で一刺し）．

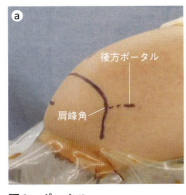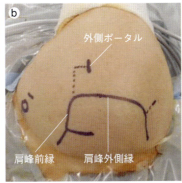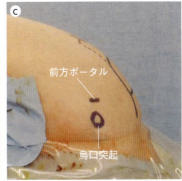

図2　ポータル
a：後方ポータル，b：外側ポータル，c：前方ポータル．

4 鏡視用の後方ポータル

　関節内鏡視と肩峰下鏡視を同一皮切とするため，鏡視下Bankart修復術とは異なり，肩峰角の2cm尾側とする。烏口突起に向け16ゲージ針を関節内に刺入し，潅流液60mLを関節内に注入する（図3）。30°斜視鏡を挿入し（図4），関節内を観察する。LHB（図5a）や肩甲下筋腱（図5b），棘上筋腱，棘下筋腱（図5c）の断裂の有無・状態をみる。必要に応じて前方ポータルを作製し，シェーバーにて関節内のデブリドマンを行うこともあるが本症例では行わなかった。関節内の観察および処置は素早く行い，肩峰下鏡視に移る。

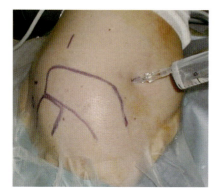

図3　潅流液60mLを関節内に注入

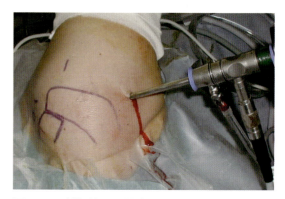

図4　30°斜視鏡を関節内に挿入

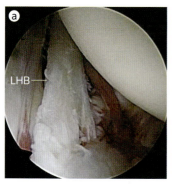

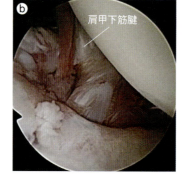

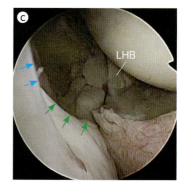

図5　関節内の観察
a：上腕二頭筋長頭腱（LHB）を観察。
b：肩甲下筋腱を観察。
c：棘上筋腱の断裂端（緑矢印），棘下筋腱の断裂端（青矢印）。

5 肩峰下鏡視とASD

　後方ポータルより外套管に鈍棒を入れ，肩峰下に挿入する．30°斜視鏡を入れる．外側ポータル部に16ゲージ針を入れ（図6），肩峰下腔にて針先を確認する（図7）．12mmの皮切を置き，コッヘル鉗子を挿入し（図8），軟部組織を広げる（図9）．シェーバーを入れ，可及的に滑膜切除を行う（図10）．次に，VAPRのアングルサイドを入れ（図11），肩峰下面の軟部組織を蒸散する．烏口肩峰靱帯を同定し（図12），肩峰前縁を蒸散する．この際，しばしば出血を起こすが灌流ポンプの圧を一時的に上げ，VAPRにて止血する．骨棘がある場合は骨棘周囲から軟部組織をすべて蒸散し，骨棘を十分展開する．次に5.5mmのアブレーダーを挿入するが，スムーズに入らない場合はへらに沿わせて挿入し（図13），骨棘を削除する（図14）．さらに肩峰下面の骨を少し削る．粗鬆骨例ではアブレーダーを逆回転モードとして使用する．ここまでの操作は30分以内，できれば20分くらいで完了する．

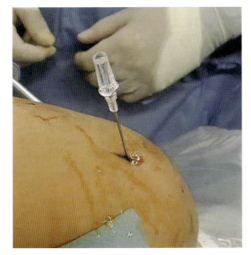

図6　外側ポータル部に針を刺入

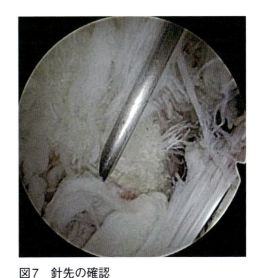

図7　針先の確認

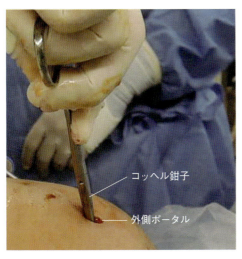

図8　外側ポータルよりコッヘル鉗子を挿入

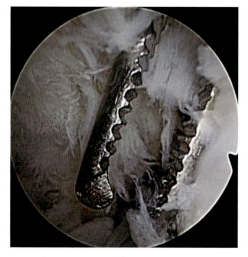

図9 軟部組織を広げる

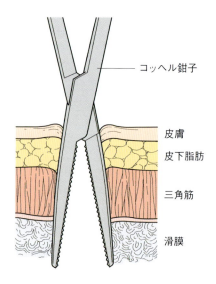

コッヘル鉗子
皮膚
皮下脂肪
三角筋
滑膜

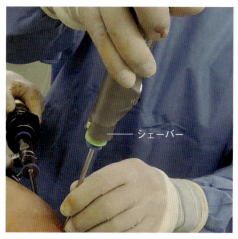

図10 シェーバーで滑膜切除を行う

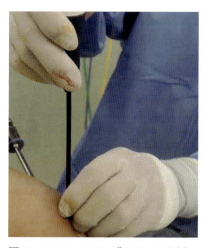

図11 VAPRのアングルサイドを挿入

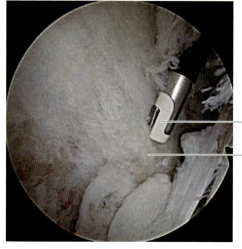

VAPRのアングルサイド
烏口肩峰靱帯

図12 烏口肩峰靱帯を同定し，肩峰前縁を蒸散

腱板大断裂に対する鏡視下腱板修復術（ブリッジングスーチャー法）

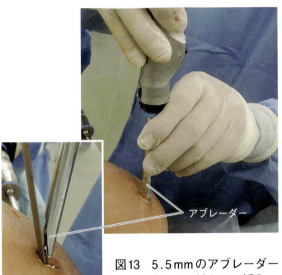

図13　5.5mmのアブレーダーをへらに沿わせて挿入

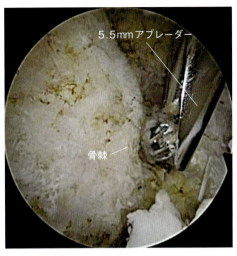

図14　骨棘の削除

6　腱板断端の展開

　30°斜視鏡を，70°斜視鏡に変える。ブリッジングスーチャーが終了するまで70°斜視鏡を用いる。70°斜視鏡の使用により骨頭，footprint，腱板断端の全体像を把握しやすくなる。特に後方の腱板断端がよくみえるようになる。

　腱板断端部を確認する。視野を遮る滑膜組織がある場合は，シェーバーで可及的にデブリドマンする。特に棘下筋腱の上を白い滑膜組織が覆っていることが多く（図15），滑膜切除を十分に行い（図16），棘下筋腱を展開する。腱板断端上の滑膜を鋭匙鉗子で切除する（図17）。さらにVAPRのアングルサイドやアングルエンドを用いて腱板断端のバサツキを整える（図18）。滑膜切除を施行後，棘下筋腱がよく観察できるようになった（図19）。

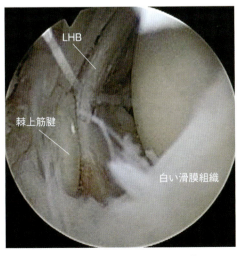

図15　棘下筋腱の上の白い滑膜組織

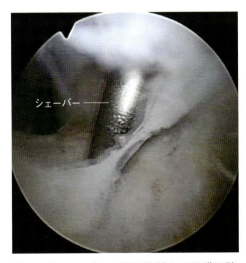

図16　シェーバーで棘下筋腱上の滑膜切除

75

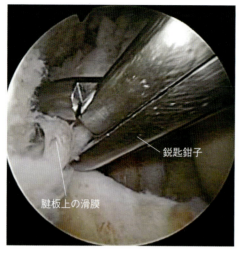

図17　腱板上の滑膜を鋭匙鉗子で切除

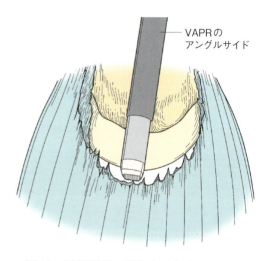

図18　腱板断端の辺縁を整える

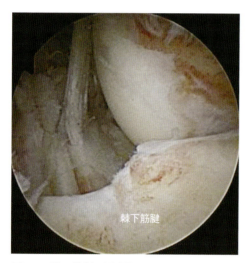

図19　棘下筋腱が展開される

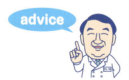

advice

70°斜視鏡は慣れると，腱板修復に際し圧倒的に30°斜視鏡より視野が良好で操作が容易となる。ぜひとも70°斜視鏡に慣れてほしい。

腱板大断裂に対する鏡視下腱板修復術（ブリッジングスーチャー法）

7 Footprintの展開

大結節の軟部組織をVAPRのアングルサイドで蒸散し，footprintの皮質骨を展開する（図20）。Footprintの皮質骨を5.5mmのアブレーダーにて新鮮化する（図21）。

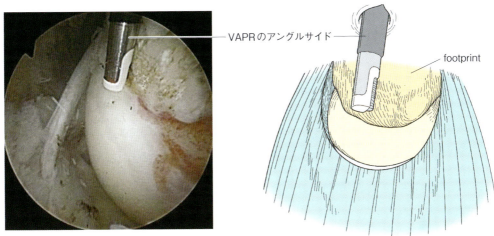

図20　VAPRアングルサイドでfootprintの皮質骨を展開

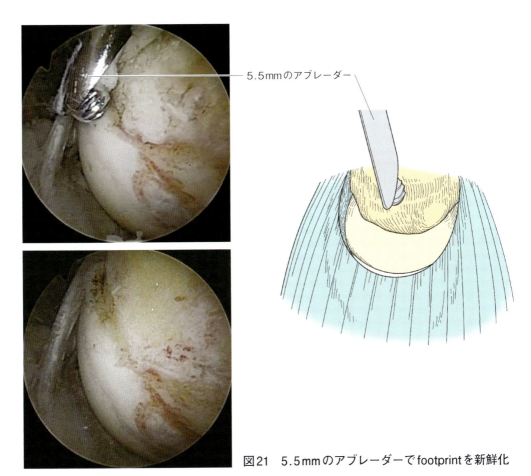

図21　5.5mmのアブレーダーでfootprintを新鮮化

8 腱板断端の引き出し程度をみる

スーチャーレトリバー(以下レトリバー)を用いて,腱板断端を把持して(図22),引き出し(図23),大結節のfootprintまでどの程度寄るかを確認する(図24)。同様に棘下筋腱の断端を引き出す(図25)。

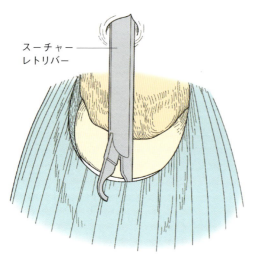

図22 棘上筋腱の断端をスーチャーレトリバーで把持

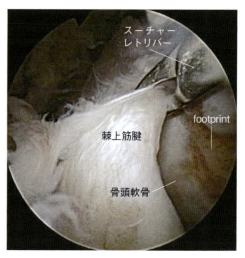

図23 棘上筋腱の断端を引き出す

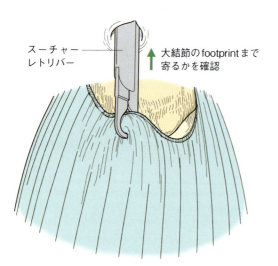

図24 棘上筋腱の断端を引き出す

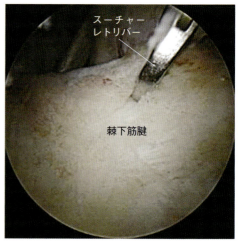

図25 棘下筋腱の断端を引き出す

9 腱板のmobilization

ラスプを腱板と関節唇の間に挿入して(図26),ハンマーで叩き(図27),腱板を剥離することにより,腱板のmobilizationを行う。足りない場合はVAPRのアングルエンドを腱板と関節唇の間に挿入し,蒸散して剥離する。15番円刃を外側ポータルより挿入して腱板と関節唇の間に入れ,ブラインド操作になるが癒着を鋭的に切離することもある。

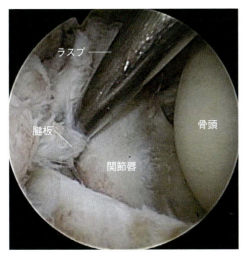
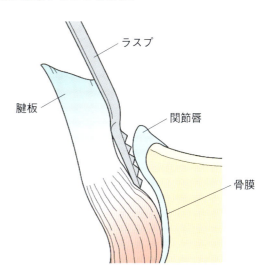

図26　ラスプを腱板と関節唇の間に挿入

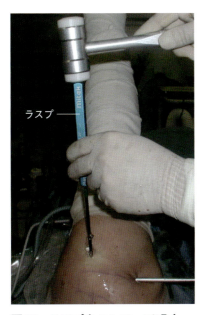
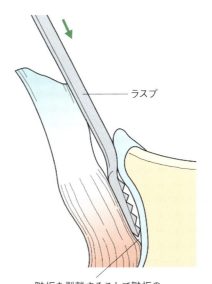

図27　ラスプをハンマーで叩く

10 内側アンカー挿入部と糸かけ部のイメージを作る

　内側アンカー挿入前に内側アンカーの個数と挿入位置，および腱板への糸かけ部のイメージを作る。本症例では内側アンカーは2個で8本の糸かけ部位をイメージした（図28）。

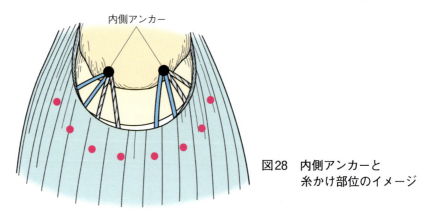

図28　内側アンカーと糸かけ部位のイメージ

11 アンカーポータルの作製

　アンカーポータルを作製する位置を決めるため，16ゲージ針を肩峰のぎりぎり外側より入れ，その方向を確認する（図29）。2本の内側アンカー挿入部を想定し，アンカーポータルの適切な位置を決める。15番円刃の一刺しで皮切を置く。

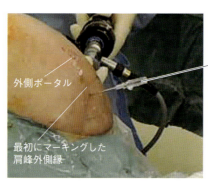

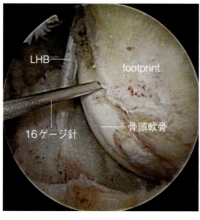

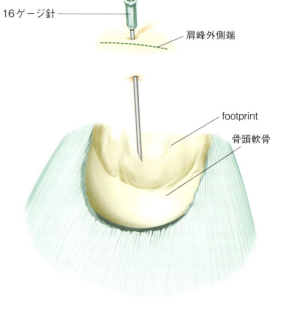

図29　アンカーポータルの位置決め

腱板大断裂に対する鏡視下腱板修復術（ブリッジングスーチャー法）

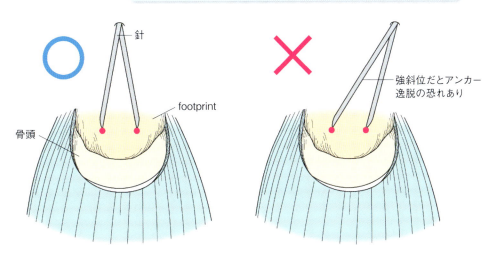

> **advice**
> アンカーポータルの位置決めは重要で，目指すアンカー挿入部に針を当て，その方向をみる．強斜位に入れるとアンカーの逸脱の恐れがある（図30）．

図30　アンカーポータルの正しい位置決め（内側アンカーを2個挿入する場合）

12 パイロットホールの作製

　アンカーポータルよりアンカー専用のボーンパンチを回転させながら肩峰下に挿入する．本症例ではコークスクリューPEEK 4.5mmを用いた．ボーンパンチの先端を骨頭軟骨に近いfootprintの前方に置き（図31），その位置および方向を慎重に確認してから，ハンマーで叩き（図32），パイロットホールを作る．ボーンパンチのレーザーラインが視野に出たらゆっくり打ち

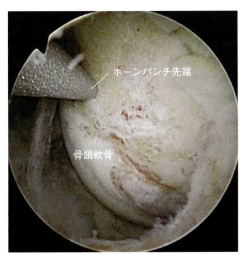

図31　ボーンパンチ先端をfootprintの前方に置く

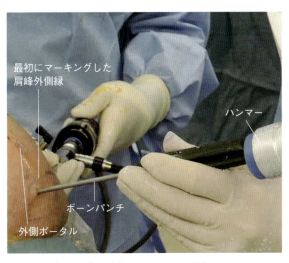

図32　ボーンパンチをハンマーで叩く

込む(図33)。レーザーライン部が全周にわたり完全に骨内に入り，レーザーラインが全周性にみえなくなるまで打ち込む(図34)。ボーンパンチを回転させながら抜去し，パイロットホールを確認する(図35)。

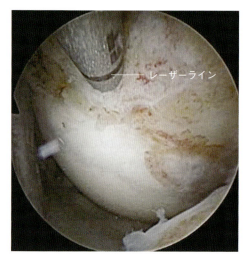

図33 レーザーラインが視野に出たらゆっくり打ち込む

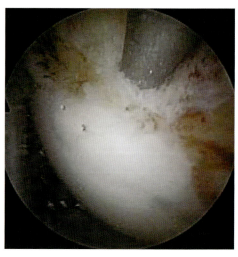

図34 レーザーラインが全周性にみえなくなるまで打ち込む

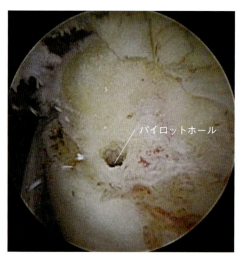

図35 パイロットホールの確認

粗鬆骨の症例では，ボーンパンチの抜去も慎重に行う。上下左右にぶれると，パイロットホールが拡大してしまい，アンカーの骨内での固定性が悪くなる。

腱板大断裂に対する鏡視下腱板修復術（ブリッジングスーチャー法）

> **操作のコツ**
>
> ボーンパンチの手元を下げ，水平面と20〜30°の角度とする。手元を上げるとボーンパンチが骨頭関節面に向かい，骨頭外に出てしまう恐れがある（図36）。

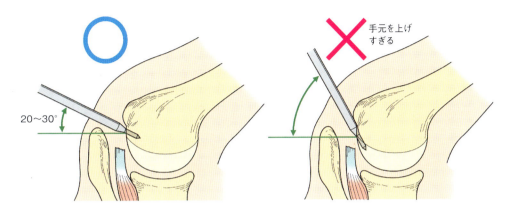

図36　ボーンパンチの正しい角度

 advice　パイロットホールがデブリスでみえにくいときは，外側ポータルから鋭匙鉗子を入れ，デブリスを切除する（図37）。

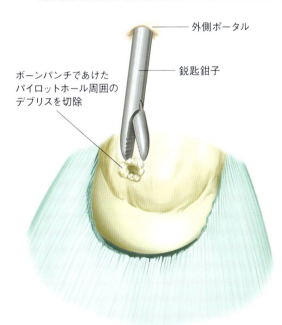

図37　パイロットホールがデブリスでみえにくいときは，鋭匙鉗子でデブリスを切除

83

13 アンカーの挿入

　アンカーポータルよりコークスクリューPEEK 4.5mmを回転させながらアンカー全長を肩峰下に入れる(図38)。アンカーの先端に軟部組織が絡みつくことがあるが,その際は一度抜いて再度回転させながら肩峰下に挿入する。その後パイロットホールに先端を持っていき(図39),骨の抵抗を感じながらゆっくり回転させ挿入する。レーザーラインが全周性に完全にみえなくなるまで回転してアンカーを骨内に挿入する(図40, 41)。

　インサーターに巻き付いているアンカー糸をはずしてからインサーターの柄の部分をハンマーで下から叩き(図42),インサーターを抜去する。アンカー糸は2本付いている。ブルー糸と白黒糸を引き,アンカーが骨内に固定されていることを確認する(図43)。

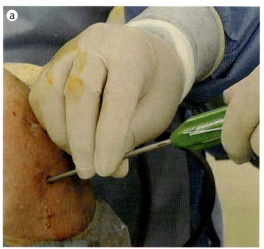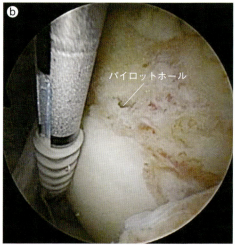

図38　アンカーを肩峰下に挿入
a：コークスクリューPEEKを回転させながら肩峰下に挿入。
b：アンカー全長を肩峰下に入れる。

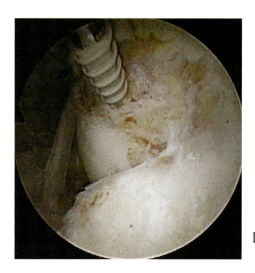

図39　アンカーの先端をパイロットホールへ位置させる

腱板大断裂に対する鏡視下腱板修復術（ブリッジングスーチャー法）

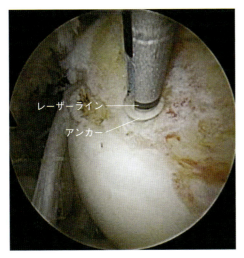

図40 レーザーラインがまだみえている

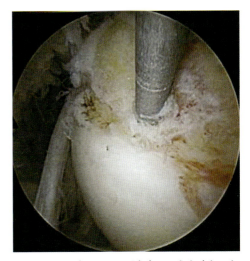

図41 レーザーラインが完全にみえなくなった

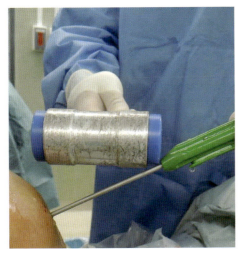

図42 インサーターを下からハンマーで叩く

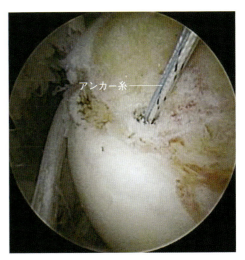

図43 アンカー糸を引きアンカーが骨内に固定されていることを確認

pitfall

粗鬆骨例ではアンカーの挿入方向に注意する。方向を間違えて回転させると、パイロットホールの周囲の骨が砕けてしまい、アンカーの骨内への固定が困難になる。またインサーターを回転していくとき上下左右にぶれないようにして、骨の抵抗を感じながら挿入していく。

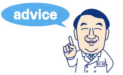

> advice
>
> アンカー挿入中にアンカーのスクリューで削った骨くずがインサーター周囲にまとわりつきレーザーラインがみえなくなることがある。このようなときはアンカー挿入を中断し，外側ポータルより鋭匙鉗子を入れ，骨くずを切除しレーザーラインがみえるようにする(図44)。

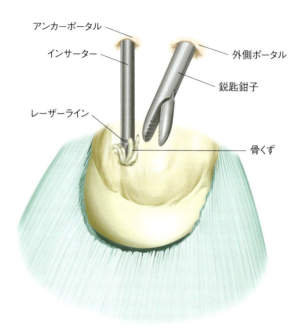

図44　骨くずでインサーターのレーザーラインがみえないときは，外側ポータルより鋭匙鉗子を入れて切除

> **操作のコツ**
>
> ボーンパンチを打ち込む際，あまり抵抗がない場合は太いアンカーを選択する(筆者はコークスクリューPEEK 4.5mmおよび5.5mmを常に用意している)。

14 ストッパーノット

　糸がアイレット内を移動しないように，それぞれの糸を単結節で固定する。ブルー糸の両端を合わせて長さを同じにする。どちらか一方の糸をノットプッシャーのアイレットに入れ，単結節を作り，糸の両端を引きながら，単結節部をノットプッシャーにて肩峰下腔に押し込んでいく（図45）。アンカーの尾部にノットプッシャーの先端を持っていき（図46），ノットプッシャーをアンカー尾部に位置させる（図47）。ノットプッシャーをアンカー尾部に押しつけながら1本ずつしっかりと糸を引く（図48）。これによりノットがアンカー尾部に作られる。次に白黒糸で同様にストッパーノットを作る（図49〜51）。ストッパーノットを作ることにより，その後のスーチャーリレーの操作でアンカーのアイレットから糸が抜ける心配はなくなる。

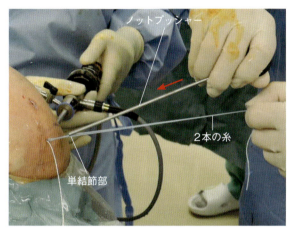

図45　ノットプッシャーで単結節部を肩峰下腔に押し込む

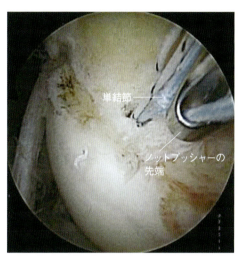

図46　ノットプッシャーの先端をアンカーの尾部に向けてもっていく

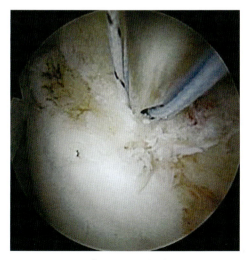

図47　ノットプッシャー先端をアンカー尾部に位置させる

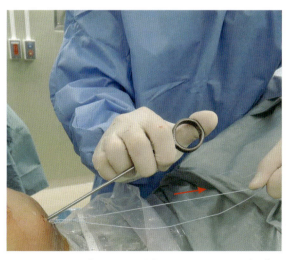

図48　ノットプッシャーを押しつけながら1本ずつ糸を引く

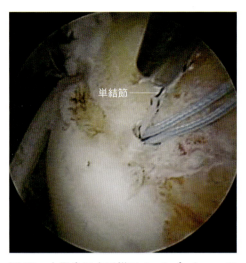

図49　白黒糸でも同様にノットプッシャーの先端をアンカーの尾部へ持っていく

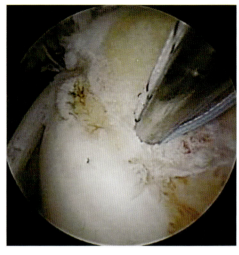

図50　ノットプッシャーを押しつけながら糸を1本ずつ引く

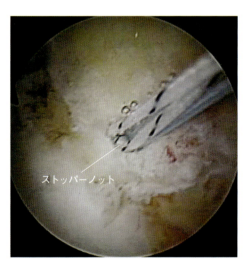

図51　ストッパーノットの完成

pitfall

ノットプッシャーをアンカーポータルから挿入したら，肩峰下腔にすぐに出てこなくても，諦めずにとにかく入れることが重要である。単結節部が途中で止まったままになってしまうと，後の操作が困難になる。慣れないうちはノットプッシャーのアイレットに糸を通し，単結節を作らずに，ノットプッシャーを入れる方向を確認すると安全である。

15 前方ポータルの作製

通常関節内のワーキングポータルとして用いた前方の皮切を利用して，肩峰下に器具を挿入する．本症例では関節内の操作をしていなかったので，前方ワーキングポータルは作製していなかった．よって烏口突起の外側1cmのところから肩峰下腔に16ゲージ針を入れた（図52）．同部に15番円刃一刺しの皮切を置いた．レトリバーを肩峰下腔に入れて（図53），挿入する向きを確認しておく．この際少し皮切を広げて細いカニューラ（内径5.75mmのクリスタルカニューラ）を挿入してもよいが，通常はカニューラは用いていない．

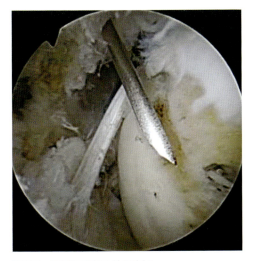

図52　肩峰下腔に針を刺入

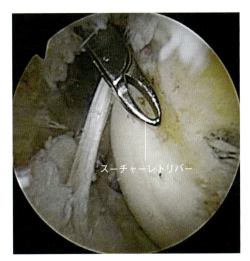

図53　肩峰下腔にスーチャーレトリバーを挿入

16 スーチャーパンチに2-0プロリン糸を装填

両端針付きの2-0プロリン糸（糸の長さ90cm）の両端の糸を切離し（図54），針は落とす．針長7mmのクローズドタイプのスーチャーパンチのオレンジロールの下にある糸孔に2-0プロリン糸の両端を入れ（図55），オレンジロールを回して針先からプロリン糸の両端を出してから（図56），逆回転させ，プロリン糸が針先から出る直前の状態にする（図57）．

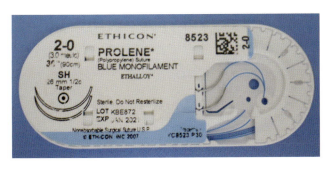

図54　両端針付き2-0プロリン糸

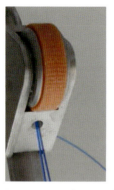

図55 2-0プロリン糸の両端をオレンジロール下にある糸孔に挿入

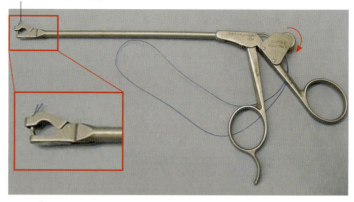

2-0プロリン糸の両端

図56 オレンジロールを回して針先から2-0プロリン糸の両端を出す

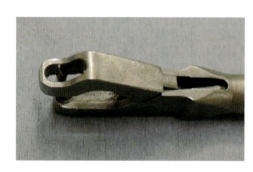

図57 プロリン糸が針先から出る直前の状態にする

17 スーチャーパンチを用いて腱板にプロリン糸をかける

　外側ポータルからスーチャーパンチを肩峰下に入れる。スムーズに挿入できない場合は，へらをガイドとして用いる（図58）。アンカー糸は前方から後方に向けて順番にかけていく。4本のアンカー糸をスーチャーパンチにて後方に押して，その前方を通す。LHBのすぐ後方の腱板にスーチャーパンチを持っていき，アゴを十分開き（図59），腱板を把持する（図60）。できるだけ腱板断端から距離をとるように深くつかむ。つかみが浅いと糸により術後腱板がカットアウトされる恐れがある。スーチャーパンチをねじり，針先を視野に出し，針先上に膜がかかっていないことを確認する（図61）。手元のオレンジロールを回し，プロリン糸を針先から出す（図62）。さらにオレンジロールを回し続けてプロリン糸を肩峰下腔に送り出し（図63），糸孔からプロリン糸が消えるまで回す。スーチャーパンチのアゴを開いて腱板から針をはずす（図64）。

腱板大断裂に対する鏡視下腱板修復術（ブリッジングスーチャー法）

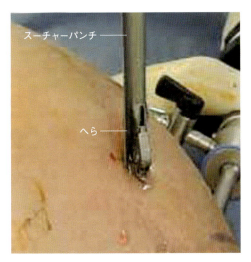

図58 へらに沿わせてスーチャーパンチを肩峰下腔に入れる

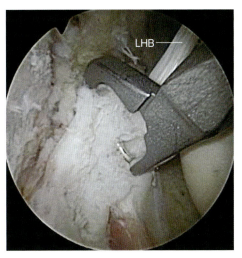

図59 スーチャーパンチのアゴを十分開きLHBのすぐ後方の腱板に位置させる

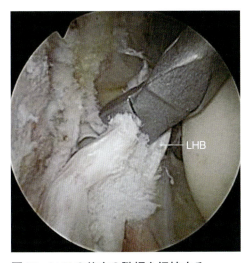

図60 LHBの後方の腱板を把持する

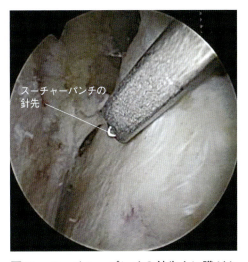

図61 スーチャーパンチの針先上に膜がかかっていないことを確認

スーチャーパンチの針先に膜がかかってプロリン糸が出てこない場合は，手元を強く握った状態でスーチャーパンチを左右にねじったり，上下に揺らしたりする。さらにアゴを開いたり閉じたりしてカチカチさせる。だめなら再度つかみ直す。どうしても針先に膜がかかってしまう場合は，VAPRのアングルサイドを用いて，つかむ部分の腱板の表面を少し蒸散する。

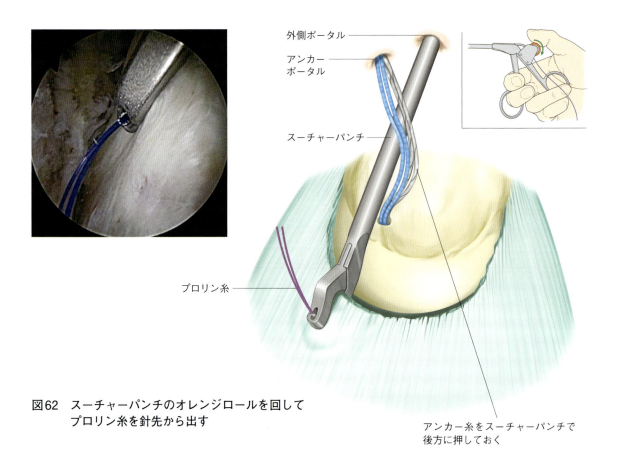

図62 スーチャーパンチのオレンジロールを回してプロリン糸を針先から出す

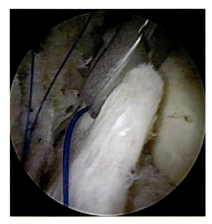

図63 プロリン糸を肩峰下腔に送り出す

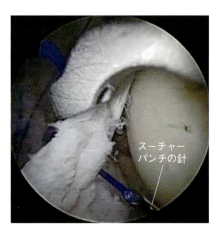

図64 スーチャーパンチのアゴを開いて腱板から針をはずす

18 スーチャーパンチをポータル外に出してからの操作

　スーチャーパンチを外側ポータル外に引き出す（図65a）。プロリン糸の両端を引き出してから（図65b），リングにかかっているプロリン糸をはずす（図65c）。両端のプロリン糸を指でしっかり把持し，スーチャーパンチの針を下に向けて針とプロリン糸が一直線上になるようにしてから，スーチャーパンチを持ち上げる（図65d）。強い抵抗感を伴うが針からプロリン糸がはずれ，プロリン糸のループ部が出てくる（図65e）。プロリン糸の両端を引き，プロリン糸のループ部を肩峰下にみえなくなるまで入れる（図65f）。

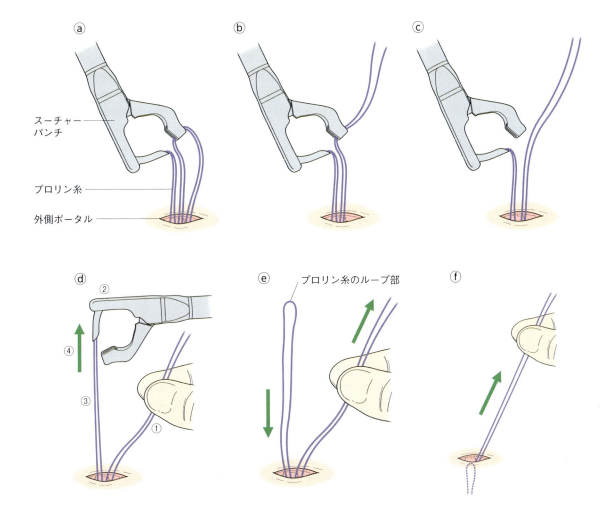

図65　スーチャーパンチをポータル外に出してからの操作
a：スーチャーパンチをポータル外に出す。
b：プロリン糸の両端を引き出す。
c：スーチャーパンチのリングにかかっているプロリン糸をはずす。
d：①両端のプロリン糸を指でしっかり把持する。②スーチャーパンチの針を下に向け，③針とプロリン糸を一直線にし，④スーチャーパンチを持ち上げる。
e：プロリン糸のループ部が出てくる。
f：プロリン糸のループ部を肩峰下にみえなくなるまで入れる。

19 インサイドスーチャーリレーでブルー糸を腱板にかける

プロリン糸の両端をゆっくり引き，プロリン糸のループ部を鏡視で確認する．ループ部が閉じている場合は，外側ポータル外で片方のプロリン糸を少し引くと閉じていたループ部が開く．前方ポータルからレトリバーを入れ，プロリン糸の2本の上糸の下を通してから，プロリン糸の下糸のループの間を通し，ブルー糸（アンカー糸）を把持する（図66）．把持したブルー糸を前方ポータルに引き出す（図67）．外側ポータルから出ているプロリン糸の両端を引くと（図68, 69），

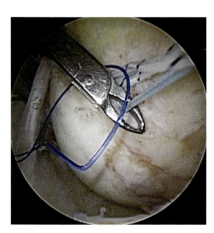

図66　スーチャーレトリバーでブルー糸（アンカー糸）を把持する

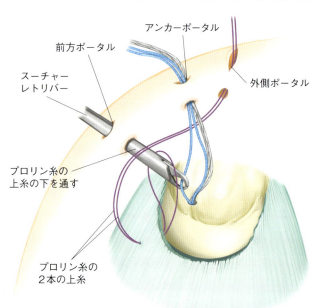

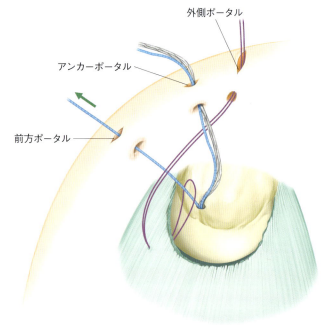

図67　把持したブルー糸を前方ポータルに引き出す

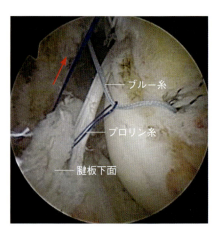

図68　外側ポータルから出ているプロリン糸の両端を引く

腱板大断裂に対する鏡視下腱板修復術（ブリッジングスーチャー法）

ブルー糸が腱板下面に引き寄せられる。若干抵抗感があるが強く引くと，ブルー糸が腱板を貫通する（図70）。さらにプロリン糸の両端を引き，外側ポータル外にブルー糸を出す（図71）。

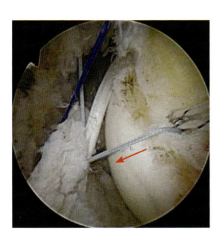

図69　ブルー糸が腱板下面に引き寄せられる

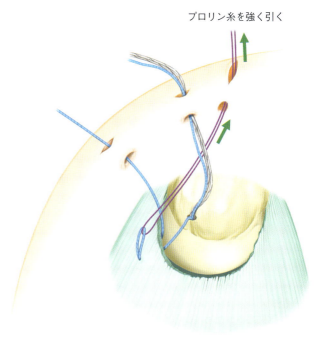

図70　腱板からブルー糸を貫通させる

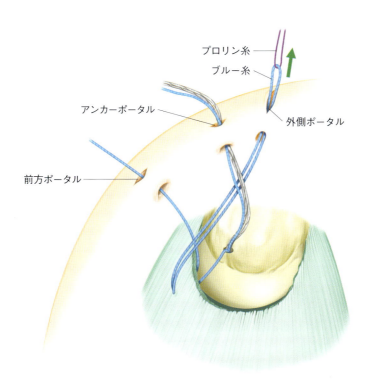

図71　ブルー糸を外側ポータル外に出す

プロリン糸をはずし（図72a），ブルー糸を指で把持して引き出す。抵抗がある場合は反対側のブルー糸を把持して引き出す（図72b）。ブルー糸の断端が出るまで引き出し（図72c），緊張をかける（図73）。前方ポータルからレトリバーを入れ，外側ポータルから出ている腱板にかかったブルー糸を把持し（図74），前方ポータルに引き出す（図75）。これらの一連の操作を「インサイドスーチャーリレー」とよぶ。

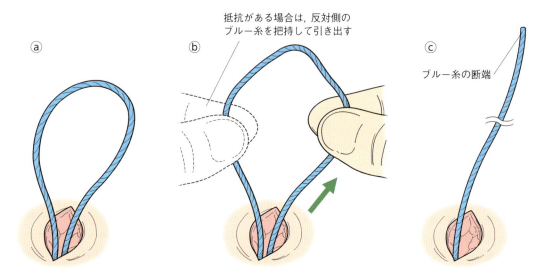

図72　指でブルー糸を把持して引き出す
a：ブルー糸からプロリン糸をはずす。
b：ブルー糸を引き出す。
c：ブルー糸の断端が出るまで引き出す。

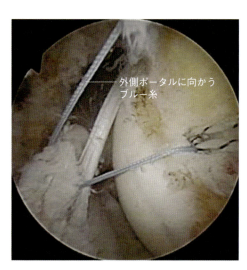

図73　ブルー糸に緊張をかける

腱板大断裂に対する鏡視下腱板修復術（ブリッジングスーチャー法）

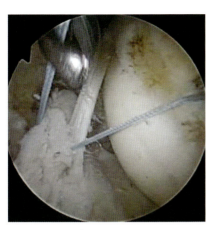

図74　前方ポータルから入れたスーチャーレトリバーでブルー糸を把持

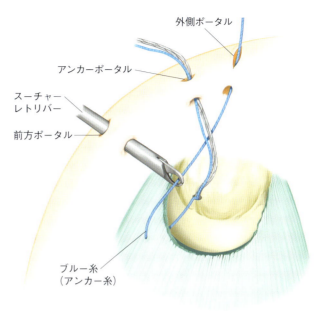

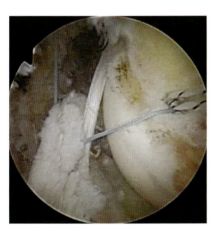

図75　ブルー糸を前方ポータルに引き出す

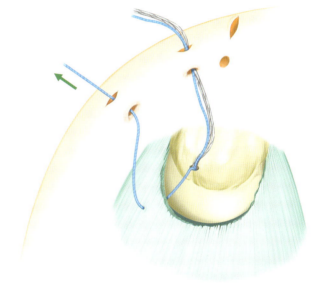

20　2本目のブルー糸を腱板にかける

　スーチャーパンチを外側ポータルから挿入し，先に通したブルー糸の後方の腱板を適度な間隔をとり把持してプロリン糸を通し，同様な方法でスーチャーリレーを行い，もう1本のブルー糸を腱板に通して，前方ポータルに引き出す。

97

21 アウトサイドスーチャーリレーで白黒糸を腱板にかける

　スーチャーパンチを外側ポータルから挿入し，先に通した2本目のブルー糸の後方の腱板を適度な間隔をとり把持して（図76），プロリン糸を通す（図77）。前方ポータルからレトリバーを挿入し，プロリン糸の2本の上糸の下を通してから，白黒糸（アンカー糸）とプロリン糸の下糸のループを同時に把持する（図78）。レトリバーを前方ポータルから引き抜き，前方ポータ

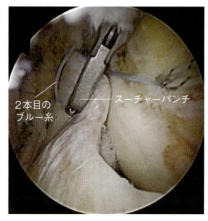

図76　ブルー糸の後方の腱板を把持

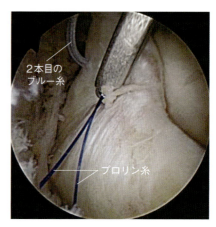

図77　スーチャーパンチでプロリン糸を通す

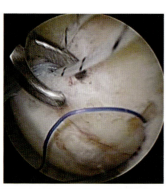

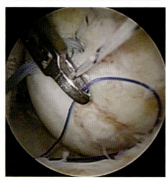

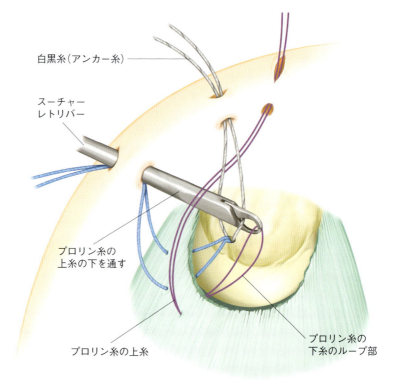

図78　スーチャーレトリバーで白黒糸とプロリン糸の下糸のループを同時に把持する

腱板大断裂に対する鏡視下腱板修復術（ブリッジングスーチャー法）

ル外にプロリン糸のループ部と白黒糸を5cm程度引き出す（図79）。一緒に引き出した白黒糸もループ状になっている（図80a）。白黒糸を指で把持して（図80b），糸の断端が出るまで引き出す（図80c）。白黒糸を10cm程度，プロリン糸のループに入れて（図80d），白黒糸の折り返

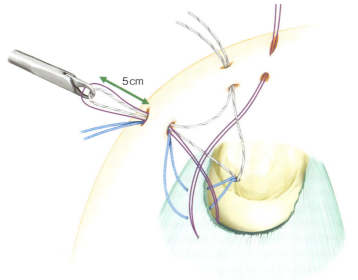

図79 プロリン糸のループ部と白黒糸を前方ポータル外に5cm程度引き出す

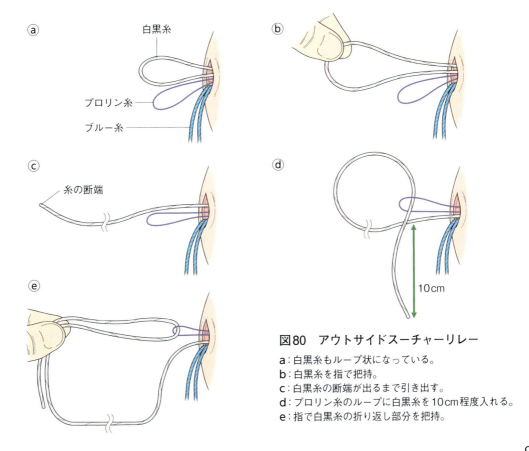

図80 アウトサイドスーチャーリレー
a：白黒糸もループ状になっている。
b：白黒糸を指で把持。
c：白黒糸の断端が出るまで引き出す。
d：プロリン糸のループに白黒糸を10cm程度入れる。
e：指で白黒糸の折り返し部分を把持。

し部分を指で把持する(図80e)。外側ポータルから出ているプロリン糸の両端を引き出す。白黒糸が腱板を貫通するとき若干の抵抗があるが強く引く(図81)。さらにプロリン糸の両端を引き,外側ポータル外に白黒糸を引き出す(図82)。プロリン糸をはずし,白黒糸を指で把持して,白黒糸の断端が出るまで引き出し,緊張をかける。前方ポータルからレトリバーを入れ,外側ポータルから出ている腱板にかかった白黒糸を把持し(図83),前方ポータルに引き出す(図84)。これらの一連の操作を「アウトサイドスーチャーリレー」とよぶ。

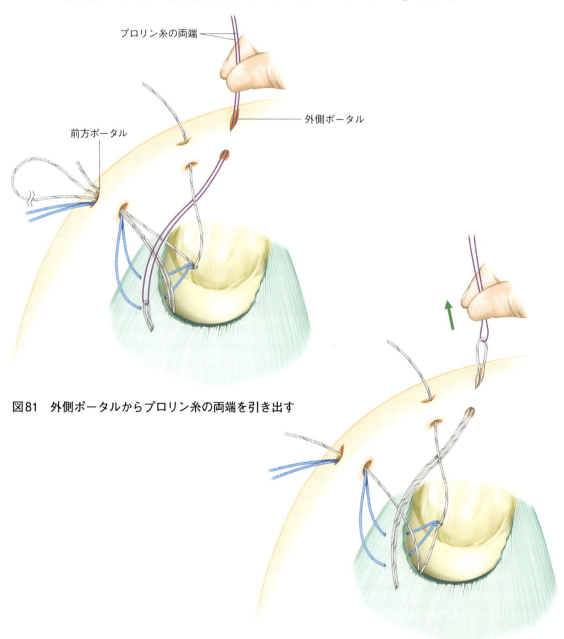

図81　外側ポータルからプロリン糸の両端を引き出す

図82　プロリン糸の両端を引いて白黒糸を引き出す

腱板大断裂に対する鏡視下腱板修復術（ブリッジングスーチャー法）

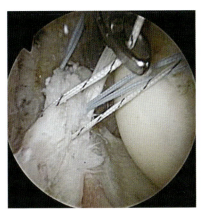

図83 前方ポータルから入れたレトリバーで腱板にかかった白黒糸を把持

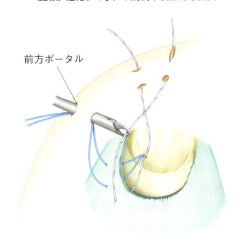

前方ポータル

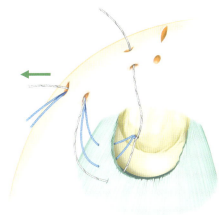

図84 前方ポータルから白黒糸を引き出す

22 2本目の白黒糸を腱板にかける

　腱板断裂部の中央やや前方寄りの腱板をスーチャーパンチでつかみ（図85），同様な方法で2本目の白黒糸をかけ，前方ポータルに引き出す（図86）。腱板にかかり前方ポータルから出ている4本の糸をまとめて鉗子で把持する（図87）。

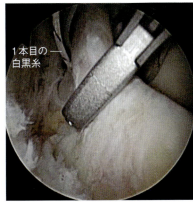

図85 スーチャーパンチで腱板を把持

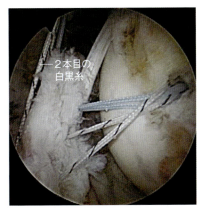

図86 腱板にかけた2本目の白黒糸を前方ポータルに引き出す

101

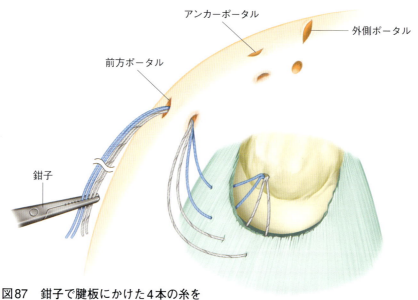

図87　鉗子で腱板にかけた4本の糸を
　　　まとめて把持

23　2本目の内側アンカー用のパイロットホールの作製

　必要に応じて，助手に上腕部を内旋してもらい，大結節のfootprintの後方部がよくみえるようにする．後方の腱板が視野の邪魔になる場合は外側ポータルよりラスプやプローブを挿入し（図88），筋鉤代わりに腱板断端を後方に押して後方のfootprintを十分展開する（図89）．

　先に作ったアンカーポータルよりアンカー専用のボーンパンチを回転させながら肩峰下に入れる．アンカー挿入部は1本目のアンカーから十分距離を置くことが重要である．ボーンパンチの先端を骨頭軟骨に近いfootprintの後方に置き（図90），その位置および方向を慎重に確認してからハンマーで叩き（図91），ボーンパンチの1本目のレーザーラインが全周にわたり完全に骨内に挿入され，レーザーラインがみえなくなるまで打ち込む（図92）．ボーンパンチを回転させながら抜去する．

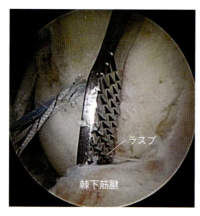

図88　ラスプを外側ポータルより挿入

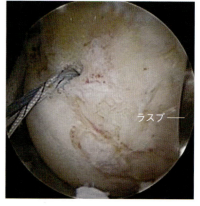

図89　ラスプで腱板をよけ後方の
　　　footprintを展開

腱板大断裂に対する鏡視下腱板修復術（ブリッジングスーチャー法）

　コークスクリューPEEKのボーンパンチにはレーザーラインが2つあり，コークスクリューPEEK 4.5mmでは1本目のレーザーラインがみえなくなるまで，コークスクリューPEEK 5.5mmでは1本目のレーザーラインと2本目のレーザーラインの中間辺りまで打ち込む．

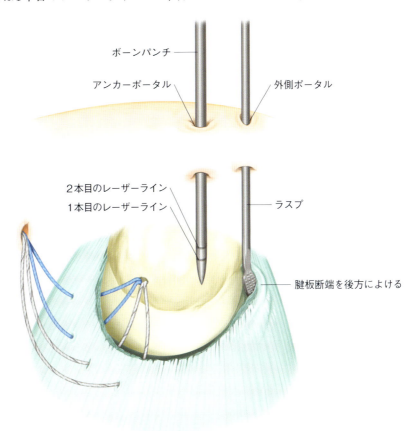

図90　Footprintの後方にボーンパンチの先端を設置

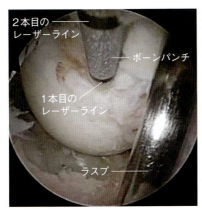

図91　ボーンパンチをハンマーで叩く

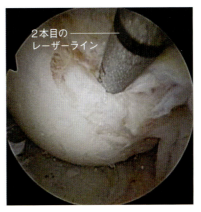

図92　1本目のレーザーラインがみえなくなるまでボーンパンチを打ち込む

24　2本目のアンカーの挿入

　コークスクリューPEEK 4.5mmをアンカーポータルより回転させながら肩峰下に入れ，アンカーの先端をパイロットホールに持っていき，その方向を確認しながら回転させて挿入する（図93）。前方よりも後方のほうが骨が脆いことが多いため，インサーターが上下左右にぶれないように注意しながら慎重に回していき，レーザーラインが全周性にみえなくなるまで挿入する（図94）。インサーターに巻かれている糸をはずして，インサーターの柄の遠位部分をハンマーで軽く叩き，インサーターを抜去する。アンカーは骨内に収まっている（図95）。

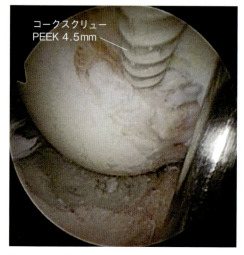

図93　パイロットホールにコークスクリューPEEK 4.5mmを挿入

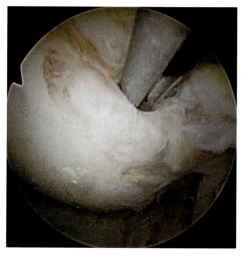

図94　レーザーラインがみえなくなるまで挿入

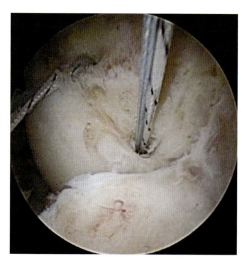

図95　アンカーは骨内に収まっている

25 ストッパーノットの作製

1本目のアンカーと同様に、ストッパーノットを作製する。ブルー糸および白黒糸にノットプッシャーで単結節を作り、糸がアンカーのアイレット内でスライドしないようにする。

26 アンカー糸4本を順番に腱板にかける

腱板断裂部中央のやや後方の腱板をスーチャーパンチで把持して（図96）、プロリン糸を通し、スーチャーリレー（インサイドスーチャーリレーでもアウトサイドスーチャーリレーでもやりやすいほうで）を行い、腱板にブルー糸をかける。腱板にかけたブルー糸を前方ポータルに引き出す。ブルー糸の後方の腱板をスーチャーパンチで把持して（図97）、2本目のブルー糸

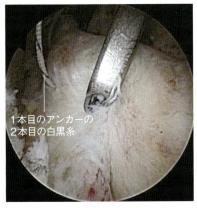

図96 スーチャーパンチで腱板断裂部中央やや後方の腱板を把持

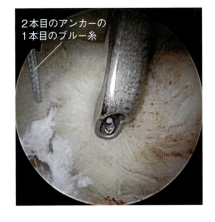

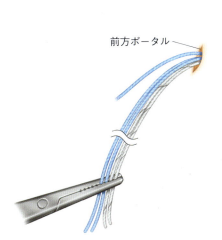

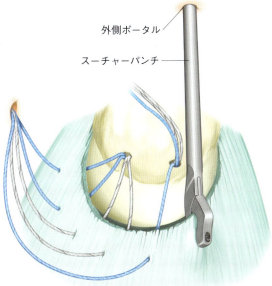

図97 スーチャーパンチでブルー糸の後方の腱板を把持

を腱板にかける（図98）。後方に向け等間隔になるように順番にかけていく。さらに後方の腱板をスーチャーパンチで把持してプロリン糸を出し（図99），スーチャーリレーで白黒糸を腱板にかける。白黒糸をかけた腱板の後方をスーチャーパンチで把持し（図100），2本目の白黒糸を腱板にかける。腱板をスーチャーパンチで把持する際，滑膜などの軟部組織が視野の妨げになるようであれば，随時VAPRを用いて蒸散し，視野を良好にする。2本目のアンカー糸4本が腱板にかかる（図101）。

前方ポータル外で1本目のアンカー糸4本を把持していた鉗子をはずし，2本目のアンカー糸4本を把持する（図102）。

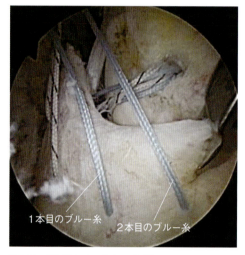

図98　腱板にかけた2本目のアンカーの2本のブルー糸

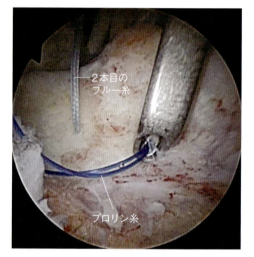

図99　スーチャーパンチで後方の腱板を把持してプロリン糸を出す

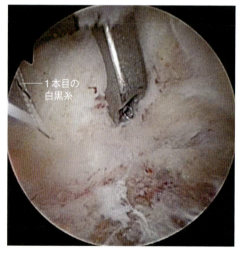

図100　白黒糸をかけた腱板の後方を把持

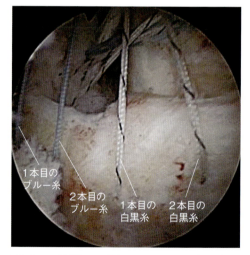

図101　腱板に2本目のアンカー糸4本がかかる

腱板大断裂に対する鏡視下腱板修復術（ブリッジングスーチャー法）

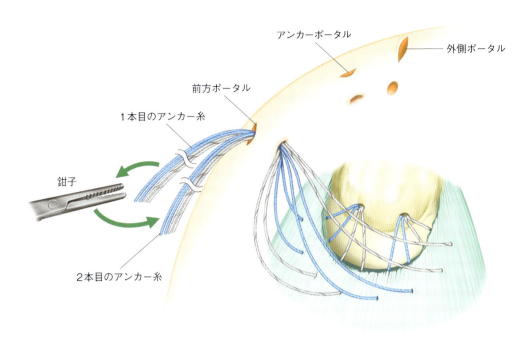

図102　1本目のアンカー糸4本を把持していた鉗子をはずし，2本目のアンカー糸4本を把持

27 パスポートカニューラを外側ポータルから挿入

　パスポートカニューラのツバの部分を2つ折りにしてペアン鉗子で把持する。2つ折りにしたツバの先端をペアン鉗子の先端で把持すると入れやすい（図103）。外側ポータルから挿入し，尾側から頭側に向けて押し込む（図104）。この際70°斜視鏡をいったん上外側に向けて，パスポートカニューラのツバの部分の入り具合をみる（図105）。ペアン鉗子で把持したツバの部分の全長が入ったことを確認してからペアン鉗子をはずして抜く。ツバの部分が大結節に引っかかっている場合は（図106），レトリバーなどを挿入して，引っかかりをはずし（図107），ツバ全体が肩峰下の軟部組織を覆うようにする。座布団リング（スペーサー）を皮膚との間に入れる（図108）。

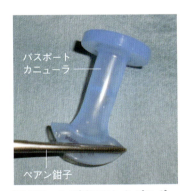

図103　2つ折りにしたパスポートカニューラのツバの部分

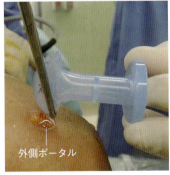

図104　外側ポータルからパスポートカニューラを挿入

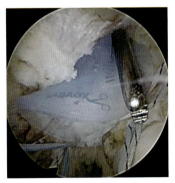

図105　挿入されたパスポートカニューラのツバの部分

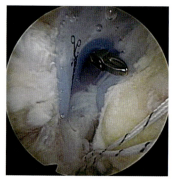 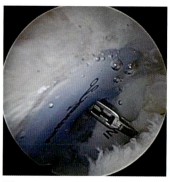 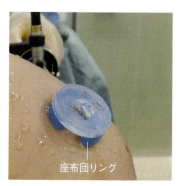

図106 大結節にパスポートカニューラのツバの部分が引っかかっている

図107 スーチャーレトリバーなどを挿入して引っかかりをはずす

図108 座布団リングを皮膚とパスポートカニューラの間に挿入

パスポートカニューラはツバにより周囲の軟部組織の垂れ下がりが抑えられる。さらに操作の途中で抜けてしまうことがほとんどなく，ブリッジング用のアンカーを使用するときには非常に有用である。

28 大結節外側壁の皮質骨を展開する範囲をイメージ

本症例ではブリッジング用のアンカーであるポップロック4.5mmを2本用いることにした。図109に示すような範囲で大結節外側壁の軟部組織を蒸散して，ブリッジング用アンカーのパイロットホールを作ることにした。

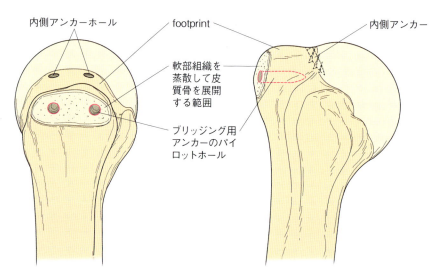

図109 ブリッジング用アンカーのパイロットホール作製

29 ブリッジングスーチャーのイメージ

　腱板断裂部が深いU字状やV字状の場合は，腱板の前方寄りにかけた4本の糸を，大結節外側壁の後方寄りにブリッジングスーチャーを行い，次いで腱板の後方寄りにかけた4本の糸を，大結節外側壁の前方寄りにブリッジングスーチャーを行う（図110a）。本症例では深いU字状であるため，この方法をイメージした。理由としては，腱板が最も退縮している中央部分の腱板断端が大結節のfootprintに寄りやすく，watertightな修復が得られやすいためである。

　一方腱板断裂の幅が広く，長さが短く浅いU字状の断裂では，腱板の前方寄りにかけた4本の糸を，大結節外側壁の前方寄りに，腱板の後方寄りにかけた4本の糸を，大結節外側壁の後方寄りにブリッジングスーチャーを行う（図110b, c）。理由としては，腱板を解剖学的な位置にもどして修復できるからである。

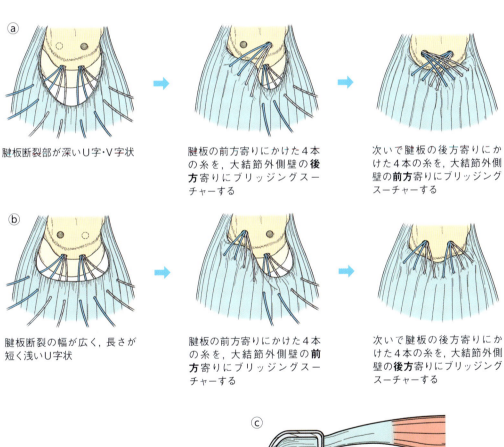

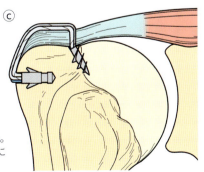

図110　ブリッジングスーチャー
a：腱板断裂部が深いU字・V字状の場合。
b：腱板断裂の幅が広く，長さが短く浅いU字状の場合。
c：側面からみたイメージ（実際にはウイングは横方向に開いている）。

30 大結節外側壁の軟部組織の切除と蒸散

　大結節外側壁の滑膜などの比較的大きな軟部組織は，パスポートカニューラより鋭匙鉗子を挿入して可及的に切除する（図111）。次にVAPRのアングルエンドを入れ，大結節外側壁の骨膜を含む軟部組織を蒸散して皮質骨を露出する（図112）。本症例ではブリッジング用のアンカーであるポップロック4.5mmを2個用いるため，前方から後方まで十分に蒸散して皮質骨を展開した（図113，114）。ポップロック用のボーンパンチで前方寄りと後方寄りにパイロットホールを作製するが，2つのパイロットホールの間隔を十分にとる必要がある。

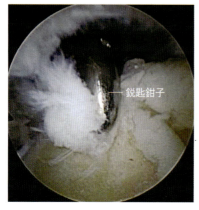

図111　鋭匙鉗子で軟部組織を切除

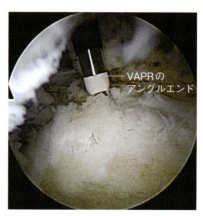

図112　VAPRのアングルエンドで軟部組織を蒸散して皮質骨を露出する

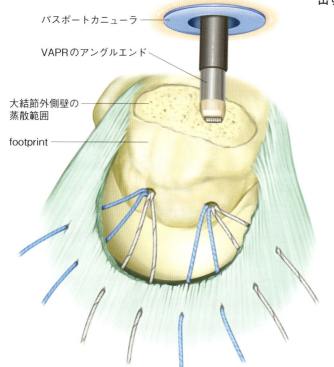

図113　大結節外側壁の軟部組織蒸散の範囲

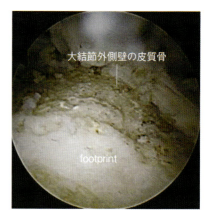

図114　大結節外側壁の皮質骨の展開

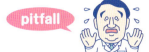

2つのパイロットホールの間隔を十分にとらないと，2個のポップロックを打ち込んだ際，アンカーの間の骨にひび割れが入ることがあり，ポップロックの引き抜けの危険性につながる。これはどのメーカーのブリッジング用アンカーを用いるときも同様である。

31 ポップロック4.5mm用のボーンパンチでパイロットホールを作製

　まず後方寄りのパイロットホールを作製する。パスポートカニューラからポップロック4.5mm用のボーンパンチを挿入し，展開した大結節外側壁皮質骨の前方寄り，ならびに後方寄りにボーンパンチの先端を置き，パイロットホールの間隔のイメージを作る。後方寄りにボーンパンチの先端を置き（図115），その位置を十分確認し，さらにボーンパンチが骨面にできるだけ垂直になるように方向を決定してから，ハンマーでボーンパンチを骨内にゆっくり叩き込んでいく（図116）。レーザーラインが視野に確認できたら，さらにゆっくり打ち込んでいき，レーザーラインがみえるぎりぎりの深さまで打ち込む（図117）。ボーンパンチを軸方向に少し回転させながらゆっくり抜き，パイロットホールを確認する（図118）。

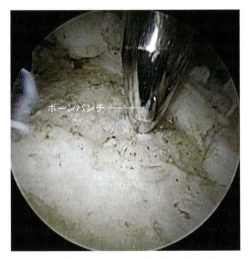

図115　ボーンパンチの先端を後方寄りに位置させる

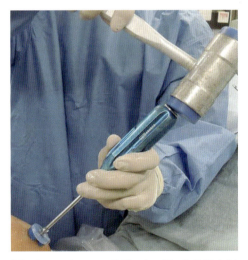

図116　ハンマーでボーンパンチを骨内にゆっくり叩き込む

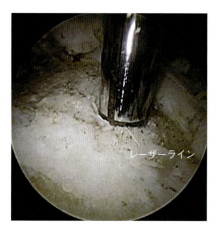
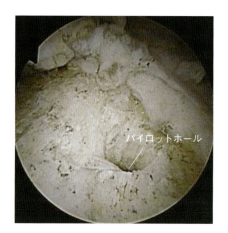

図117 ボーンパンチをレーザーラインがみえるぎりぎりの深さまで打ち込む

ボーンパンチを上下左右に揺らして抜くと，パイロットホールが拡大してしまうおそれがある。

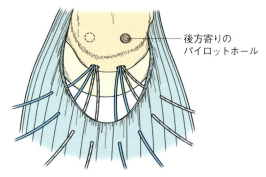

図118 パイロットホールを確認

> **操作のコツ**
>
> 粗鬆骨の症例では，ボーンパンチを皮質骨表面に置いてから，骨面と垂直になるように角度調整を行うとき，ボーンパンチの先端が滑って皮質骨表面を削ってしまうことがある。このような事態に陥らないようにするため，内側アンカー用の比較的細いボーンパンチで適切な位置に孔あけを行い，その後，ポップロック4.5mm用のボーンパンチにてパイロットホールを作ると安全である。

> **操作のコツ**
>
> ボーンパンチが斜めに入ってしまった場合は，浅いより深いほうがよいので，一部のレーザーラインがぎりぎりみえるところまで打ち込む（図119）。

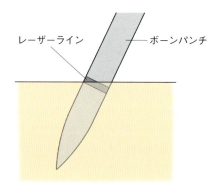

図119 ボーンパンチが斜めに入った場合

腱板大断裂に対する鏡視下腱板修復術（ブリッジングスーチャー法）

32 パスポートカニューラから腱板にかけたアンカー糸を引き出す

　腱板の前方から中央までかけた1本目のアンカーの4本の糸を，パスポートカニューラから入れたレトリバーでカニューラ外に引き出す。この際必ず2本目のアンカーの腱板にかけた4本のアンカー糸の下にレトリバーを通す。そして前方4本のアンカー糸を把持してパスポートカニューラから引き出す。視野がよければ2本のブルー糸をレトリバーで把持して引き出し（図120），次いで2本の白黒糸をレトリバーで把持して引き出す（図121，122）。もちろん1本ずつ引き出してもよい。

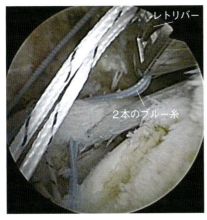

図120　レトリバーで2本のブルー糸を把持して引き出す

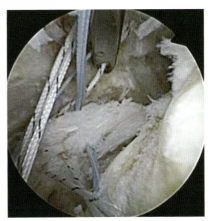

図121　レトリバーで2本の白黒糸を把持して引き出す

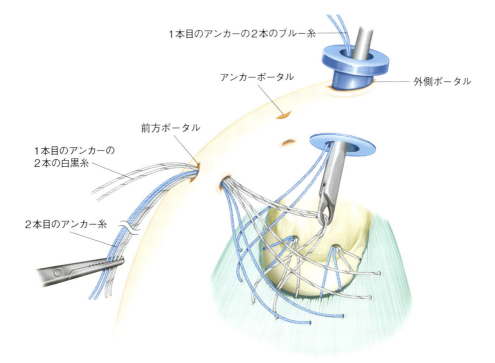

図122　2本目のアンカーの腱板にかけた4本のアンカー糸の下にレトリバーを通し，1本目のアンカーの2本の白黒糸を把持して引き出す

引き出した4本のアンカー糸が後方にかけた4本の糸の下を通っていることを再度視認する（図123）。上に通っている糸があれば再度レトリバーを入れて，後方の4本の糸の下を通して，腱板表面から出た部分のアンカー糸を把持して再度引き出す。

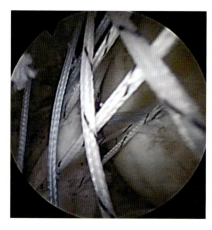

図123　引き出した4本のアンカー糸が後方にかけた4本の糸の下を通っていることを再度確認

> **操作のコツ**
>
> 腱板にかけた前方の糸が滑膜などに覆われてみつからないことがときどきある。そのような場合は，前方ポータルから出ている糸をノットプッシャーに入れて肩峰下に挿入すると，比較的容易に糸を同定できる。ノットプッシャーの先端から出ている糸をパスポートカニューラから入れたレトリバーで把持して（図124），引き出す。

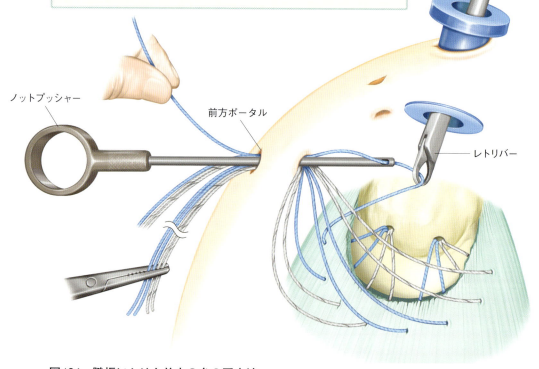

図124　腱板にかけた前方の糸の同定法

腱板大断裂に対する鏡視下腱板修復術（ブリッジングスーチャー法）

33 ブルー糸と白黒糸の絡まりがないかを確認

　パスポートカニューラ外にてレトリバーで2本のブルー糸を把持してカニューラ内に入れ，白黒糸と絡まりがないかをみる（図125）。絡まっている場合はもう一度ブルー糸を1本ずつ引き出し，絡まりをはずす。その後，さらにレトリバーで2本の白黒糸を把持し（図126），カニューラ内に入れてブルー糸との絡まりがないかをチェックする。

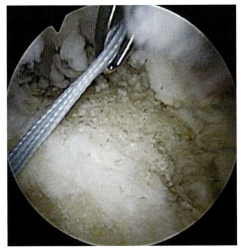

図125　ブルー糸を把持して白黒糸と絡まりがないかを確認

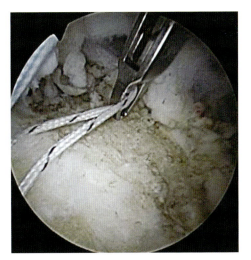

図126　2本の白黒糸を把持してブルー糸との絡まりがないかを確認

34 ポップロックのアイレットに糸を通す

　パスポートカニューラ外で2本のブルー糸を一方のワイヤーループに5～10cm程度入れ（図127），タグを引きアイレットにブルー糸2本を通す（図128）。次に2本の白黒糸を他方のワイヤーループに5～10cm程度入れ，タグを引きアイレットに白黒糸2本を通す（図129）。この操

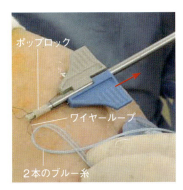

図127　ブルー糸を一方のワイヤーループに挿入

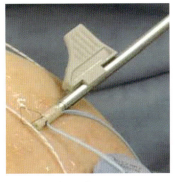

図128　ポップロックのアイレットにブルー糸2本を通す

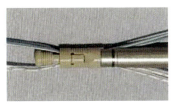

図129　ポップロックのアイレットに白黒糸2本を通す

作は慎重に行う。2本通すべきところを1本しか通せないと，ワイヤーループを再度アイレットに入れることが難しいからである。なお，ポップロック4.5mmの1つのアイレットには糸は2本まで通るが，3本は通らない。

> **トラブルシューティング**
>
> 　糸がアイレットに1本しか入らなかった場合は，2-0プロリン糸をアイレットの近位から入れ，中を通し遠位のアイレットに出す。近位側のプロリン糸をワイヤーループに単結節で2回結び（図130a），遠位側のプロリン糸を引くことにより，ワイヤーループがアイレットを通り，遠位のアイレットから出てくる（図130b）。

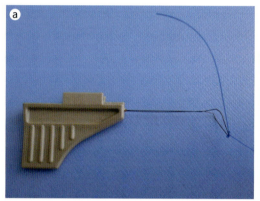
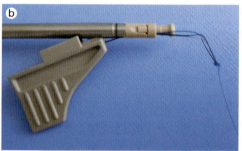

図130　アイレットのタグを引いた後に再び糸を通す技
a：アイレットに通した近位側のプロリン糸をワイヤーループに単結節で2回結ぶ。
b：遠位側のプロリン糸を引くと遠位のアイレットから出てくる。

腱板大断裂に対する鏡視下腱板修復術（ブリッジングスーチャー法）

35 ポップロックをパイロットホールに挿入

　ポップロックのアイレットに通った4本の糸に緊張をかけながら（図131），パスポートカニューラからポップロックを肩峰下に挿入する（図132）。パイロットホールに先端の丸い部分を持っていき（図133），先端部分を用手的に挿入する（図134）。ハンマーでゆっくり叩いて（図135），骨内に挿入していく（図136）。先端が丸いので，パイロットホールの方向を気にすることなく，ハンマーでゆっくり叩いていけば自然にパイロットホールに入っていく。レーザーラインが皮質骨から少し出ている位置まで挿入する（図137）。このときは，まだ糸を引いていないので，糸をかけた腱板断端は内側アンカーよりさらに内側に位置していて，内側アンカーホールがみえる（図138）。

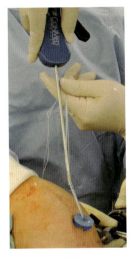

図131　4本の糸に緊張をかける

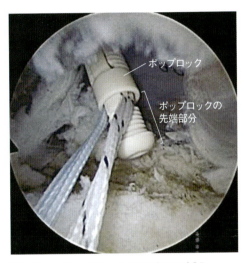

図132　ポップロックを肩峰下に挿入

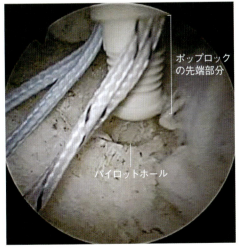

図133　ポップロック先端の丸い部分をパイロットホールに位置させる

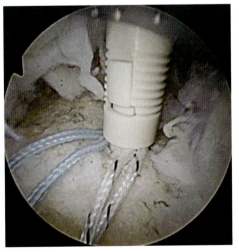

図134　ポップロックの先端部分をパイロットホールに用手的に挿入

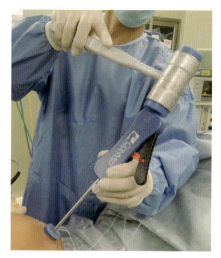

図135　ハンマーでハンドルをゆっくり叩く

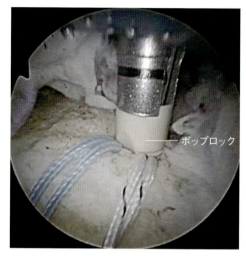

図136　骨内にポップロックをゆっくり挿入

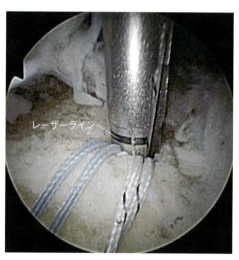

図137　レーザーラインが少し出ている位置まで挿入

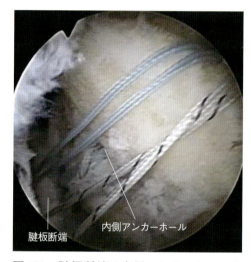

図138　腱板断端は内側アンカーホールより内側に位置している

36 糸を1本ずつ引き，腱板を大結節に寄せる

　腱板の前方にかけた糸（ブルー糸）から1本ずつ青いハンドルを押さえながら引く（図139）。引いた糸はハンドルの楔状の切り込み部に緊張をかけながらかける（図140）。同様な操作で残りのブルー糸1本と白黒糸2本を楔状の切り込み部にかける（図141）。腱板断端が大結節に向けて引き寄せられる（図142）。レーザーラインが少し浮き上がるので（図142），ハンマーで軽く叩き，レーザーラインがぎりぎりみえるところまでインサーターを入れる（図143）。

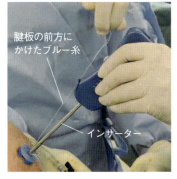

図139　腱板の前方にかけたブルー糸を引く

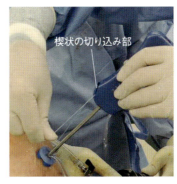

図140　ハンドルの楔状の切り込み部にブルー糸をかける

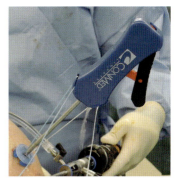

図141　残りのブルー糸1本と白黒糸2本を切り込み部にかける

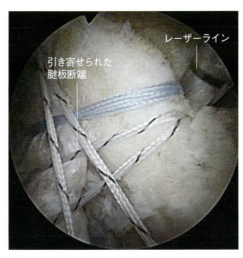

図142　腱板断端が引き寄せられる　レーザーラインが少し浮き上がる

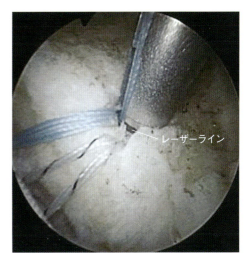

図143　レーザーラインがぎりぎりみえるところまでインサーターをハンマーで軽く叩く

37 ポップロック内での糸の固定とポップロックの骨内での固定

　黒いレバーが横向きになっている場合は，下向きまたは上向きになるように90°回転させる。これによりポップロックのウイングは横方向に開く。ストッパーのオレンジバーを押して(図144)，引っ込める(図145)。黒いレバーを強く握り締めると(図146)，「パチン」という大きな音がして，アンカー内で4本の糸が固定され，さらに横方向に2つのウイングが開き(図147)，ポップロックアンカーが強固に骨内に固定される。黒いレバーは青いハンドル内に収まる。ハンドルの楔状の切り込み部から糸をすべてはずす(図148)。ハンドルを回転させることなく軸方向にゆっくり引き出す(図149)。抵抗感なく「すっ」と抜ける。

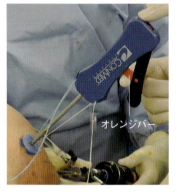

図144　ストッパーのオレンジバーを押す

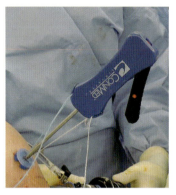

図145　オレンジバーを引っ込める

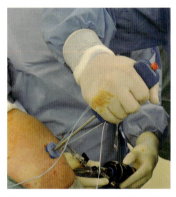

図146　黒いレバーを強く握り締める

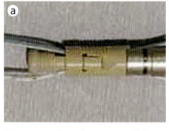

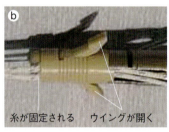

図147　ポップロックの仕組み
a：黒いレバーを握る前の状態。
b：黒いレバーを握ると4本の糸が固定され，2つのウイングが開く。

図148　黒いレバーはハンドル内に収まる

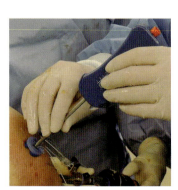

図149　ハンドルを回転させることなく軸方向にゆっくり引き出す

38 糸切り

インサーターを抜去したら，ポップロック尾部の骨内への入り具合をみる．大結節外側壁の皮質骨より若干なかに入っていることを確認する（図150）．ファイバーワイヤーカッターにブルー糸の2本を入れ，先端をアンカーホール部に持っていき（図151），2本の糸を軽く引き，緊張させながら切る（図152）．次に同様な操作で2本の白黒糸を切る（図153）．

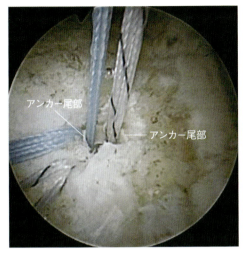

図150 アンカー尾部は大結節外側の皮質骨よりなかに入っている

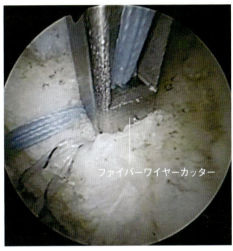

図151 ファイバーワイヤーカッターに2本のブルー糸を入れ，先端をアンカーホール部に位置させる

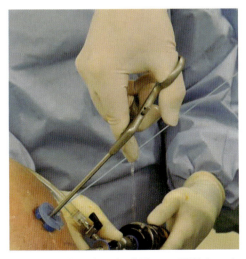

図152 2本の糸を軽く引いて緊張させながら切る

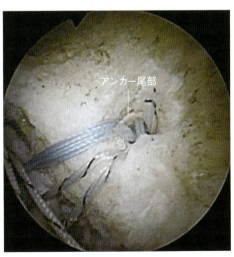

図153 4本のアンカー糸を切った状態

39 2つ目のパイロットホールの作製

　パスポートカニューラからポップロック4.5mm用のボーンパンチを挿入し，先に作った後方寄りのパイロットホールとの距離を十分にとり，大結節外側壁の前方寄りにボーンパンチの先端を置く（図154）．柄をハンマーで叩きボーンパンチを骨内に挿入する．レーザーラインがみえるぎりぎりまで入れる（図155）．ボーンパンチを抜く（図156）．

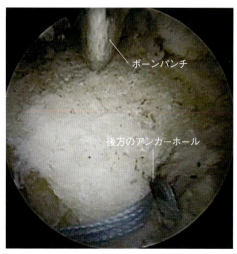

図154　大結節外側壁の前方寄りにボーンパンチの先端を位置させる

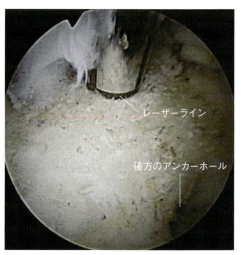

図155　ボーンパンチのレーザーラインがみえるぎりぎりまで骨内に挿入

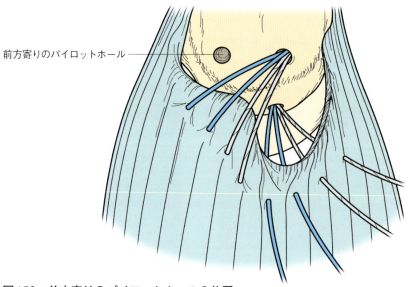

図156　前方寄りのパイロットホールの位置

腱板大断裂に対する鏡視下腱板修復術（ブリッジングスーチャー法）

40 後方の腱板にかけた4本のアンカー糸を引き出す

　パスポートカニューラよりレトリバーを入れ，腱板後方にかけた2本の白黒糸を把持して（図157），引き出す。次にブルー糸2本を把持して（図158），引き出す（図159）。パスポートカニューラに向かう4本の糸を観察する（図160）。その後，先と同様に白黒糸とブルー糸の絡まりがないかをチェックするため，カニューラ外にてレトリバーでブルー糸2本を把持して肩峰下に入れて，白黒糸との絡まりがないことを確認する。さらにカニューラ外で白黒糸2本をレトリバーで把持して肩峰下に入れて，ブルー糸との絡まりがないことを確認する。

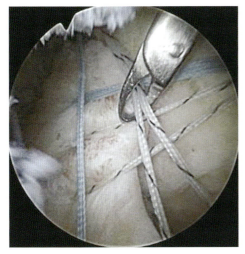

図157　腱板後方にかけた2本の白黒糸をレトリバーで把持して引き出す

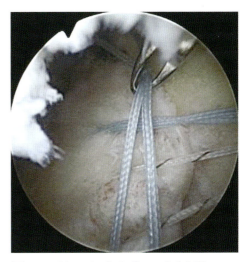

図158　続いて2本のブルー糸を把持

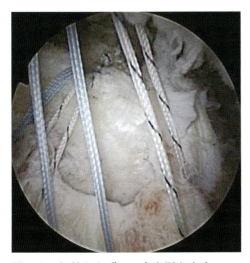

図159　把持したブルー糸を引き出す

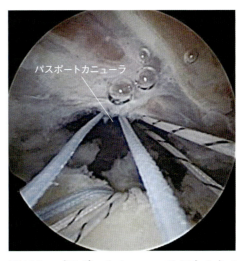

図160　パスポートカニューラに向かう4本の糸を確認

41 2本目のポップロックの挿入

　ポップロック4.5mmのアイレットに2本の白黒糸と2本のブルー糸をそれぞれ通してから，糸を引きながらポップロック4.5mmを肩峰下腔に入れる．
　前方寄りに作製したパイロットホールに先端の丸い部分を持っていき（図161），先端部分を用手的に挿入する（図162）．ハンドルをハンマーでゆっくり叩いて，インサーターのレーザーラインが骨に接する辺りまで挿入する（図163）．

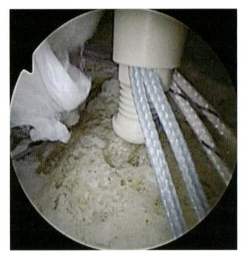

図161　パイロットホールにポップロック先端を持っていく

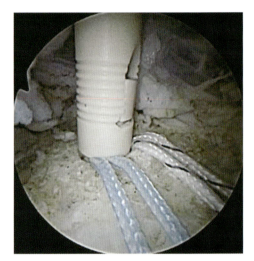

図162　パイロットホールにポップロックの先端部分を用手的に挿入

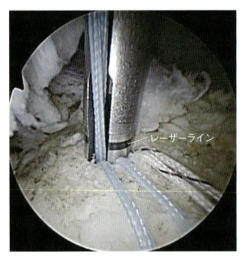

図163　レーザーラインが骨に接する辺りまでインサーターを挿入

42 糸引き，ポップロックの固定，糸切り

　糸を引く前の腱板の位置を確認する（図164）。青いハンドルを押さえながら，前方のブルー糸から後方の白黒糸まで，糸を1本ずつ順番に引き，ハンドルの楔状の切り込み部に糸をかけていく。腱板が大結節の前外側に向かって引き寄せられていることを確認しながら行う（図165）。ポップロックは糸に引かれ少し浮き上がるので，再度レーザーラインが骨に接するところまでハンマーでゆっくり打ち込む（図166）。黒いレバーが下向きか上向きになるようにハンドルを回転させる。

　オレンジバーを押してから黒いレバーを強く握り，「パチン」と音が出るまで強く握り込む。糸がポップロック内で固定され，さらに両側のウイングが横に開き，ポップロックが骨内に固定される。楔状部にかけた糸をはずしてからインサーターを抜去し，ポップロック挿入部を確認する（図167）。ファイバーワイヤーカッターで糸を切る（図168）。

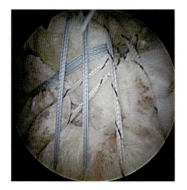
図164　糸を引く前の腱板の位置を確認

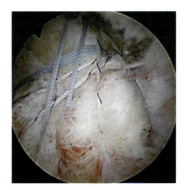
図165　腱板が大結節に引き寄せられる

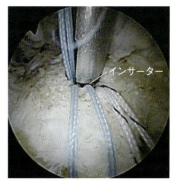
図166　レーザーラインが骨に接するまでハンマーで打ち込む

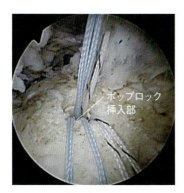
図167　ポップロック挿入部を確認

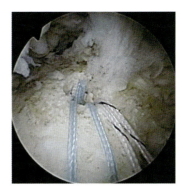
図168　4本の糸を切った状態

43 ドッグイヤーの形成，腱板修復完了

パスポートカニューラからVAPRのアングルサイドやアングルエンドを入れて，大きなドッグイヤーになった腱板（図169）を蒸散する（図170，171）。小さいドッグイヤーはそのままでも問題ない。上腕を回旋させて，肩峰下の骨とインピンジメントしないことを確認し，腱板修復を完了する（図172）。

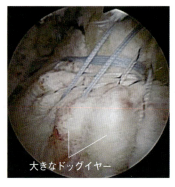

図169　大きなドッグイヤーになった腱板

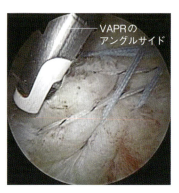

図170　ドッグイヤーになった腱板を蒸散

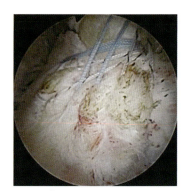

図171　蒸散後

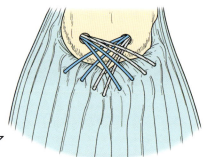

図172　腱板修復完了

44 関節内の観察

必要に応じて関節内を観察する。外套管に鈍棒を入れ，後方ポータルからやや下方に向けて，関節内に外套管を挿入する。30°斜視鏡で関節内を観察し，腱板の修復状態を確認する（図173）。腱板は骨頭に接しており，修復状態は良好である。

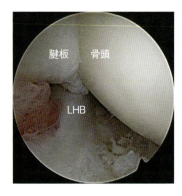

図173　腱板の修復状態を確認

腱板大断裂に対する鏡視下腱板修復術（ブリッジングスーチャー法）

トラブルシューティング

　黒いレバーを強く握っても「パチン」という大きな音が生じず，黒いレバーが青いハンドル内に収まらず，少し浮き上がった状態で止まってしまった場合の対処法について詳述する。

　図174aの状態は「パチン」という大きな音が生じて黒いレバーがハンドル内に収まった状態である。ハンドル尾部のオレンジのインジケーターが根元まで出てくる。この場合，インサーターはアンカーから軽く引くだけでスッと抜ける。図174bの状態は音が生じず黒いレバーが浮き上がった状態で，いくら強く握ってもこの状態は変わらない。オレンジのインジケーターは少し出ているが根元までは出ていない。そして最悪なのはこの状態ではインサーターがアンカーから抜けないことである。これを解消する方法があるので安心していただきたい。

　まずポップロックの構造から説明する。インサーターの中心にはロッドがあり，ロッドの先端にはネジ切りがある（図175）。この金属のオスネジがアンカー内のPEEK剤のメスネジ内に収まっている。黒いレバーを強く握ると強大な力で「パチン」という大きな音を伴いPEEK剤のメスネジのネジ山が破砕される。これによりアンカーからインサーターが抜けるようになる。ロッドはインサーターのなかに入り，ネジの先端が少しみえる程度となる。ネジには肌色のPEEK剤が付着している（図176）。

　黒いレバーを半分ぐらい握り込んでみると，尾部のオレンジのインジケーターが少し出る（図177）。この状態で糸は強固にアンカー先端で固定され，ウイングも十分開いていることがわかる（図178）。しかしロッド先端のオスネジはアンカー内のメスネジにねじ込まれたままでインサーターをアンカーから抜くことはできない。

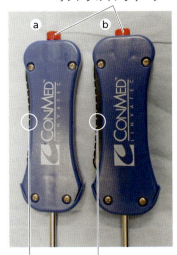

図174　黒いレバーを押し込んだ状態
a：黒いレバーが赤いハンドル内に収まった状態。
b：黒いレバーが浮き上がっている状態。

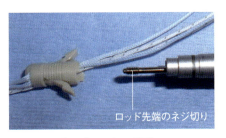

図175　ポップロックの構造

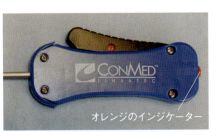

図177　黒いレバーを半分程度握り込んだ状態

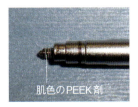

図176　ネジ山に付着するPEEK剤の破片

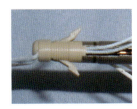

図178　糸はアンカーに固定され，ウイングも開いている

> ### トラブルシューティング
>
> **トラブル解消法**
>
> 　青いハンドルをしっかり把持して固定する。ラジオペンチで少し浮き出たオレンジのインジケーターを把持して反時計回りにひたすら回す（図179，180）。初めは強い力が必要だが，次第に緩くなってくる。その後は指でさらにオレンジのインジケーターを反時計回りに抵抗がなくなるまでくるくる回す（図181）。オレンジのインジケーターが根元まで出てくる（図182）。これで金属のオスネジはアンカー内のメスネジから完全にはずれたことになる。しかしハンドルを上に引っ張るだけでは抜けないため，図183のようにハンマーでハンドルを下から軽く叩くと骨内に固定されたアンカーからインサーターが抜ける。

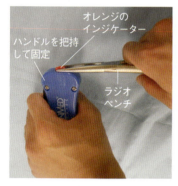

図179　ラジオペンチで反時計回りに回す

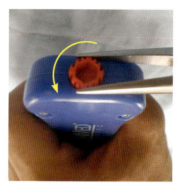

図180　上からみたところ

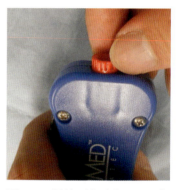

図181　抵抗がなくなるまで指で回す

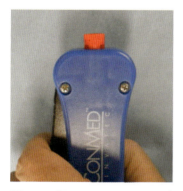

図182　根元まで出たオレンジのインジケーター

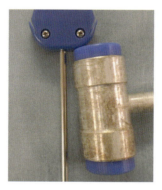

図183　ハンマーでハンドルを下から軽く叩く

II 代表的手術

腱板小・中断裂に対する鏡視下腱板修復術(ブリッジングスーチャー法)

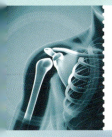

　ここでは腱板への糸通しにファーストパス(Smith & Nephew)を用いる方法について述べる。ファーストパスはディスポーザブルのスーチャーパッサーである(**図1a**)。ニードルが太く強靱であり(**図1b**),先端が破損する心配がほとんどない。ニードル先端のくぼみに装填した糸がかかり(**図1c**),把持した腱板を確実に貫通する。また貫通後,ニードルをもどすと,上アゴ先端のギザギザ部(セルフキャプチャー)に腱板を貫いた糸が自動的に把持されることから(**図1d**),かけた糸の回収にも手間がかからない。

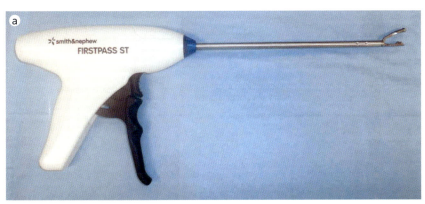

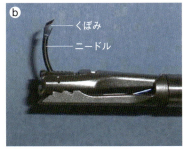 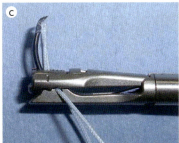 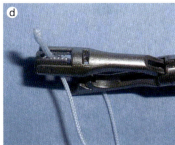

図1　ファーストパス
a：全体像。
b：突き出したニードル,太く強靱。
c：ニードル先端のくぼみに糸がかかり腱板を貫通。
d：上アゴ先端のギザギザ部で糸を把持。

手術手技

1 MRI, X線像

本症例の画像を示す。MRI T2強調斜位前額断像にて長さ8mmの腱板断裂を認める（図2a）。T2強調矢状断像では幅15mmの腱板断裂がみられる（図2b）。X線像では肩峰にごく軽度の骨棘を認める（図2c）。

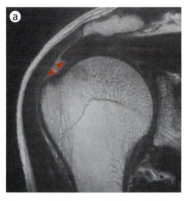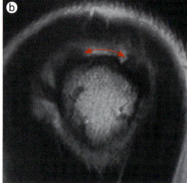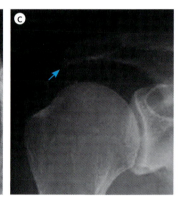

図2 本症例のMRI画像とX線像
a：T2強調斜位前額断像。長さ8mmの腱板断裂（両端赤矢印）。
b：T2強調矢状断像。幅15mmの腱板断裂（両端赤矢印）。
c：X線像。肩峰骨棘（青矢印）。

2 セッティングと皮切

セッティングおよび皮切は腱板大断裂の項（p.70〜71）と同様である。

3 関節内鏡視

後方ポータルから30°斜視鏡を関節内に挿入する。上腕二頭筋長頭腱（LHB）基部は滑膜に覆われている（図3）。肩甲下筋腱は正常である（図4）。腱板疎部に16ゲージサーフロ針の内套（以下16ゲージ針）を腱板疎部から関節内に刺入し（図5），刺入部に15番円刃にて一刺しの皮切を置き，前方ポータルとする。前方ポータルから鈍棒を関節内に挿入して道筋を作る（図6）。同部からシェーバーを挿入し，LHB基部の滑膜をシェービングすることにより（図7），LHBが展開される（図8）。LHBの後方の棘上筋腱の付着部をみると，断裂が確認された（図9）。

腱板小・中断裂に対する鏡視下腱板修復術（ブリッジングスーチャー法）

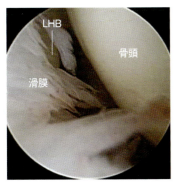

図3　滑膜に覆われたLHB基部

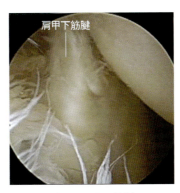

図4　正常な肩甲下筋腱

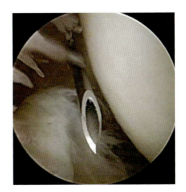

図5　腱板疎部に16ゲージサーフロ針の内套を刺入

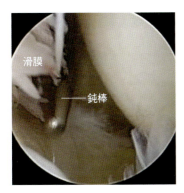

図6　関節内に鈍棒を挿入

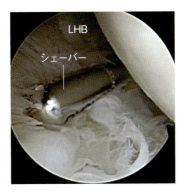

図7　LHB基部の滑膜をシェービング

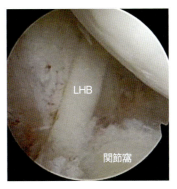

図8　展開されたLHB

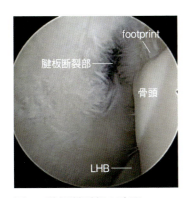

図9　腱板断裂部の確認

131

4 肩峰下鏡視とASD

後方ポータルより外套管に鈍棒を入れ，肩峰下に挿入した後，30°斜視鏡を入れる。外側ポータルを作製し，VAPRのアングルサイドを入れ，肩峰下面の軟部組織を蒸散する（図10）。次に5.5mmのアブレーダーを挿入し（図11），肩峰の骨棘を削除する（図12）。さらに肩峰下面の骨を少し削る。

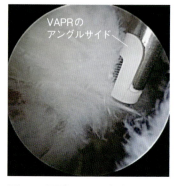

図10 肩峰下面の軟部組織を蒸散

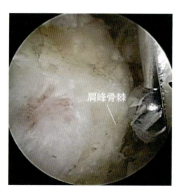

図11 5.5mmのアブレーダーを挿入

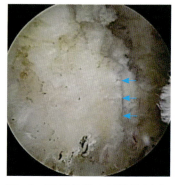

図12 肩峰骨棘の削除後（青矢印）

5 腱板断端およびfootprintの展開

30°斜視鏡を，70°斜視鏡に変える。これにより骨頭，footprint，腱板断端の全体像を把握しやすくなる。以後ブリッジングスーチャー終了まで70°斜視鏡下に操作を行う。腱板断端部を確認後，VAPRのアングルサイドを外側ポータルから挿入し，大結節の軟部組織を蒸散してfootprintの皮質骨を展開する（図13）。その後footprintの皮質骨を5.5mmのアブレーダーにて新鮮化する（図14）。

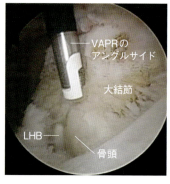

図13 大結節の軟部組織を蒸散

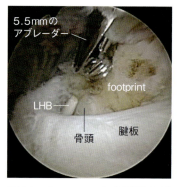

図14 Footprintの皮質骨を新鮮化

腱板小・中断裂に対する鏡視下腱板修復術（ブリッジングスーチャー法）

6 腱板断端がfootprintに寄るかをみる

スーチャーレトリバー（以下レトリバー）にて腱板断端を把持して（図15）引き出し，大結節のfootprintまで寄るかを確認する（図16）。

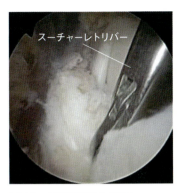

図15 腱板断端を把持

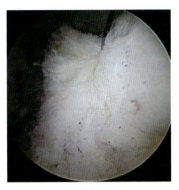

図16 腱板断端がfootprintに寄る

7 内側アンカー挿入部と糸かけ部のイメージを作る

内側アンカー挿入前に，内側アンカーの挿入位置，および腱板への糸かけ部のイメージを作る。内側アンカーは1個で，4本の糸かけ部位をイメージした（図17）。

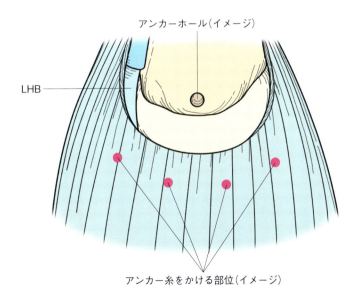

図17 アンカー糸がかかる位置をイメージ

133

8 アンカーポータルの作製

16ゲージ針を肩峰のぎりぎり外側より入れ（図18），その位置および方向が適切であるかを確認する（図19）．適切であれば，針刺入部に15番円刃での一刺しの皮切を置き，アンカーポータルとする（図20）．

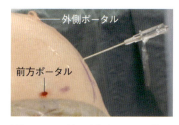

図18 16ゲージサーフロ針の内套を刺入

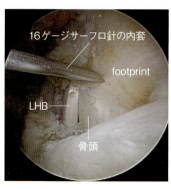

図19 刺入位置の確認

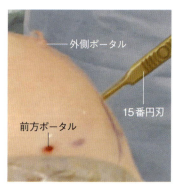

図20 アンカーポータルの作製

9 パイロットホールの作製

アンカーポータルよりコークスクリューPEEK用のボーンパンチを回転させながら肩峰下腔に挿入する．先端を骨頭軟骨に近いfootprintに置き（図21），その位置および方向が適切であることを確認してから，ハンドルをハンマーで叩く．レーザーラインが骨に近づいてからはゆっくり叩き（図22），レーザーラインが全周性にみえなくなるまで打ち込む（図23）．ボーン

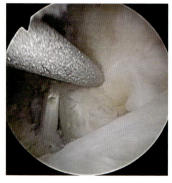

図21 ボーンパンチの先端をfootprintに置く

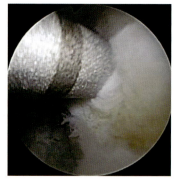

図22 レーザーラインがみえてくる

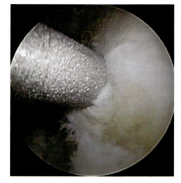

図23 レーザーラインがみえなくなるまで打ち込む

パンチを回転させながら抜去する。パイロットホールを確認するが, 骨のデブリスでみえにくい場合は外側ポータルから鋭匙鉗子を挿入してデブリスを除去し(図24), パイロットホールを展開する(図25)。

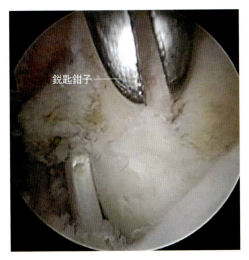

図24　デブリスの除去

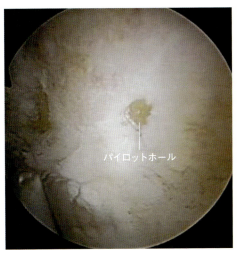

図25　パイロットホールの展開

10 アンカーの挿入

アンカーポータルよりコークスクリューPEEK 4.5mmを回転させながら肩峰下に入れる(図26)。パイロットホールに先端を持っていき(図27), 骨の抵抗を感じながら回転させて挿入し, レーザーラインが骨に接する辺りまで入れる(図28)。その後ゆっくり回転させレーザーラインが全周性に完全にみえなくなるまで回す(図29)。インサーターに巻き付いているアンカー

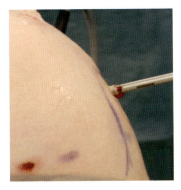

図26　コークスクリューPEEK 4.5mmを回転させながら肩峰下に挿入

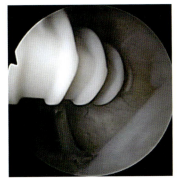

図27　スクリューの先端をパイロットホールに位置させる

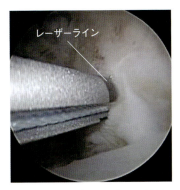

図28　レーザーラインが骨に接している

糸をはずしてからインサーターの柄の部分をハンマーで下から叩き，インサーターを抜去する。アンカー尾部が骨内に入っていることを確認する（図30）。

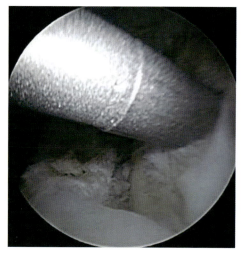

図29　レーザーラインがみえなくなるまで挿入

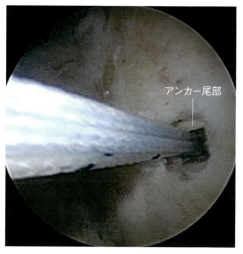

図30　アンカー尾部が骨内に入っている

11 ストッパーノット

　2本の白黒糸のどちらか一方の糸をノットプッシャーのアイレットに入れ，単結節を作り，糸の両端を引きながら，単結節をノットプッシャーにてアンカーの尾部に運び，ノットプッシャーの先端をアンカー尾部に向けて押し付けながら1本ずつ糸を引き（図31），アンカーに糸を固定する。次にブルー糸でも同様にストッパーノットを作る（図32）。

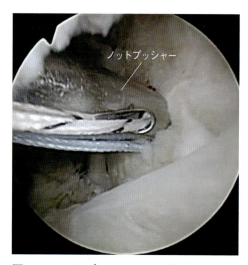

図31　ノットプッシャーの先端をアンカー尾部に向けて押し付けながら白黒糸を1本ずつ引く

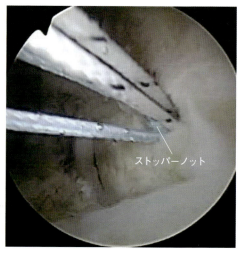

図32　同様にブルー糸でもストッパーノットを作る

12 前方ポータルから肩峰下腔にレトリバーを挿入

前方ポータルから鈍棒を肩峰下腔に挿入して道筋を作り，そこにレトリバーを入れる（図33）。前方ポータルから内径5.75mmのクリスタルカニューラを挿入してもよい。その場合，前方ポータルの皮切を7mmにする。

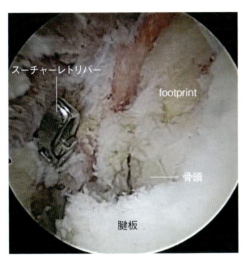

図33　スーチャーレトリバーを肩峰下腔に挿入

13 外側ポータルにパスポートカニューラを入れ，ブルー糸の1本を引き出す

外側ポータルからパスポートカニューラを挿入する（図34）。パスポートカニューラからレトリバーを入れ，ブルー糸の1本を把持して（図35），カニューラ外に引き出す（図36）。

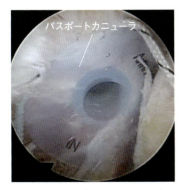

図34　外側ポータルからパスポートカニューラを挿入

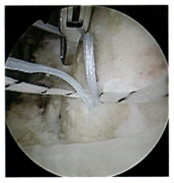

図35　スーチャーレトリバーで1本のブルー糸を把持

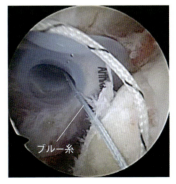

図36　カニューラ外に引き出されたブルー糸

14 ファーストパスに引き出したブルー糸を装填

　ファーストパスの上アゴが閉じている場合はトリガーを示指で引くと(図37),「パチン」と音がして上アゴが開く。下アゴの先端のスロット(細い溝)にブルー糸を端から5cm程度の折り返しを持ってはめ込む(図38)。レバーを握ると(図39),「カチッ」と音がして上アゴが閉じてロックされる。ブルー糸を装填したファーストパスをパスポートカニューラから挿入する(図40)。

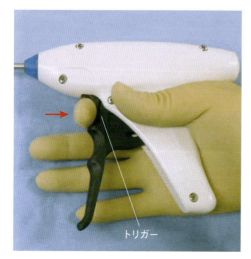

図37　ファーストパスのトリガーを示指で引き上アゴを開く

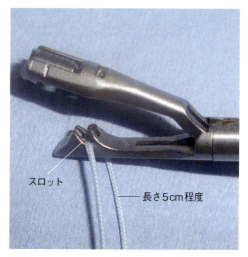

図38　ファーストパスの下アゴのスロットにブルー糸をはめ込む

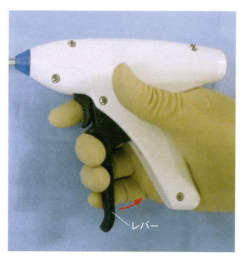

図39　ファーストパスのレバーを握り上アゴを閉じる

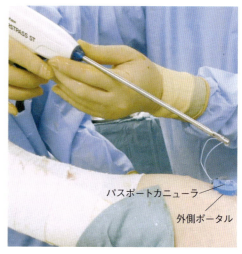

図40　ファーストパスをパスポートカニューラから挿入

腱板小・中断裂に対する鏡視下腱板修復術（ブリッジングスーチャー法）

15　1本目のアンカー糸（ブルー糸）を腱板にかける

　ファーストパスの先端を腱板の断端に運ぶ（図41）。手元のトリガーを示指で引くと「パチン」と音がしてロックが解除され（図42），先端が開く（図43）。腱板断端から奥に向けて挿入し，前方寄りの腱板を手元のレバーを「カチッ」と音がするまで握ってロックさせ（図44），腱板を把持する（図45）。まずトリガーを示指で引いて「カチッ」と音を鳴らしてから，レバーを中・環・小指で白いハンドルに付くまで強く握ることにより（図46），先端にブルー糸が付いたニードルが腱板を貫いて出てくる（図47）。レバーの握りを離すと（図48），先端は開き，上アゴの先端の

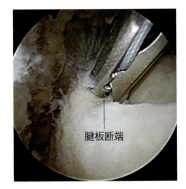

図41　ファーストパスの先端を腱板断端に運ぶ

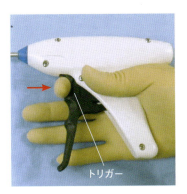

図42　ファーストパスのトリガーを示指で引く

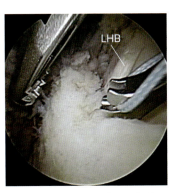

図43　ファーストパスの先端が開く

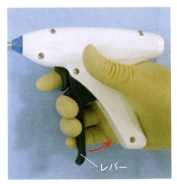

図44　ファーストパスのレバーを握りロックする

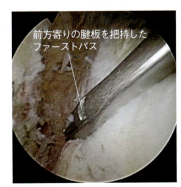

図45　ファーストパス先端で腱板を把持

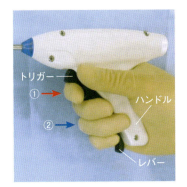

図46　①トリガーを示指で引き，「カチッ」と音をさせる（赤矢印）
　　　②レバーを中・環・小指で白いハンドルに付くまで強く握る（青矢印）

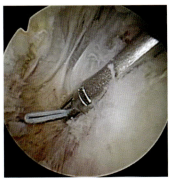

図47　ブルー糸が付いたニードルが腱板を貫いて出てくる

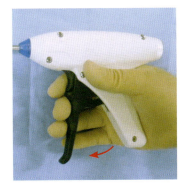

図48　レバーの握りを離す

ギザギザ部(キャプチャーウィンドウ)の間に腱板を貫通したブルー糸がはさまれ(図49)，ニードルは引っ込む。ファーストパスを少し引き出す(図50)。さらにファーストパスを引くと糸が腱板にかかっていることが確認できる(図51)。ファーストパスをカニューラ外に出す。上アゴに付いている長いほうのブルー糸を把持し(図52)，手前に引くと(図53)，糸は容易に上アゴからはずれる。はずしたブルー糸を十分引く(図54)。前方ポータルからレトリバーを入れ，腱板にかかりパスポートカニューラから出ているブルー糸を把持して(図55)，前方ポータルに引き出し，前方ポータルにブルー糸を逃がす(図56)。

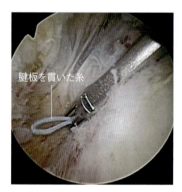

図49　上アゴのギザギザ部に糸がはさまる

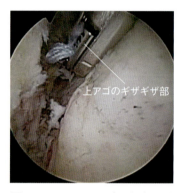

図50　ファーストパスを少し引き出したところ

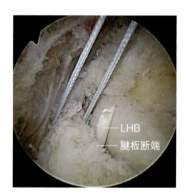

図51　腱板に糸がかかる

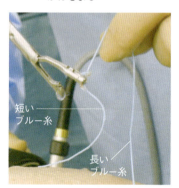

図52　ファーストパスをカニューラ外に出し長いブルー糸を把持

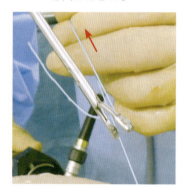

図53　把持したブルー糸を手前に引く

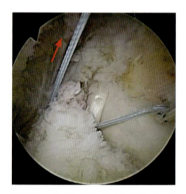

図54　上アゴからはずしたブルー糸を十分引く

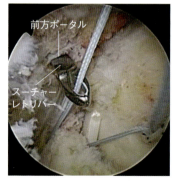

図55　前方ポータルから入れたレトリバーでブルー糸を把持

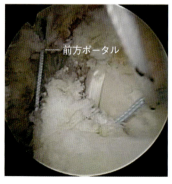

図56　ブルー糸を前方ポータルに引き出す

16　2本目のアンカー糸（ブルー糸）を腱板にかける

　パスポートカニューラからレトリバーを入れ，もう1本のブルー糸を把持して引き出す。カニューラ外でブルー糸をファーストパスに装填してから，肩峰下腔に挿入する。腱板断裂部の中央やや前方寄りの腱板をファーストパスで把持し（図57），ブルー糸付きのニードルを腱板を貫いて突き出す（図58）。ニードルをもどすと上アゴの先端のギザギザ部にブルー糸がはさまれる（図59）。ファーストパスをパスポートカニューラから引き出して（図60），ブルー糸をはずし，ブルー糸を十分引く。ブルー糸の下糸の下を上糸が通っているが，この絡まりはすぐに解消可能である（図61）。前方ポータルからレトリバーを入れ，腱板にかかったブルー糸の上糸を把持し（図62），引くことにより（図63），絡まりがはずれ，前方ポータルにブルー糸を逃がすことができる（図64）。

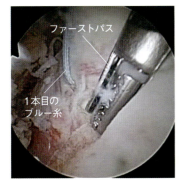

図57　腱板断裂部の中央やや前方寄りの腱板を把持

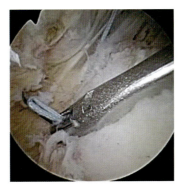

図58　ブルー糸が装填されたニードルを腱板から突き出す

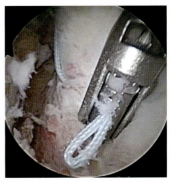

図59　ニードルをもどすと上アゴの先端にブルー糸がはさまれる

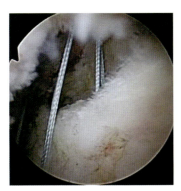

図60　ファーストパスをパスポートカニューラから引き出す

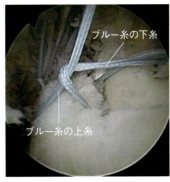

図61　下糸の下に上糸が通っているがこの絡まりはすぐに解消できる

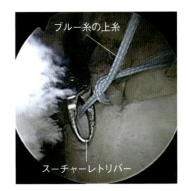

図62　腱板にかかったブルー糸の上糸を把持

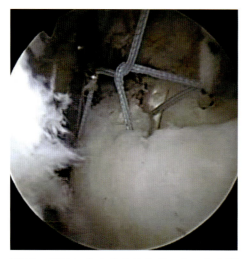

図63　把持した上糸を前方ポータルから引き出す

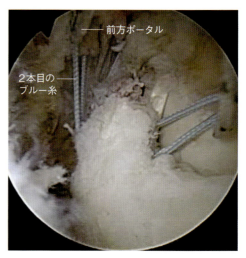

図64　ブルー糸の絡まりがはずれる

17　3本目のアンカー糸(白黒糸)を腱板にかける

　パスポートカニューラからレトリバーを入れ，1本の白黒糸を把持して引き出す。カニューラ外で白黒糸をファーストパスに装填してから，肩峰下腔に挿入する。腱板断裂部の中央やや後方寄りの腱板をファーストパスで把持し(図65)，白黒糸付きのニードルを腱板を貫いて突き出す(図66)。ファーストパスをパスポートカニューラから引き出して(図67)，白黒糸をはずし，糸を十分引く。白黒糸にバサツキが生じていたが(図68)，ストロングスーチャーなので糸の断裂の心配はない。前方ポータルからレトリバーを入れ，腱板にかかった白黒糸を把持して引くことにより，前方ポータルに白黒糸を逃がす(図69)。

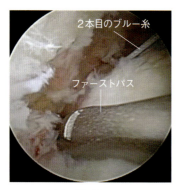

図65　腱板断裂部の中央やや後方寄りの腱板を把持

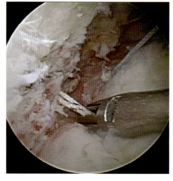

図66　白黒糸が付いたニードルを腱板から突き出す

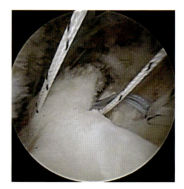

図67　腱板に白黒糸がかかる

腱板小・中断裂に対する鏡視下腱板修復術（ブリッジングスーチャー法）

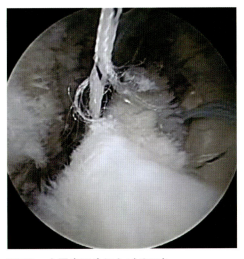

図68　白黒糸に生じたバサツキ

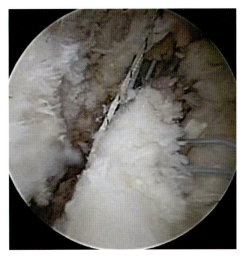

図69　白黒糸を前方ポータルから引き出す

18　4本目のアンカー糸（白黒糸）を腱板にかける

　パスポートカニューラからレトリバーを入れ，もう1本の白黒糸を把持して引き出す。カニューラ外で白黒糸をファーストパスに装填してから，肩峰下腔に挿入する。腱板断裂部の後方寄りの腱板をファーストパスで把持し（図70），白黒糸付きのニードルを腱板を貫いて突き出す（図71）。ファーストパスをパスポートカニューラから引き出して，白黒糸をはずし，糸を十分引く（図72）。前方ポータルからレトリバーを入れ，腱板にかかった白黒糸を把持して（図73），引くことにより（図74），前方ポータルに白黒糸を逃がす（図75）。

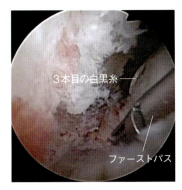

図70　腱板断裂部の後方寄りの腱板を把持

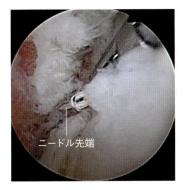

図71　白黒糸が付いたニードルを腱板から突き出す

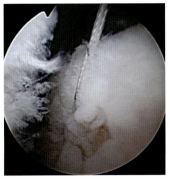

図72　腱板に白黒糸がかかる

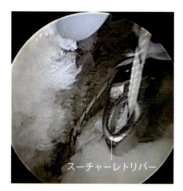

図73 前方ポータルから入れたレトリバーで腱板にかかった白黒糸を把持

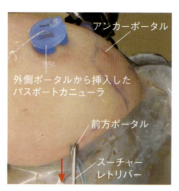

図74 白黒糸を引く

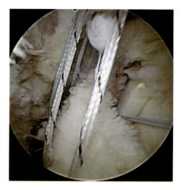

図75 前方ポータルに引き出した4本の糸

19 大結節外側壁の軟部組織の蒸散とパイロットホールの作製

　パスポートカニューラよりVAPRのアングルエンドを入れ，大結節外側壁の軟部組織を蒸散して皮質骨を露出する（図76）。本症例では，はじめにコークスクリューPEEK用のボーンパンチで大結節外側壁にパイロットホールを作った（図77）。次にポップロック4.5mm用のボーンパンチの先端を作製したホールに運び（図78），先端を少し挿入してから，ボーンパンチが骨面にできるだけ垂直になるように方向を決定し，ハンマーでボーンパンチを骨内に叩き込んでいく。レーザーラインが視野に確認できたら，ゆっくり打ち込んでいき，レーザーラインがみえるぎりぎりの深さまで打ち込む（図79）。ボーンパンチを軸方向に回転させながらゆっくり抜くが，この操作は両手で慎重に行う。上下左右に揺らして抜くと，パイロットホールが拡大してしまう可能性がある。パイロットホールを確認する（図80）。

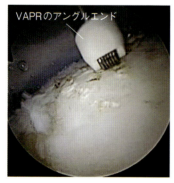

図76 大結節外側壁の軟部組織を蒸散

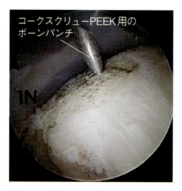

図77 はじめに細いボーンパンチでパイロットホールを作製

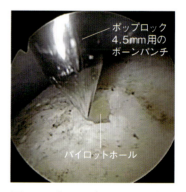

図78 ボーンパンチの先端をパイロットホールに位置させる

腱板小・中断裂に対する鏡視下腱板修復術（ブリッジングスーチャー法）

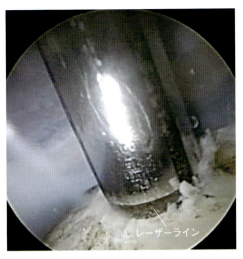

図79　レーザーラインがみえる深さまでボーンパンチを打ち込む

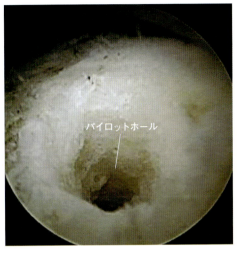

図80　パイロットホールを確認

20 パスポートカニューラから腱板にかけたアンカー糸を引き出す

パスポートカニューラからレトリバーを入れ，腱板にかけた4本の糸をカニューラ外に引き出す（図81）。

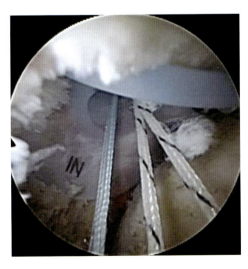

図81　4本のアンカー糸をカニューラ外に引き出す

145

21 ブルー糸と白黒糸の絡まりがないかを確認

パスポートカニューラ外にてレトリバーで2本のブルー糸を把持して，カニューラ内に入れ，白黒糸と絡まりがないかをみる。ブルー糸は白黒糸と絡まっていないことが確認できた（図82）。今度はパスポートカニューラ外にてレトリバーで2本の白黒糸を把持して，カニューラ内に入れていくと，ブルー糸との絡まりが確認された（図83）。パスポートカニューラからレトリバーを挿入し2本の白黒糸を腱板の近くで把持して（図84），引き出した。これにより絡まりが解消された。

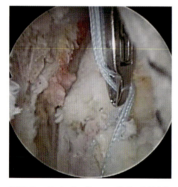

図82　2本のブルー糸と白黒糸の絡まりがないかを確認

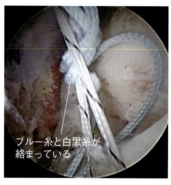

図83　2本の白黒糸とブルー糸が絡まっている

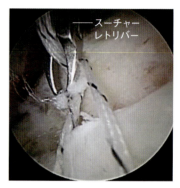

図84　レトリバーで2本の白黒糸を腱板の近くで把持

22 ポップロックのアイレットに糸を通す

パスポートカニューラ外で2本のブルー糸と2本の白黒糸をそれぞれポップロック4.5mmのアイレットに通す（図85）。

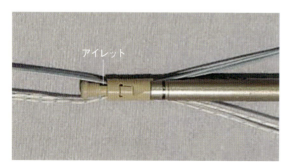

図85　ブルー糸と白黒糸をそれぞれ2本ずつポップロックのアイレットに通す

23 ポップロックをパイロットホールに挿入

アイレットに通った4本の糸に緊張をかけながら，パスポートカニューラからポップロックを肩峰下腔に挿入する（図86）。先端の丸い部分をパイロットホールに持っていき（図87），先端部分を用手的に挿入する（図88）。ハンマーでゆっくり叩いてレーザーラインが皮質骨から少し出ている位置まで挿入する（図89）。

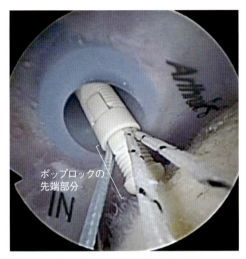

図86　ポップロックを肩峰下腔に挿入

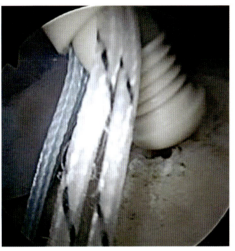

図87　ポップロック先端をパイロットホールに位置させる

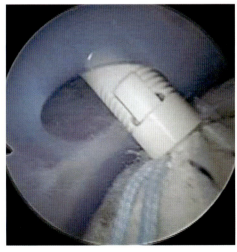

図88　ポップロックの先端部分をパイロットホールに用手的に挿入

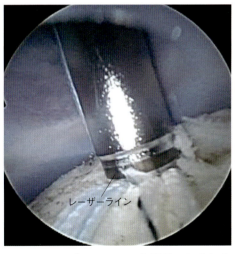

図89　レーザーラインが皮質骨から少し出る位置までゆっくり叩き込む

24 糸を1本ずつ引き，腱板を大結節に寄せる

　腱板にかけた糸を1本ずつ前方から後方の順番でハンドルをおさえながら引く。まず糸を引く前の状態を確認する（図90）。前方のブルー糸を引くと腱板がfootprintに寄り，2本目のブルー糸が若干浮き上がる（図91）。ハンドルの楔状の切り込み部に引いた糸をかける。次に2本目のブルー糸を引くと腱板がさらにfootprintに寄り，バサツキがある白黒糸が浮き上がる（図92）。ハンドルの楔状の切り込み部に引いた糸をかける。バサツキがある白黒糸を引くと腱板はさらにfootprintに寄る（図93）。ハンドルの楔状の切り込み部に引いた糸をかける。一番後方の白黒糸を引くと腱板後方の断端がfootprintに寄る（図94）。ハンドルの楔状の切り込み部に引いた糸をかける。

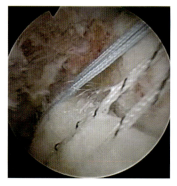

図90　糸を引く前の状態を確認

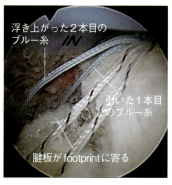

図91　1本目のブルー糸を引くと2本目のブルー糸が若干浮き上がる

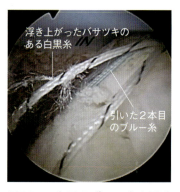

図92　2本目のブルー糸を引くとバサツキのある白黒糸が浮き上がる

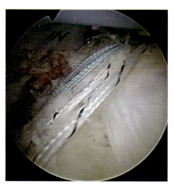

図93　白黒糸を引くと腱板はさらにfootprintに寄る

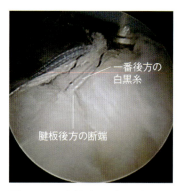

図94　一番後方の白黒糸を引くと腱板後方の断端がfootprintに寄る

25 ポップロックの固定と修復状態の確認，糸切り

　黒いグリップが横向きになっている場合は，下向きまたは上向きになるように90°回転させる。これによりポップロックのウイングは，横方向に開く。レーザーラインの下端が骨皮質に接するまでハンマーで慎重に叩く（図95）。ストッパーのオレンジバーを押して，引っ込めた後，黒いレバーを強く握り締めると，「パチン」という大きな音がして，アンカー内で4本の糸が固定され，さらに横方向に2本のウイングが開き，ポップロックアンカーが強固に骨内に固定される。インサーターの楔状の切り込み部から糸をすべてはずす。インサーターを軸方向にゆっくり引き抜く。抵抗感なく「すっ」と抜ける。ポップロックの尾部を観察すると皮質骨の内側にアンカーの尾部が収まっていることが確認できる（図96）。

　腱板断裂前方部の断端はfootprintに良好に寄っている（図97）。腱板断裂後方部の断端もfootprintに十分寄っている（図98）。ファイバーワイヤーカッターに2本の白黒糸を入れ，先端をアンカーホール部に持っていき，2本の糸を軽く引いて緊張させながら切る（図99）。次に同様な操作で2本のブルー糸を切る（図100）。腱板修復の状態をシェーマで示す（図101）。

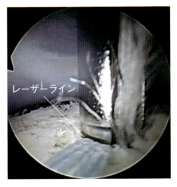

図95　レーザーラインの下端が骨皮質に接するまでハンマーで慎重に叩く

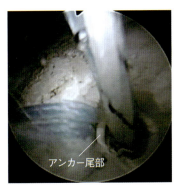

図96　皮質骨の内側にアンカーの尾部が収まっている

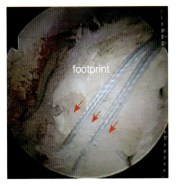

図97　腱板断裂前方部の断端（赤矢印）はfootprintに良好に寄っている

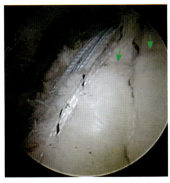

図98　腱板断裂後方部の断端（緑矢印）もfootprintに十分寄っている

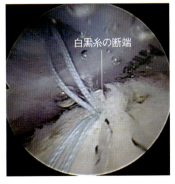

図99　糸切り後の白黒糸の断端

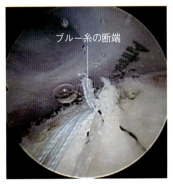

図100　糸切り後のブルー糸の断端

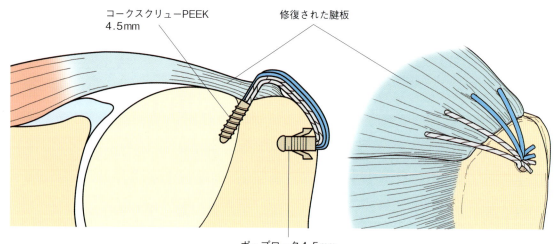

図101　腱板の修復状態
　　　（実際にはポップロックのウイングは横方向に開いている）

26 関節内の観察

　外套管に鈍棒を入れ，後方ポータルから関節内に外套管を挿入する。30°斜視鏡で関節内を観察し，腱板の修復状態を確認する（図102）。腱板は骨頭に密着し，良好に修復されている。

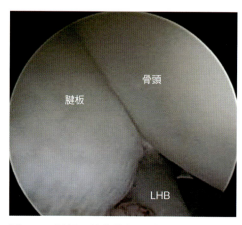

図102　腱板の修復状態を確認

腱板小・中断裂に対する鏡視下腱板修復術（ブリッジングスーチャー法）

外側ポータルにパスポートカニューラなどのカニューラを入れないで，ファーストパスを使用するとアンカー糸（ブルー糸）が外側ポータル部の軟部組織に絡まることがある（図103）。外側ポータルからレトリバーを入れて，アンカー糸（ブルー糸）を引き出してから，ファーストパスに引き出した糸を装填し，外側ポータルから肩峰下に入れるが，レトリバーの通路とファーストパスの通路が図104のように異なると，その間の軟部組織（線維化した滑膜組織など）がアンカー糸に絡まることになる。

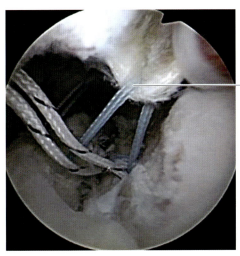

図103 外側ポータル部の軟部組織に絡まったアンカー糸（ブルー糸）

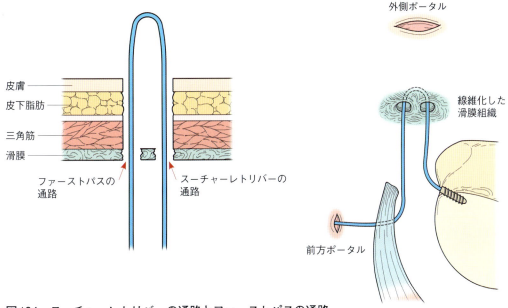

図104 スーチャーレトリバーの通路とファーストパスの通路

腱板滑液包面断裂に対する鏡視下腱板修復術

　腱板滑液包面断裂の形態により，アンカーを用いず，腱板表層のみの側々縫合を行うこともある。側々縫合の手技は慢性石灰沈着性腱板炎の項（p.251〜257）を参照。また断裂部が広い範囲でささら状に損傷している場合は表層部のデブリドマンのみを行うこともある。鏡視下肩峰下除圧術（ASD）は必ず施行する。
　ここでは滑液包面断裂部を全層性または全層性に近い断裂にして修復する方法について述べる。

手術手技

MRI

　本症例のMRIを示す。MRI T2強調斜位前額断像にて腱板滑液包面断裂を認める（**図1a**）。T2強調矢状断像では一見棘上筋腱前方部の関節面断裂のようにみえる（**図1b**）。**図1c**は**図1a**の腱板断裂部を拡大したシェーマである。赤線で示した面で矢状断像を作ると**図1b**のように滑液包面断裂部が描出される。

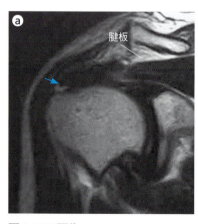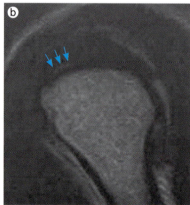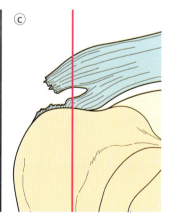

図1　MRI画像
a：T2強調斜位前額断像。腱板滑液包面断裂を認める（青矢印）。
b：T2強調矢状断像。低信号の腱板内に高信号領域を認める（青矢印）。
c：aの拡大像のシェーマ。bのスライス面を赤線で示す。

2 関節内鏡視

皮切は腱板大断裂の項(p.71)と同様である。後方ポータルより30°斜視鏡を挿入する。上腕二頭筋長頭腱(LHB)にバサツキを認める(図2)。前方ポータルからシェーバーを入れ，LHBのバサツキをシェービングする(図3)。LHB後方の棘上筋腱には断裂やバサツキは認められない(図4)。

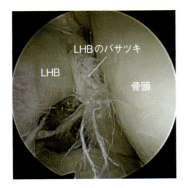

図2　LHBのバサツキ

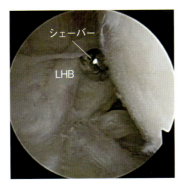

図3　LHBのバサツキをシェービング

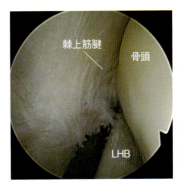

図4　LHB後方の棘上筋腱

3 ASD

後方ポータルからの肩峰下鏡視に移る。関節内鏡視と同様に30°斜視鏡を用いる。肩峰下面および烏口肩峰靱帯を同定し(図5)，外側ポータルから挿入したVAPRのアングルサイドで烏口肩峰靱帯を含む軟部組織を蒸散し(図6)，肩峰骨棘を展開する(図7)。外側ポータルから5.5mmのアブレーダーを挿入し，肩峰骨棘を削除する(図8，9)。

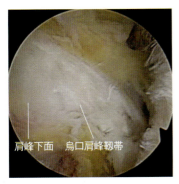

図5　肩峰下面と烏口肩峰靱帯の同定

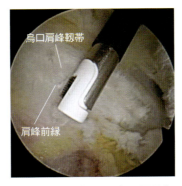

図6　肩峰前縁より烏口肩峰靱帯を蒸散

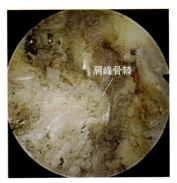

図7　肩峰骨棘の展開

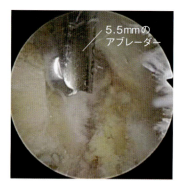
図8 肩峰骨棘の削除

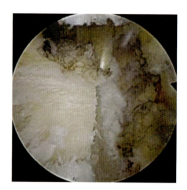
図9 骨棘削除後

4 70°斜視鏡での肩峰下鏡視

　30°斜視鏡を70°斜視鏡に変え，腱板を観察する．以後，ブリッジングスーチャーが終了するまで70°斜視鏡下に操作を行う．腱板滑液包面断裂部を同定する（図10）．外側ポータルからVAPRのアングルサイドを入れ，腱板滑液包面断裂部に運び（図11），まず大結節のfootprint部を蒸散する（図12）．その後，滑液包面断裂前方部を蒸散する（図13）．次いで，後方部を蒸散す

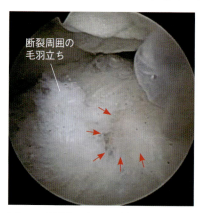
図10 腱板滑液包面断裂部の同定
（断裂端を赤矢印で示す）

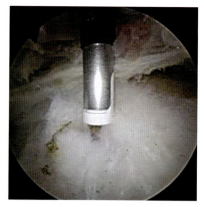
図11 外側ポータルからVAPRのアングルサイドを挿入

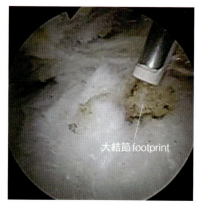
図12 大結節footprint部の蒸散

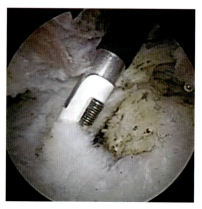
図13 滑液包面断裂前方部を蒸散

る(図14)。断裂部の近位側にアングルサイドを挿入して(図15)，鏡視下またはブラインドで腱板の関節面部を蒸散し(図16)，footprintを展開する(図17)。

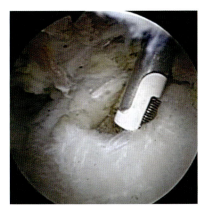

図14　滑液包面断裂後方部を蒸散

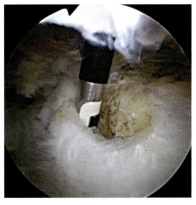

図15　断裂部の近位側にアングルサイドを挿入

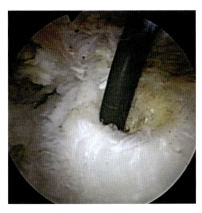

図16　腱板関節面部の蒸散

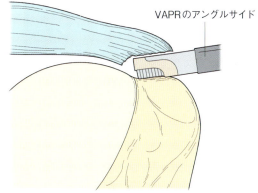

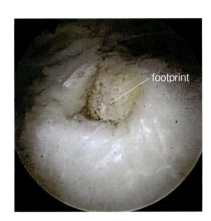

図17　Footprintの展開

5 スーチャーパンチを挿入して腱板を把持できるかを確認

針長7mmのスーチャーパンチクローズドタイプを外側ポータルから挿入し，腱板の前方（図18），後方（図19）を把持して，十分なバイトでつかめるかを確認する．浅くしかつかめない場合はVAPRにて腱板の関節面部をさらに蒸散する．

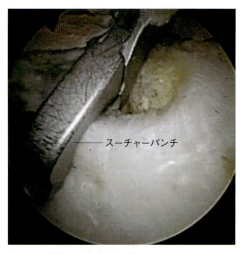

図18　腱板の前方を把持

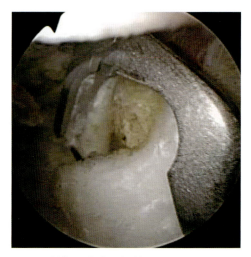

図19　腱板の後方を把持

6 大結節footprintの新鮮化

5.5mmアブレーダーを外側ポータルから挿入し，大結節のfootprintを新鮮化する（図20）．

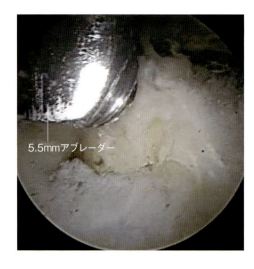

図20　大結節footprintの新鮮化

7 アンカーポータルの作製

　肩峰の外側から針（16ゲージサーフロ針の内套）を刺入し，大結節のfootprintに位置させ，角度が適切かを判断する（図21）。適切であれば，針刺入部にアンカー挿入用ポータルの皮切を置く。15番円刃での一刺しのみの小切開で十分である。

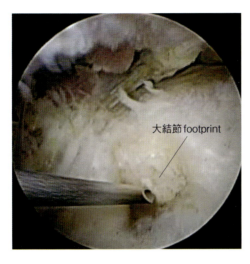

図21　大結節footprintに向け針を刺入

8 パイロットホールの作製

　アンカー挿入用の皮切からコークスクリューPEEK用のボーンパンチを肩峰下腔に挿入して，先端を大結節のfootprintにあてがい（図22），ハンマーで叩き，1本目のレーザーラインが完全にみえなくなるまで挿入し（図23），パイロットホールを作製する（図24）。

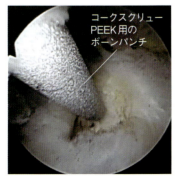

図22　ボーンパンチの先端をfootprintにあてがう

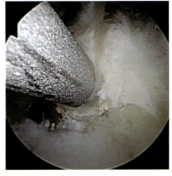

図23　レーザーラインがみえなくなるまで挿入

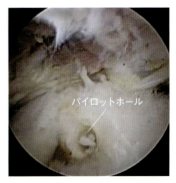

図24　パイロットホールを確認

9 コークスクリューPEEK 4.5mmを骨内に挿入

　コークスクリューPEEK 4.5mmをアンカーポータルから回転させながら肩峰下腔に入れ，パイロットホール内に挿入する（図25）。インサーターのレーザーラインがみえなくなるまで回す（図26）。ハンドルをハンマーで下から叩き，インサーターをはずして，アンカー尾部が骨内に収まっていることを確認する（図27）。

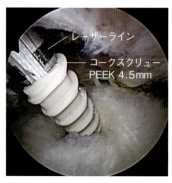

図25　パイロットホール内にコークスクリューPEEK 4.5mmを挿入

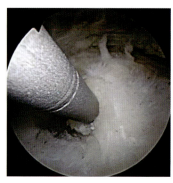

図26　レーザーラインがみえなくなるまでインサーターを回す

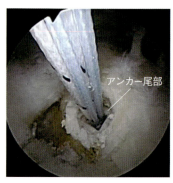

図27　アンカー尾部が骨内に収まっていることを確認

10 ストッパーノット

　ノットプッシャーのアイレットにブルー糸の一方を通し，単結節を作り，アンカーの尾部に向けて押し込む（図28）。アンカーの尾部にノットプッシャーの先端を位置させ，ブルー糸を1本ずつしっかり引くことによりブルー糸はアンカーに固定される（図29）。白黒糸も同様に単結節をアンカー尾部に向けて押し込み（図30），1本ずつ引きアンカーに固定する（図31）。

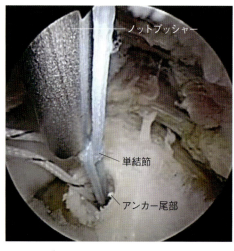

図28　ブルー糸の単結節をアンカー尾部に向けて押し込む

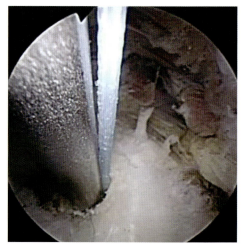

図29　ノットプッシャー先端をアンカー尾部に位置させブルー糸を引く

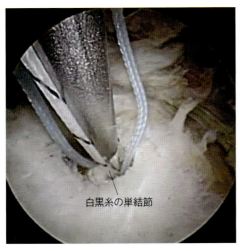

図30 白黒糸の単結節をアンカー尾部に押し込む

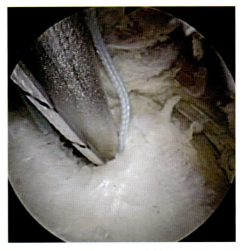

図31 ノットプッシャー先端をアンカー尾部に位置させ白黒糸を引く

11 前方ポータルから肩峰下腔に鈍棒を入れる

　関節内鏡視にて，先に作製した前方ポータルの皮切部から鈍棒を肩峰下腔に挿入し，道筋を作る（図32）．次いで前方ポータルからスーチャーレトリバー（以下レトリバー）を肩峰下腔に挿入する（図33）．

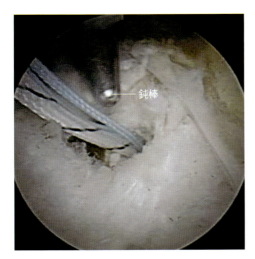

図32 前方ポータルから肩峰下腔に鈍棒を挿入

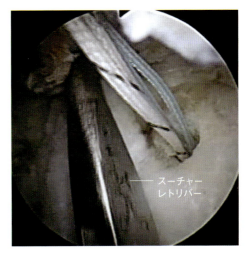

図33 前方ポータルからスーチャーレトリバーを挿入

12 スーチャーパンチにて腱板への糸かけ（1本目）

　外側ポータルから針長7mmのスーチャーパンチクローズドタイプを挿入し，腱板前方部を把持してループ状に通した2本の2-0プロリン糸（以下プロリン糸）を出す（図34）。腱板からスーチャーパンチをはずすと，プロリン糸の上糸とプロリン糸がループになった下糸が観察できる（図35）。前方ポータルからレトリバーを挿入し，ループのなかを通し，ブルー糸の1本を把持する（図36）。把持したブルー糸を前方ポータルに引き出す（図37）。外側ポータルから出て

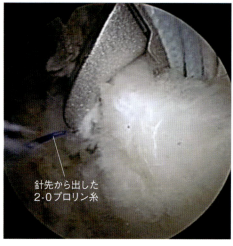

図34　スーチャーパンチから2-0プロリン糸を出す

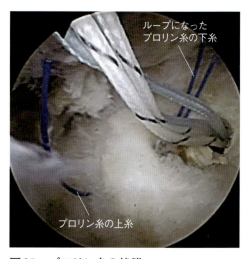

図35　プロリン糸の状態

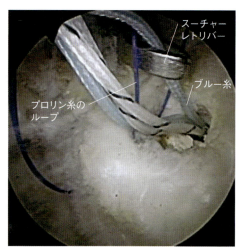

図36　前方ポータルから入れたスーチャーレトリバーをループに通してからブルー糸の1本を把持

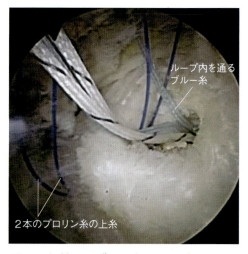

図37　把持したブルー糸を前方ポータルに引き出す

いる2本のプロリン糸を引くことによりブルー糸が腱板を貫く（図38）。ブルー糸を外側ポータルに引き出す（図39）。前方ポータルからレトリバーを入れ，腱板に通ったブルー糸を引き出す（図40）。これらの一連の操作は，腱板大断裂の項（p.90〜97）で詳述したインサイドスーチャーリレーである。

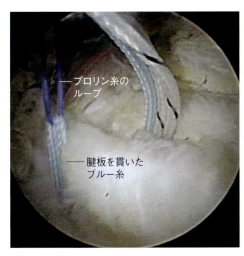

図38 腱板を貫いたブルー糸

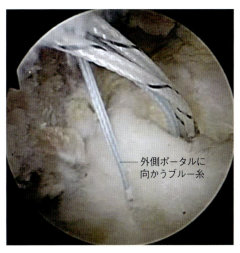

図39 腱板に通ったブルー糸を外側ポータルに引き出す

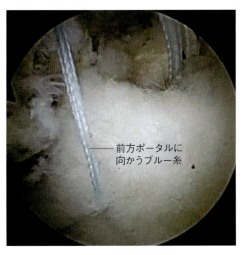

図40 腱板に通ったブルー糸を前方ポータルに引き出す

13 スーチャーパンチにて腱板への糸かけ（2本目）

スーチャーパンチを斜めに入れ，針を断裂部の下に挿入する（図41）。断裂部の中央よりやや前方部を把持してプロリン糸を出す（図42）。インサイドスーチャーリレーを行い，腱板に2本目のブルー糸を通す（図43）。

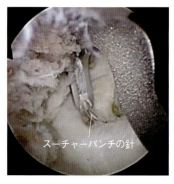

図41　断裂部の下にスーチャーパンチの針を挿入

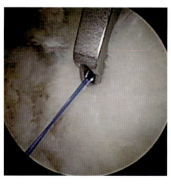

図42　スーチャーパンチからプロリン糸を出す

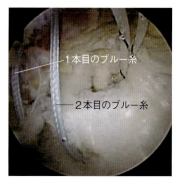

図43　腱板に通った2本目のブルー糸

14 スーチャーパンチにて腱板への糸かけ（3本目）

スーチャーパンチの針を腱板断裂部に挿入し（図44），斜めにしながら奥に進める（図45）。2本目のブルー糸を確認し，適切な間隔の部位に上アゴを位置させ（図46），しっかり把持して針先を出す（図47）。プロリン糸を出し（図48），先と同様にインサイドスーチャーリレーを行い，白黒糸を腱板に通す（図49）。

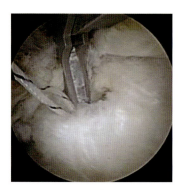

図44　腱板断裂部にスーチャーパンチの針を挿入

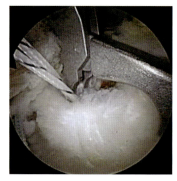

図45　スーチャーパンチを斜めにしながら奥に進める

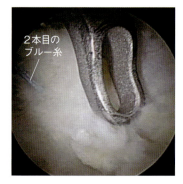

図46　スーチャーパンチの上アゴを適切な部位に位置させる

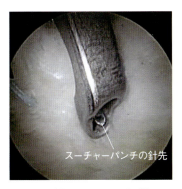
図47　腱板をしっかり把持して針先を出す

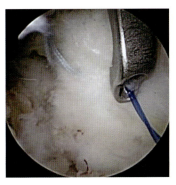
図48　針先からプロリン糸を出す

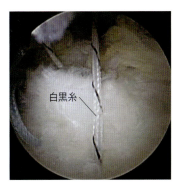
図49　腱板に通った白黒糸

15 スーチャーパンチにて腱板への糸かけ（4本目）

　スーチャーパンチを斜めに寝かせ，先にかけた白黒糸をみて適切な間隔の部位に上アゴを持っていき把持する（図50）。針先が膜で覆われており，プロリン糸が出てこない（図51）。スーチャーパンチの上アゴを開けたり閉じたりカチカチさせる。それでもだめなら，スーチャーパンチを強く握り締めながら，もち上げたり横にねじったりして膜をはずす（図52）。プロリン糸を先端から出す（図53）。前方ポータルからレトリバーを入れ，プロリン糸のループと白黒糸を把持して（図54），前方ポータル外に5cm程度引き出す（図55）。アウトサイドスーチャーリレーを行い，腱板に白黒糸を通す（図56）。これらの一連の操作は腱板大断裂の項（p.98〜101）で詳述したアウトサイドスーチャーリレーである。

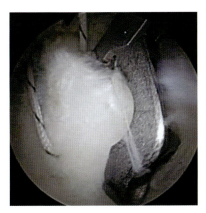
図50　斜めに寝かせたスーチャーパンチで腱板を把持

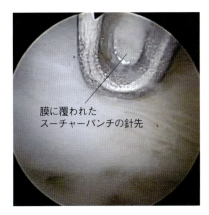
図51　針先が膜に覆われているためプロリン糸が出てこない

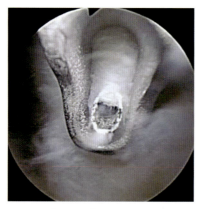

図52　膜をはずして針先を露出させる

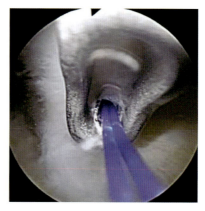

図53　針先からプロリン糸を出す

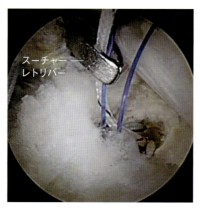

図54　スーチャーレトリバーでプロリン糸のループと白黒糸を把持

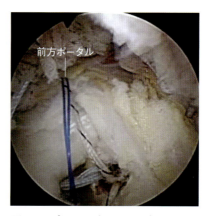

図55　プロリン糸のループと白黒糸を前方ポータルに引き出す

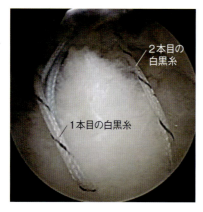

図56　腱板に通った2本目の白黒糸

腱板滑液包面断裂に対する鏡視下腱板修復術

16 パスポートカニューラを設置

外側ポータルよりパスポートカニューラを挿入する（図57）。

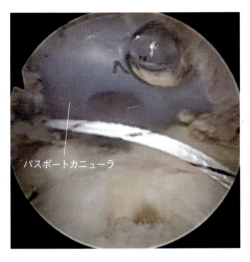

図57 外側ポータルより挿入された
　　　パスポートカニューラ

17 大結節外側壁の軟部組織の蒸散

ブリッジング用アンカーであるポップロック4.5mmを挿入するための準備として，パスポートカニューラから入れたアングルエンドで大結節外側壁の軟部組織を蒸散する（図58）。

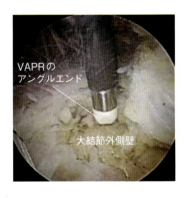
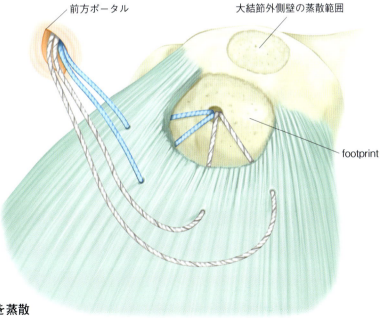

図58　大結節外側壁の軟部組織を蒸散

18 ポップロック4.5mm用のボーンパンチでパイロットホールを作製

大結節の外側壁にポップロック4.5mm用のボーンパンチの先端をあてがい垂直にする(図59),ハンドルをハンマーで叩き,レーザーラインが骨に入る直前まで打ち込む(図60)。ボーンパンチを慎重に回転させながら抜去し,パイロットホールを確認する(図61)。

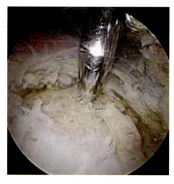
図59 大結節外側壁にボーンパンチの先端をあてがい垂直にする

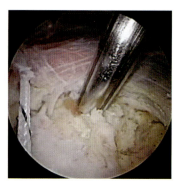
図60 レーザーラインが骨に入る直前まで打ち込む

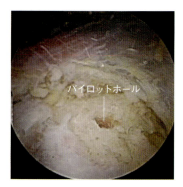
図61 パイロットホールの確認

19 パスポートカニューラから糸を引き出す

パスポートカニューラからレトリバーを入れ,腱板にかけた4本のアンカー糸を引き出す(図62)。ブルー糸と白黒糸に絡まりがないかを確認する。腱板大断裂の項(p.123)と腱板小・中断裂の項(p.146)を参照。

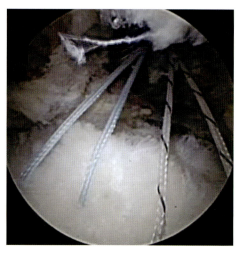
図62 パスポートカニューラに向かう4本のアンカー糸

20 ポップロック4.5mmアンカーでのブリッジングスーチャー

　アンカー糸を装填したポップロック4.5mmアンカーをパスポートカニューラから挿入する（図63）。パイロットホールに先端を入れ（図64），ハンドルをハンマーで軽く叩きながら，インサーターのレーザーラインがみえるぎりぎりまでアンカーを挿入する（図65）。糸を1本ずつ引き，腱板を引き寄せていく。この際，ハンドルを軽く押し，アンカーがパイロットホールから抜け出ないようにする。引いた糸はハンドルの両サイドにあるフック（楔状の切り込み部）にかける。アンカーは少し浮き上がるので，再度，レーザーラインがみえるぎりぎりまでハンマーでハンドルを慎重に叩く（図66）。オレンジのストッパーを押してストッパーをはずしてから黒いレバーを力強く握る。「パチン」と大きな音がして，アンカーのウイングが両サイドに開き骨内に固定され，同時に4本の糸がアンカーに強固に固定される。インサーターを引き抜きアンカー尾部を観察する。適切な深さに位置していることが確認できる（図67）。

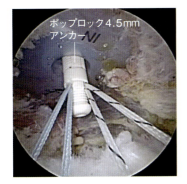

図63　肩峰下に入れたポップロック4.5mmアンカー

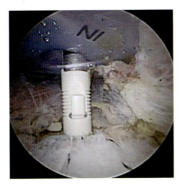

図64　パイロットホールにアンカー先端を挿入

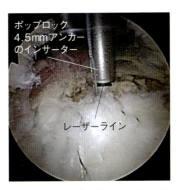

図65　レーザーラインがみえるぎりぎりまでインサーターを挿入

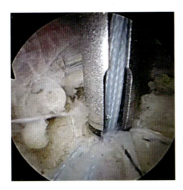

図66　再度レーザーラインがみえるぎりぎりまでインサーターを挿入

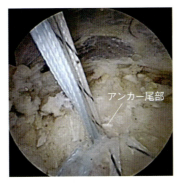

図67　適切な深さに設置されたポップロック4.5mmアンカー

本症例ではファイバーワイヤーカッターでの糸切りの際,ブルー糸の1本が長く残ってしまった(図68)。前方ポータルからキングフィッシャーを入れ,ブルー糸の端を把持し,パスポートカニューラから15番円刃を挿入して(図69),ブルー糸を切離した(図70,71)。

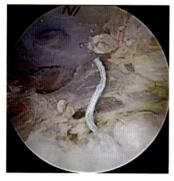

図68　長く残ってしまったブルー糸

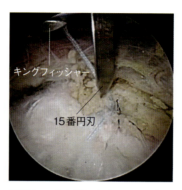

図69　パスポートカニューラから15番円刃を挿入し,ブルー糸を切る

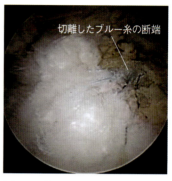

図70　糸切離後,腱板は良好に修復されている

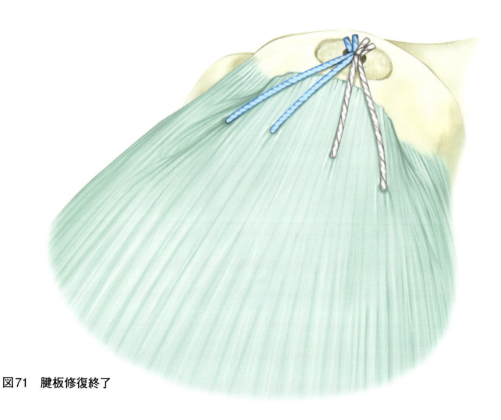

図71　腱板修復終了

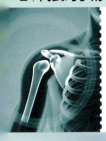

II 代表的手術

腱板関節面断裂に対する鏡視下手術

腱板関節面断裂に対するアプローチとして3つの方法がある。1つ目は残存する滑液包面部の腱板を切除し、全層断裂にして修復する方法である。2つ目は腱板滑液包面から関節面断裂部に向けてアンカーを大結節のfootprint部に挿入し、関節面断裂を修復する方法である（partial articular side tendon avulsion；PASTA法）。3つ目は関節面断裂の毛羽立ちを切除するデブリドマンである。以前はPASTA法を行っていたが、拘縮を生じる症例が多く、現在は施行していない。ここでは、1つ目と3つ目の方法について述べる。

腱板関節面断裂部を全層断裂にして修復する方法

 MRI

本症例のMRIを示す。MRI T2強調斜位前額断像にて腱板関節面断裂を認める（図1a）。T2強調脂肪抑制斜位前額断像にて関節面断裂はさらに明白に確認できる（図1b）。T2強調矢状断像にて関節面断裂部は棘上筋腱の前方部分であることがわかる（図1c）。

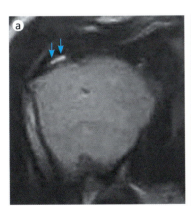 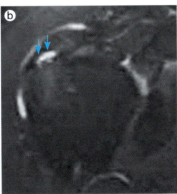 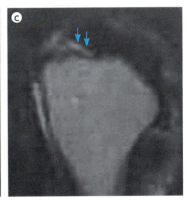

図1　MRI画像
a：T2強調斜位前額断像。腱板関節面断裂部を青矢印で示す。
b：T2強調脂肪抑制斜位前額断像。腱板関節面断裂部を青矢印で示す。
c：T2強調矢状断像。腱板関節面断裂部を青矢印で示す。

2 関節内鏡視

皮切は，腱板大断裂の項(p.71)と同様である。30°斜視鏡での関節内鏡視で腱板関節面断裂を認める(図2)。前方ポータルよりシェーバーを挿入し，シェーバーの手元を下げて，シェーバーを断裂部に運び断裂部周囲の毛羽立ちを切除する(図3)。上腕二頭筋長頭腱(LHB)のすぐ後方に断裂部があり，棘上筋腱の前方部分の断裂であることがわかる(図4)。

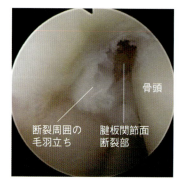

図2　関節内鏡視

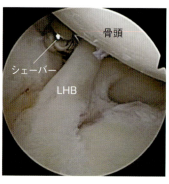

図3　シェーバーで断裂部周囲の毛羽立ちを切除

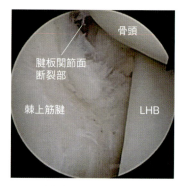

図4　断裂部の確認

3 ASD・腱板上の滑膜切除

鏡視下肩峰下除圧術(ASD)を施行後，70°斜視鏡を後方ポータルから挿入する。外側ポータルからシェーバーを肩峰下腔に入れ，腱板上の滑膜組織を切除し(図5)，腱板の表面を展開する(図6)。

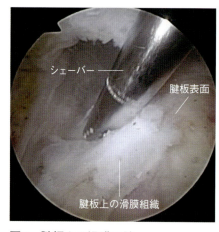

図5　腱板上の滑膜切除

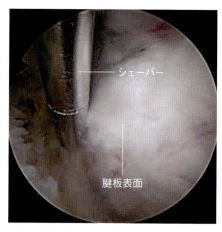

図6　腱板表面の展開

④ 外側ポータルから針を関節内に刺入

外側ポータルから16ゲージサーフロ針の内套（以下針）を挿入して腱板に刺入し，関節内に針先を入れる（図7）。後方ポータルから30°斜視鏡を関節内に挿入し，針の刺入位置を確認する。関節面断裂部を針が貫通していれば適切である（図8，9）。針が関節面断裂部を通過していなければ刺入位置を変え通過させる。

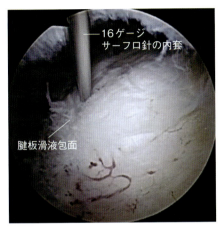

図7　外側ポータルから針を入れ腱板に刺入

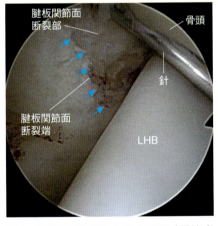

図8　関節面断裂部を針が貫通（関節内鏡視，青矢印が腱板関節面断裂端）

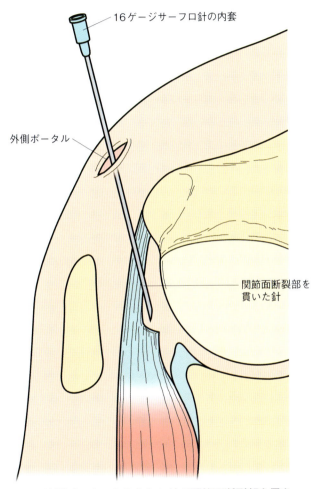

図9　外側ポータルから入れた針が関節面断裂部を貫き関節内に達する

advice　肩峰下鏡視にて関節面断裂部を推測するためにプロービングを行うとよい。外側ポータルから入れたプローブにて腱板表層を押し，腱板がぶよぶよしている部分を探る（図10）。大結節に近い部分の腱板を，上腕を回旋させながらプローブで押し，関節面断裂部の当たりをつける。

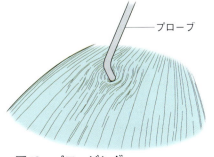

図10　プロービング

5　針を抜き，腱板の表層を蒸散

　肩峰下鏡視にもどる．70°斜視鏡を後方ポータルから挿入する．以降，ブリッジングスーチャー終了まで70°斜視鏡下に操作を行う．腱板に刺さっている針を抜去し，外側ポータルからVAPRのアングルサイドを挿入する．針が刺さっていた部位の腱板を蒸散する(図11)．大結節のfootprint部まで蒸散していく(図12)．次に表層(滑液包面)の腱板を近位および前後方向に蒸散する(図13，14)．プロービングにて腱板断端の状態を確認し，蒸散した範囲が適切かどうかを判断する(図15)．

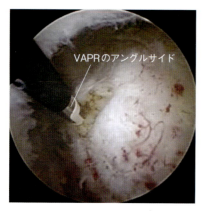

図11　針が刺さっていた部位の腱板を蒸散

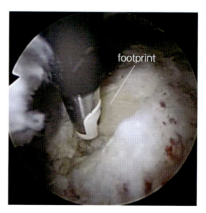

図12　Footprint部まで蒸散

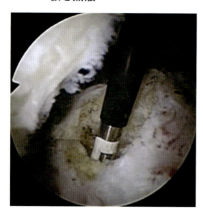

図13　腱板表層(滑液包面)を蒸散

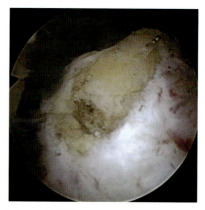

図14　蒸散後

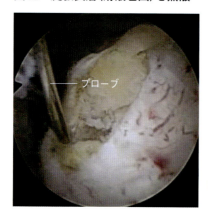

図15　プロービングにて腱板断端の状態を確認

6 スーチャーパンチを挿入して腱板を把持できるかを確認

針長7mmのスーチャーパンチクローズドタイプを外側ポータルから挿入し，腱板の前方(図16)，中央(図17)，後方(図18)を把持して，十分なバイトでつかめるかを確認する．浅くしかつかめない場合はVAPRにて腱板の深層を蒸散する．

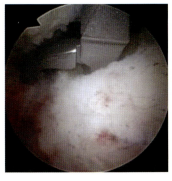
図16　腱板前方の把持

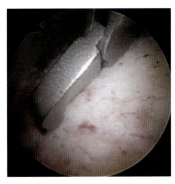
図17　腱板中央の把持

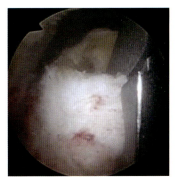
図18　腱板後方の把持

7 大結節footprintの新鮮化

5.5mmアブレーダーを外側ポータルから挿入し，大結節のfootprintを新鮮化する(図19)．

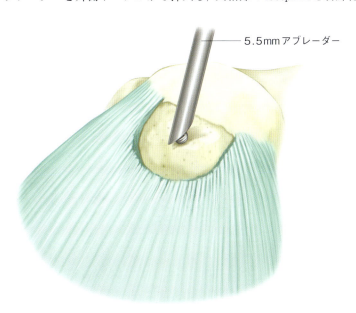
図19　大結節footprintの新鮮化

8 アンカーポータルの作製

肩峰の外側から針を刺入し，大結節のfootprintに位置させ，角度が適切かを判断する（図20）。適切と判断されれば，針刺入部にアンカー挿入用のポータルの皮切を置く。15番円刃での一刺しのみの小切開で十分である。

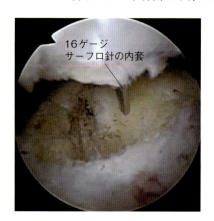
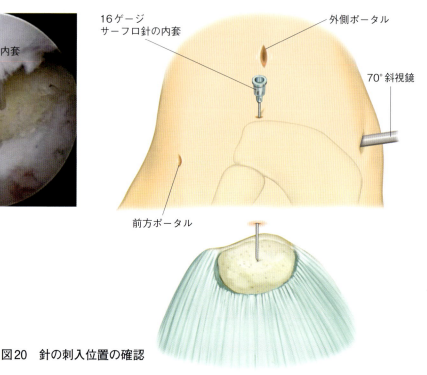

図20　針の刺入位置の確認

9 パイロットホールの作製

アンカーポータルからコークスクリューPEEK 4.5mm用のボーンパンチを肩峰下腔に挿入して先端を大結節のfootprintの内側にあてがう（図21）。ハンマーで叩き，骨面に接しているレーザーラインが（図22），完全にみえなくなるまで挿入し，パイロットホールを作製する（図23）。

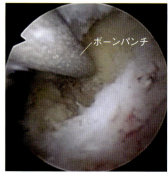
図21　ボーンパンチ先端をfootprintの内側にあてがう

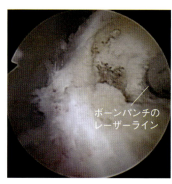
図22　骨面に接しているレーザーライン

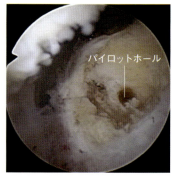
図23　パイロットホールを確認

10 コークスクリューPEEK 4.5mmを骨内に挿入

　コークスクリューPEEK 4.5mmをアンカー挿入用の小切開部から回転させながら肩峰下腔に入れ，パイロットホール内に入れる（図24）。インサーターのレーザーラインがみえなくなるまで回す（図25）。ハンドルをハンマーで下から叩き，インサーターをはずして，アンカー尾部が骨内に収まっていることを確認する（図26）。

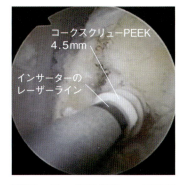

図24　コークスクリューPEEK 4.5mmを骨内に挿入

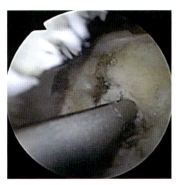

図25　レーザーラインがみえなくなるまでインサーターを回す

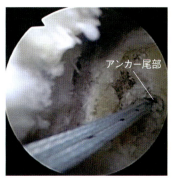

図26　アンカー尾部は骨内に収まっている

11 ストッパーノット

　ノットプッシャーのアイレットに白黒糸の一方を通し，単結節を作り，アンカーの尾部に向けて押し込み，糸をアンカーに固定する（図27）。ブルー糸も同様にアンカーに固定する（図28）。

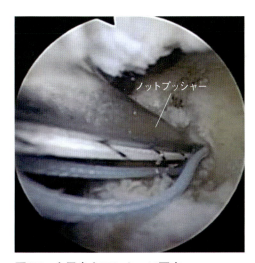

図27　白黒糸をアンカーに固定

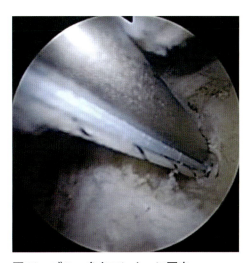

図28　ブルー糸をアンカーに固定

12 スーチャーパンチにて腱板への糸かけ（1本目）

外側ポータルから針長7mmのスーチャーパンチを挿入し，腱板前方部を把持してループ状に通した2本の2-0プロリン糸を出す（図29）。腱板からスーチャーパンチをはずし，インサイドスーチャーリレー（p.94～97参照）を行い（図30），腱板にブルー糸を通す。通した糸を前方ポータルから入れたスーチャーレトリバー（以下レトリバー）で把持し引き出す（図31）。

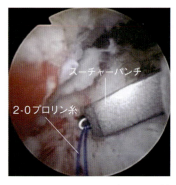
図29　スーチャーパンチの針先から，2本のプロリン糸を出す

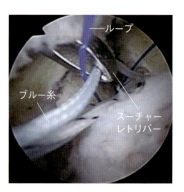
図30　前方ポータルから入れたレトリバーをループに通し，ブルー糸を把持

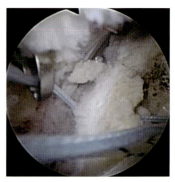
図31　スーチャーレトリバーでブルー糸を前方ポータルに引き出す

13 スーチャーパンチにて腱板への糸かけ（2本目）

スーチャーパンチを挿入し，断裂部の中央よりやや前方部を把持して2-0プロリン糸を出す（図32）。アウトサイドスーチャーリレー（p.98～101参照）を行い（図33），腱板に2本目のブルー糸を通す。通した糸を前方ポータルから入れたレトリバーで把持し引き出す（図34）。

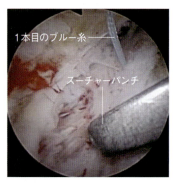
図32　断裂部中央よりやや前方部を把持

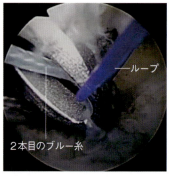
図33　スーチャーレトリバーでループと2本目のブルー糸を把持

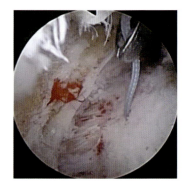
図34　スーチャーレトリバーで2本目のブルー糸を前方ポータルに引き出す

14 スーチャーパンチにて腱板への糸かけ（3本目）

スーチャーパンチを挿入し，断裂部の中央よりやや後方部を把持する（図35）。アウトサイドスーチャーリレーを行い（図36），腱板に1本目の白黒糸を通す。通した糸を前方ポータルから入れたレトリバーで把持し引き出す（図37）。

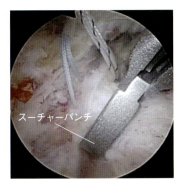

図35　断裂部中央よりやや後方部を把持

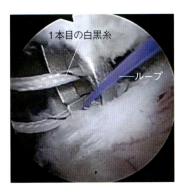

図36　スーチャーレトリバーでループと白黒糸の1本を把持

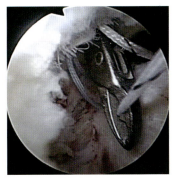

図37　スーチャーレトリバーで白黒糸を前方ポータルに引き出す

15 スーチャーパンチにて腱板への糸かけ（4本目）

スーチャーパンチを挿入し，腱板の後方部を把持する（図38）。アウトサイドスーチャーリレーを行い（図39），腱板に2本目の白黒糸を通す。通した糸を前方ポータルから入れたレトリバーで把持し引き出す（図40）。ほぼ等間隔に4本の糸が腱板にかかっている（図41）。

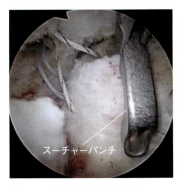

図38　腱板後方部を把持

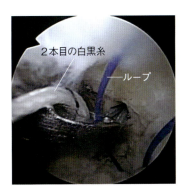

図39　スーチャーレトリバーでループと2本目の白黒糸を把持

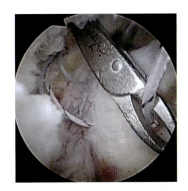

図40　スーチャーレトリバーで2本目の白黒糸を前方ポータルに引き出す

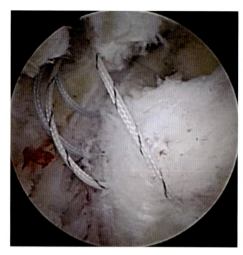

図41　等間隔に腱板にかけられた4本の糸

16 パスポートカニューラを設置

外側ポータルよりパスポートカニューラを挿入する（図42）。つばの部分に膜がかかっており，これをVAPRのアングルサイドで蒸散した（図43）。

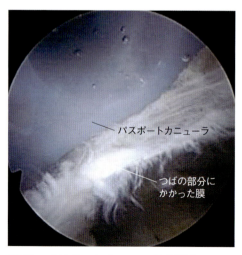

図42　パスポートカニューラを挿入

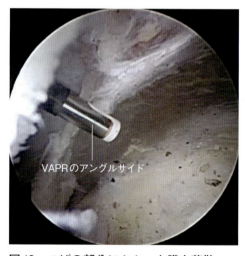

図43　つばの部分にかかった膜を蒸散

17 大結節外側壁の軟部組織の蒸散

ブリッジング用アンカーであるポップロック4.5mmを挿入するための準備として，パスポートカニューラから入れたVAPRのアングルエンドで大結節外側壁の軟部組織を蒸散する（図44）。

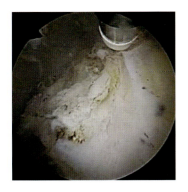
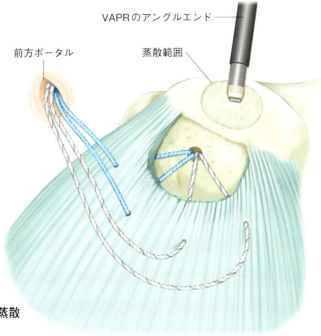

図44　大結節外側壁の軟部組織の蒸散

18 ポップロック4.5mm用のボーンパンチでパイロットホールを作製

軟部組織が蒸散され皮質骨が展開された大結節の外側壁にポップロック4.5mm用のボーンパンチの先端をあてがい（図45），ハンドルをハンマーで叩き，レーザーラインが骨に入る直前まで打ち込む（図46）。ボーンパンチを慎重に回転させながら抜去しパイロットホールを確認する（図47）。

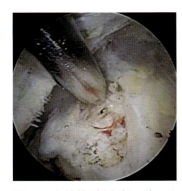
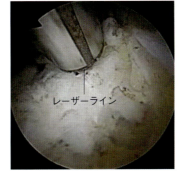
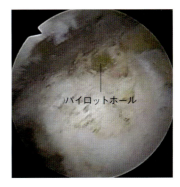

図45　大結節外側壁にボーンパンチの先端をあてがう

図46　レーザーラインが骨に入る直前までボーンパンチを打ち込む

図47　パイロットホールの確認

19 パスポートカニューラから糸を引き出す

パスポートカニューラからレトリバーを入れ，腱板にかけたアンカー糸を引き出す(図48)。4本の糸を引き出した後(図49)，カニューラ外で2本の白黒糸をレトリバーで把持して肩峰下に挿入し，ブルー糸との絡まりがないことを確認する(図50)。同様の操作を2本のブルー糸に対しても行う。

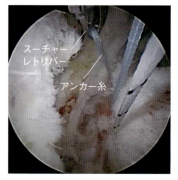

図48 スーチャーレトリバーでアンカー糸を引き出す

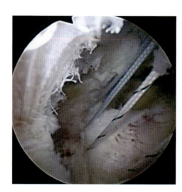

図49 引き出された4本のアンカー糸

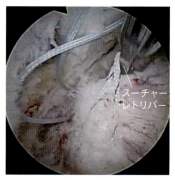

図50 2本の白黒糸とブルー糸の絡まりがないことを確認

20 ポップロック4.5mmアンカーでのブリッジングスーチャー

パスポートカニューラ外で，ポップロック4.5mmアンカーの2つのアイレットに2本のブルー糸と2本の白黒糸をそれぞれ入れ，4本の糸を引きながらパスポートカニューラからポップロックアンカーを挿入する(図51)。パイロットホールに先端を入れ(図52)，ハンドルをハンマーで軽く叩き，インサーターのレーザーラインがみえるぎりぎりまでアンカーを挿入する(図53)。糸を1本ずつ引き，腱板を引き寄せていく。この際，ハンドルを軽く押し，アンカーがパイロットホールから抜け出ないようにする。引いた糸はハンドルの両サイドにあるフック(楔状の切り込み部)にかける。アンカーは少し浮き上がるので，再度，レーザーラインがみえるぎりぎりまでハンマーでハンドルを慎重に叩く(図54)。

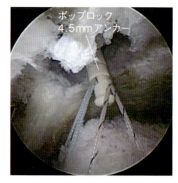

図51 パスポートカニューラからアンカーを挿入

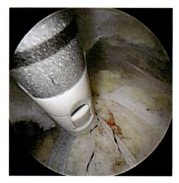

図52 パイロットホールにアンカーの先端を挿入

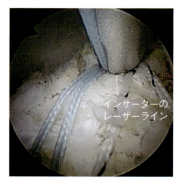

図53 レーザーラインがみえるぎりぎりまでアンカーを挿入

オレンジのストッパーを押してストッパーをはずしてから黒いレバーを力強く握る。「パチン」と大きな音がして，アンカーのウイングが両サイドに開き骨内に固定され，同時に4本の糸がアンカーに強固に固定される。フックから糸をはずす。インサーターを引き抜くとアンカー尾部が観察でき，適切な深さに位置していることが確認できる(図55)。ファイバーワイヤーカッターで糸を切る(図56)。

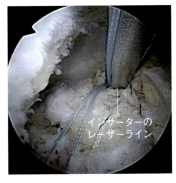

図54 アンカーをレーザーラインがみえるぎりぎりまで挿入

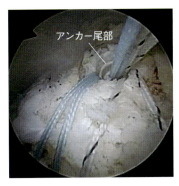

図55 アンカー挿入深度の確認

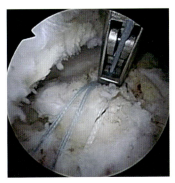

図56 糸をファイバーワイヤーカッターで切る

21 ドッグイヤー部の蒸散と関節内鏡視

腱板のドッグイヤー部をVAPRのアングルエンドで蒸散し(図57)，ブリッジング部の腱板を平坦にする(図58)。後方ポータルから30°斜視鏡で関節内を観察する。LHB後方の棘上筋腱は良好に修復されている(図59)。

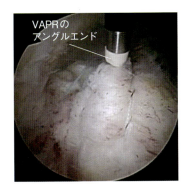

図57 ドッグイヤー部の蒸散

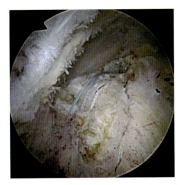

図58 平坦化したブリッジング部の腱板

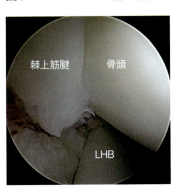

図59 修復された棘上筋腱

腱板関節面断裂のデブリドマン

症例は野球選手である。スローイングアスリートに腱板修復術を行うと拘縮により可動域が制限され，スポーツに復帰できない可能性が高いため，腱板関節面断裂部のデブリドマンにとどめるべきと考えている。

1 関節造影MRI

本症例の関節造影MRIを示す。斜位前額断像にて腱板関節面断裂を認め，断裂部の深さは腱板の厚さの1/3程度である（図60a，b）。水平断像で前方および後方関節唇の剥離はみられない（図60c）。

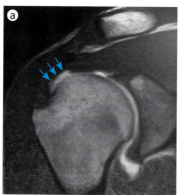
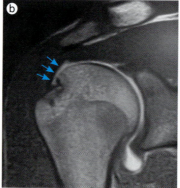
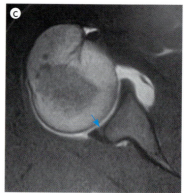

図60　関節造影MRI
a, b：斜位前額断像。連続する2スライス。腱板関節面断裂部を青矢印で示す。c：水平断像。後方関節唇の剥離はみられない（青矢印）。

2 後方関節唇の毛羽立ちのデブリドマン

後方ポータルより30°斜視鏡を挿入し，前方ポータルから手術器具を入れる。上方関節唇の剥離はみられない（図61）。後方関節唇にも剥離はみられないが毛羽立ちがあり，シェーバーでデブリドマンを行った（図62，63）。

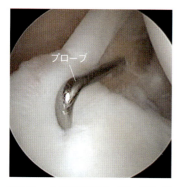
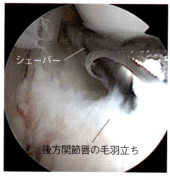
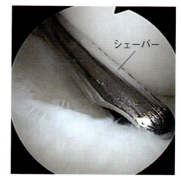

図61　上方関節唇のプロービング

図62　シェーバーによるデブリドマン

図63　デブリドマン後毛羽立ちは消失

3 腱板関節面断裂部の毛羽立ちのデブリドマン

　LHB後方の棘上筋腱の関節面に著明な毛羽立ちを認める（図64）。前方ポータルからシェーバーを挿入し，毛羽立ちのデブリドマンを行う（図65，66）。大結節付着部のデブリドマンも施行する（図67）。シェーバーでのおおまかなデブリドマンが完了となる（図68）。

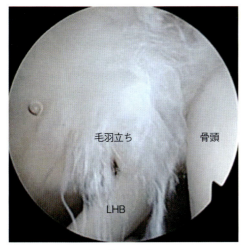

図64　棘上筋腱関節面の毛羽立ち

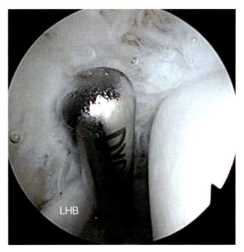

図65　前方ポータルからシェーバーを挿入

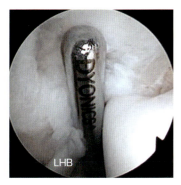

図66　棘上筋腱関節面のデブリドマン

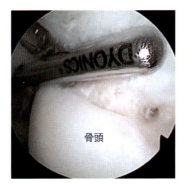

図67　大結節付着部のデブリドマン

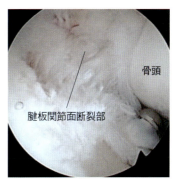

図68　デブリドマンされた腱板関節面断裂部

4 腱板関節面断裂部の毛羽立ちの蒸散

　VAPRのアングルサイド(図69)およびアングルエンド(図70)を用いて，慎重に残存する毛羽立ち部を蒸散する。

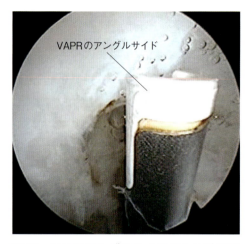

図69　VAPRアングルサイドによる毛羽立ちの蒸散

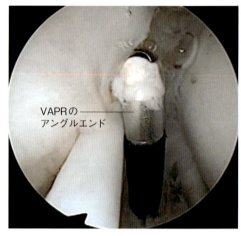

図70　VAPRアングルエンドによる毛羽立ちの蒸散

5 プローブで関節面断裂部を確認

　プローブにてデブリドマンした関節面断裂部の深さ(厚さ)を確認し(図71，72)，手術を終了する(図73)。

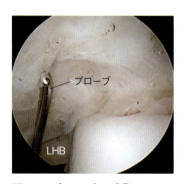

図71　プロービング①

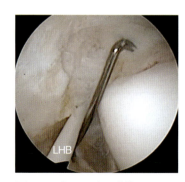

図72　プロービング②

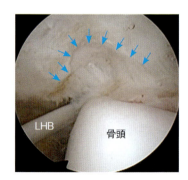

図73　手術終了時
　　　青矢印は腱板関節面断裂端を示している

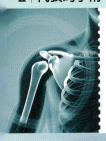

II 代表的手術

肩甲下筋腱断裂に対する鏡視下腱板修復術

　肩甲下筋腱断裂では単独断裂は比較的まれで，多くは棘上筋腱断裂と合併する。さらに棘下筋腱断裂も合併していることもある。肩甲下筋腱断裂では内旋筋力が弱くなり，lift off testやbelly press testが陽性となる。簡単な検査として，いわゆる休めの姿勢（両手を両腸骨部にあてがう）をさせると，うまくできず，肘が体幹の後方にきてしまう。

　本症例のMRIを示す。MRI T2強調脂肪抑制水平断像にて右肩の肩甲下筋腱断裂がみられ，断端は前方関節唇近くまで退縮している。また上腕二頭筋長頭腱（LHB）の前方への脱臼がみられる（図1a）。矢状断像では肩甲下筋腱と棘上筋腱の断裂を認める（図1b）。斜位前額断像では棘上筋腱の断裂を認める（図1c）。

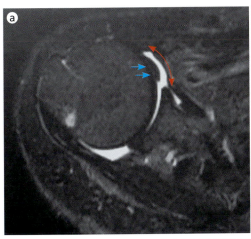
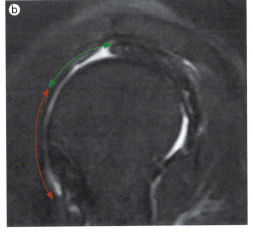
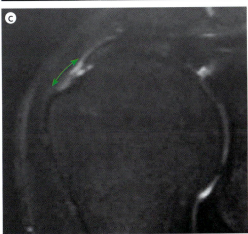

図1　MRI画像
a：T2強調脂肪抑制水平断像。肩甲下筋腱断裂部（両端赤矢印），LHBの前方脱臼（青矢印）。
b：T2強調脂肪抑制矢状断像。肩甲下筋腱断裂部（両端赤矢印），棘上筋腱断裂部（両端緑矢印）。
c：T2強調脂肪抑制斜位前額断像。棘上筋腱断裂部（両端緑矢印）。

手術手技

ここでは肩甲下筋腱断裂部に2号ファイバーワイヤー糸(以下ファイバーワイヤー糸)を水平マットレスで2本かけ,ブリッジング用アンカーであるポップロック4.5mmを使用した修復術について述べる。鏡視用ポータルおよびワーキングポータルは,どこがよいかなどは確立されたものではなく,症例ごとに臨機応変に対処してほしい。

1 ポータルの作製

ポータルは5つとする(図2)。後方ポータルは関節内での操作が多く,反復性肩関節脱臼の項(p.263)と同様のポータルとする。前方ポータルは烏口突起外側のルーチンの部位とする。前外側ポータルは肩峰前縁のラインより1cm後方とし,腱板大断裂の項(p.71)の外側ポータルと同様な部位とする。後外側ポータルは前外側ポータルと後方ポータルの間の中央に作る。棘上筋腱修復のための内側アンカー用のポータルは肩峰外側縁とする。図3は腱板修復術終了後の皮膚縫合直前のものである。

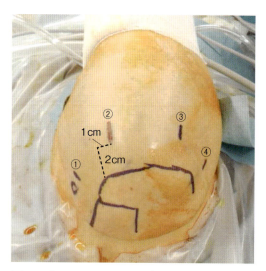

図2 ポータルのマーキング
①前方ポータル(ワーキング)
②前外側ポータル
③後外側ポータル(鏡視)
④後方ポータル(鏡視,LHB牽引用)

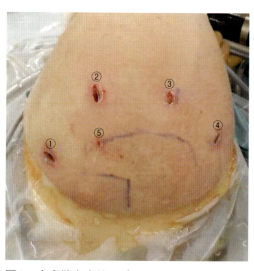

図3 皮膚縫合直前のポータルの位置と長さ
①前方ポータル(ワーキング)
②前外側ポータル(ワーキング)
③後外側ポータル(鏡視)
④後方ポータル(鏡視,LHB牽引用)
⑤アンカーポータル(棘上筋腱修復用)

2 関節内鏡視

30°斜視鏡を後方ポータルから挿入し関節内を観察する。LHBが前方に脱臼している(図4)。肩甲下筋腱の断端が関節唇の前方に確認できる(図5)。棘上筋腱の断裂部を同定する(図6)。LHBの前方脱臼と肩甲下筋腱断裂・棘上筋腱断裂のシェーマを示す(図7)。

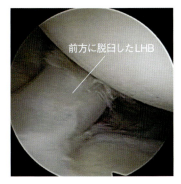

図4　前方に脱臼したLHB

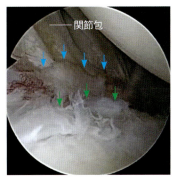

図5　前方関節唇(緑矢印)，肩甲下筋腱断端(青矢印)

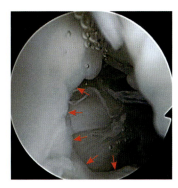

図6　棘上筋腱断端(赤矢印)

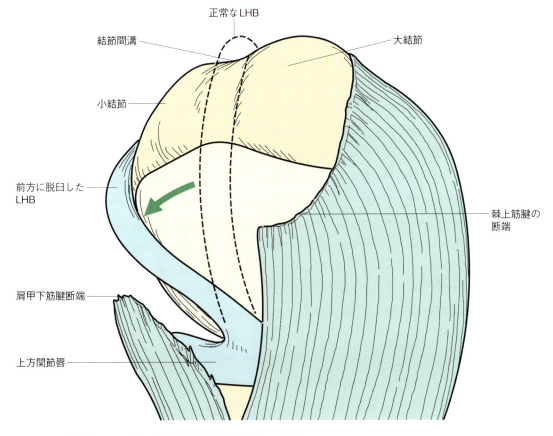

図7　LHBの前方脱臼と肩甲下筋腱断裂・棘上筋腱断裂のシェーマ

3 前方ポータルからの操作

前方ポータルを作製し，ラスプを入れ，関節唇と肩甲下筋腱の間に挿入する（図8）．ラスプをハンマーで叩き（図9），肩甲下筋腱の癒着を剥がして，mobilizationを行う（図10）．

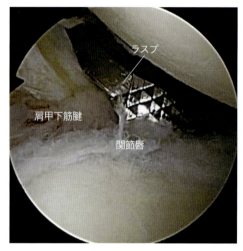

図8　関節唇と肩甲下筋腱の間にラスプを挿入

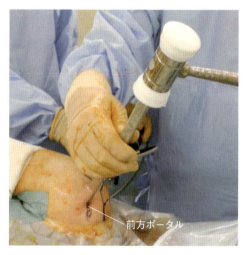

図9　ハンマーでラスプを叩く

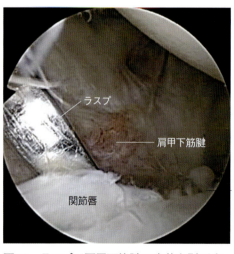

図10　ラスプで肩甲下筋腱の癒着を剥がす

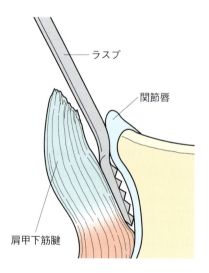

4 スーチャーパンチにて肩甲下筋腱に糸をかける

　前方ポータルから0 PDS糸（以下PDS糸）を装填した針長7mmのスーチャーパンチクローズドタイプを挿入し，肩甲下筋腱を把持して（図11），PDS糸を送り込む（図12）。スーチャーパンチをポータル外に引き出し（図13a, 14），ポータル外でPDS糸をファイバーワイヤー糸にシングルノットできつく結ぶ（図13b）。PDS糸を引くと，ファイバーワイヤー糸が関節内に引き込まれ（図13c），肩甲下筋腱にかかる（図13d, 15）。この一連の操作をシングルノットスーチャーリレーと

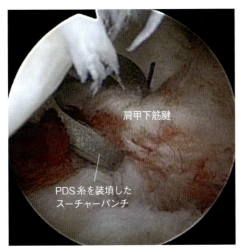
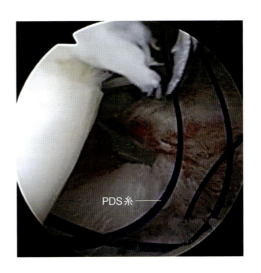

図11　肩甲下筋腱をスーチャーパンチで把持

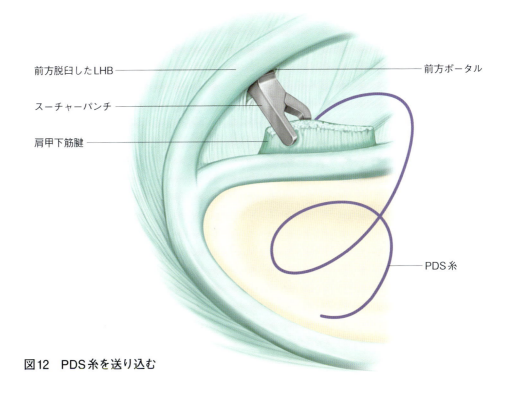

図12　PDS糸を送り込む

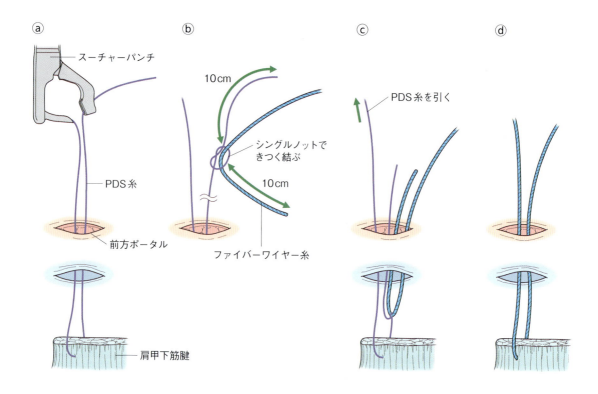

図13 シングルノットスーチャーリレー
a：ポータル外にスーチャーパンチを引き出す。
b：PDS糸をファイバーワイヤー糸にシングルノットできつく結ぶ。
c：PDS糸を引き関節内にファイバーワイヤー糸を引き込む。
d：肩甲下筋腱にファイバーワイヤー糸がかかる。

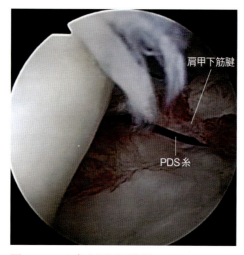

図14 PDS糸を肩甲下筋腱にかける

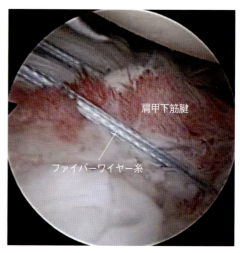

図15 スーチャーリレーにより肩甲下筋腱にファイバーワイヤー糸がかかる

よぶ．再度，同様な操作を行い，2本のファイバーワイヤー糸を肩甲下筋腱にかける(図16)．ファイバーワイヤー糸を引くことにより，肩甲下筋腱の通常に近いレリーフが観察できる(図17)．

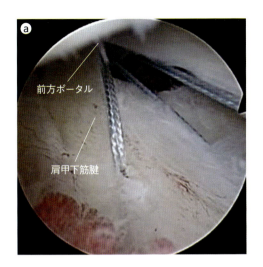

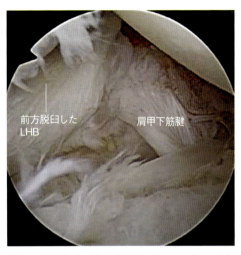

図17 肩甲下筋腱の通常に近いレリーフを確認

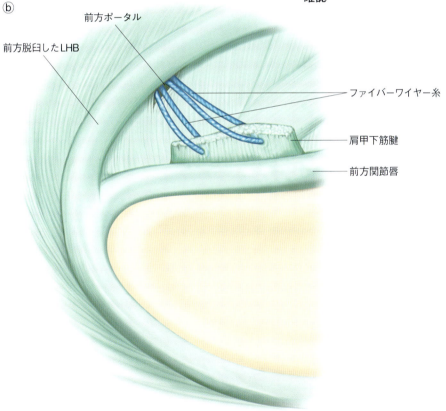

図16 肩甲下筋腱に2本のファイバーワイヤー糸をかける
a：肩甲下筋腱にかけた2本のファイバーワイヤー糸．
b：2本のファイバーワイヤー糸が肩甲下筋腱にかかった状態のシェーマ．

5 ASD

後方ポータルからの鏡視下でルーチンのASDを行う。

6 後外側ポータルからの鏡視

後外側ポータルから70°斜視鏡にて鏡視する（図18）。前外側ポータルから挿入したスーチャーパンチで前方に脱臼しているLHBを把持して（図19），PDS糸をかけ（図20），シングルノットスーチャーリレーにて2号エチボンド糸（以下エチボンド糸）をLHBにかける（図21）。同様な操作でエチボンド糸をもう1本LHBにかける。後方ポータルよりスーチャーレトリバー

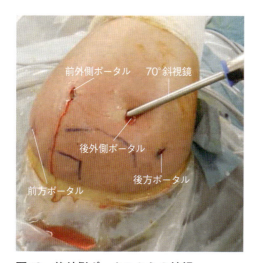

図18　後外側ポータルからの鏡視

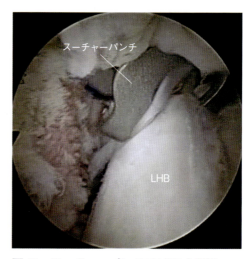

図19　スーチャーパンチでLHBを把持

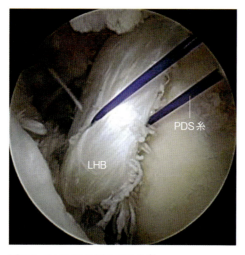

図20　LHBにかけたPDS糸

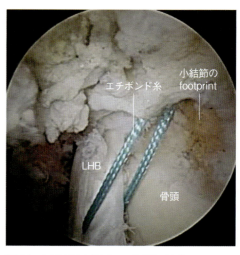

図21　LHBにかけたエチボンド糸

（以下レトリバー）を挿入しエチボンド糸を把持して（図22），後方ポータルに2本のエチボンド糸を引き出す（図23）。

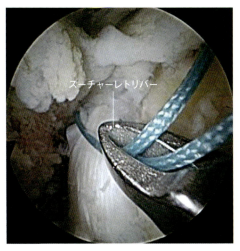

図22　後方ポータルから入れたスーチャーレトリバーでエチボンド糸を把持

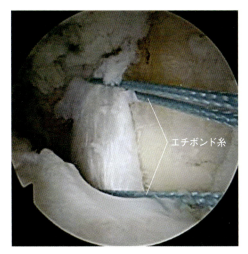

図23　後方ポータルに引き出された2本のエチボンド糸

7　小結節のfootprintの新鮮化

後方ポータル外に出したエチボンド糸を引くことにより，LHBは後方に移動する．小結節のfootprintを同定して，同部の軟部組織を前外側ポータルから入れたVAPRのアングルサイドで蒸散する（図24）．次に5.5mmのアブレーダーを挿入し，footprintの骨を新鮮化する（図25）．

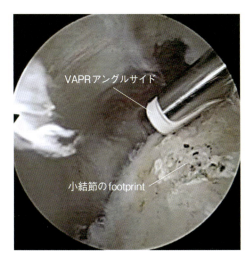

図24　VAPRのアングルサイドで軟部組織を蒸散

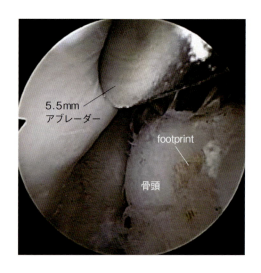

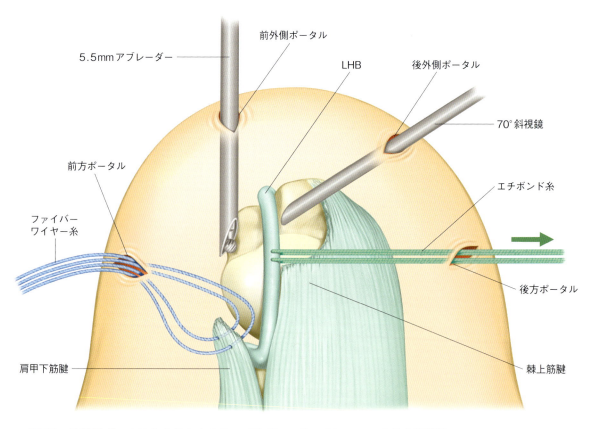

図25　前外側ポータルから入れた5.5mmアブレーダーでfootprintの骨を新鮮化

8 シェーバーでの関節包の切除

先に肩甲下筋腱にかけたファイバーワイヤー糸を引き(図26)，前外側ポータルから挿入したシェーバーにて前方の関節包を可及的に切除していく。この際ファイバーワイヤー糸がシェーバーに巻き込まれ2本とも断裂した(図27)。さらに関節包をシェーバーで切除し，肩甲下筋腱の断端を十分に展開した(図28)。

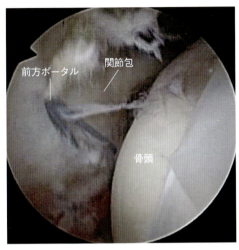

図26 肩甲下筋腱にかけたファイバーワイヤー糸を引く

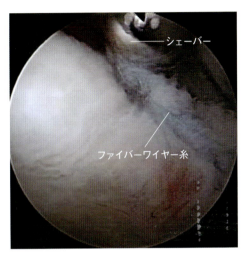

図27 シェーバーに巻き込まれたファイバーワイヤー糸が2本とも断裂した

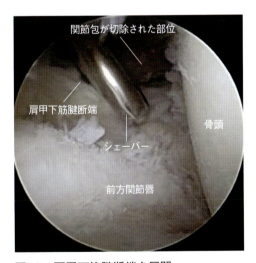

図28 肩甲下筋腱断端を展開

9 関節内鏡視にてファイバーワイヤー糸を肩甲下筋腱にマットレス様にかける

　後方ポータルから30°斜視鏡を入れ，関節内を鏡視する。2本のファイバーワイヤー糸がマットレス様に肩甲下筋腱にかかるまで関節内鏡視で操作する。前方ポータルからPDS糸を装填したスーチャーパンチを挿入し，肩甲下筋腱を把持して(図29)，PDS糸を送り込み，先と同様な方法でシングルノットスーチャーリレーにてファイバーワイヤー糸を肩甲下筋腱にかける(図30)。前方の関節包は先ほど切除しているため，肩甲下筋腱断端は明瞭に同定できる。かけたファイバーワイヤー糸から適度な間隔をとり，2-0プロリン糸(以下プロリン糸)をループ状に装填したスーチャーパンチで肩甲下筋腱を把持する(図31)。スーチャーパンチを前方ポータ

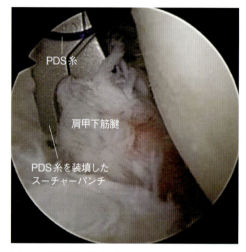

図29　肩甲下筋腱をスーチャーパンチで把持し，PDF糸を通す

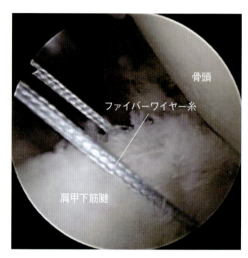

図30　肩甲下筋腱にかけたファイバーワイヤー糸

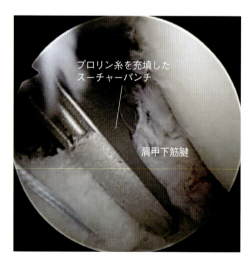

図31　プロリン糸をループ状に装填したスーチャーパンチで肩甲下筋腱を把持

ル外に抜き，プロリン糸をはずし，プロリン糸の両端を引き，ループを関節内に入れる．レトリバーを前方ポータルから挿入し，先のファイバーワイヤー糸の内糸とプロリン糸のループを把持して(図32a, 33)，前方ポータル外に5cm程度引き出す(図32b)．一緒に引き出したファイバーワイヤー糸をプロリン糸のループに10cm程度入れ，折り返し部を指で把持しながら，プロリン糸の両端を引く(図32c)．ファイバーワイヤー糸がマットレス様に肩甲下筋腱にかかる(図32d, 34)．この一連の操作をアウトサイドスーチャーリレーとよぶ．

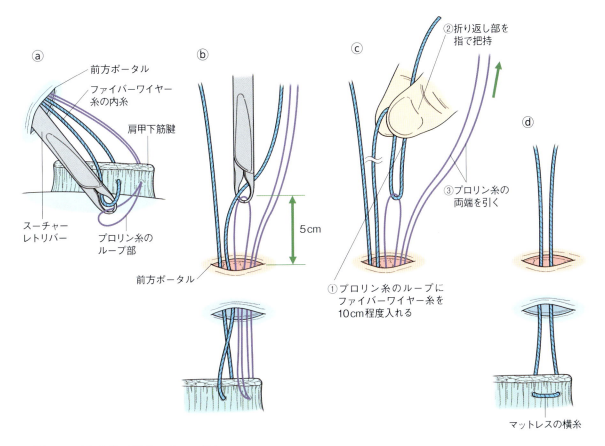

図32 アウトサイドスーチャーリレー
a：ファイバーワイヤー糸の内糸とプロリン糸のループをスーチャーレトリバーで把持．
b：ファイバーワイヤー糸の内糸とプロリン糸のループを前方ポータル外に5cm程度引き出す．
c：①プロリン糸のループにファイバーワイヤー糸を10cm程度入れて，②折り返し部を指で把持して，③プロリン糸の両端を引く．
d：ファイバーワイヤー糸が肩甲下筋腱にマットレス様にかかる．

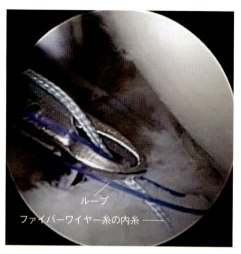

図33 ファイバーワイヤー糸の内糸とプロリン糸のループを把持

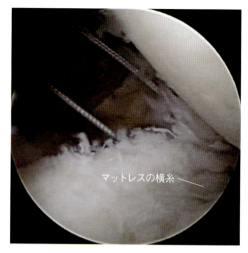

図34 ファイバーワイヤー糸が肩甲下筋腱にマットレス様にかかる

10 2本目のファイバーワイヤー糸を肩甲下筋腱にマットレス様にかける

　1本目のファイバーワイヤー糸から十分に距離をとった部位を，PDS糸を装填したスーチャーパンチで把持し（図35），同様な方法でファイバーワイヤー糸を肩甲下筋腱にかける（図36）。かけたファイバーワイヤー糸から適度な間隔をとり，プロリン糸をループ状に装填した

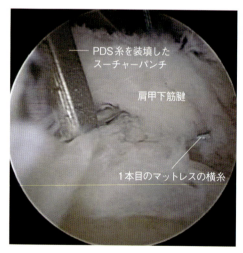

図35 1本目のファイバーワイヤー糸から十分に距離をとり，スーチャーパンチで肩甲下筋腱を把持

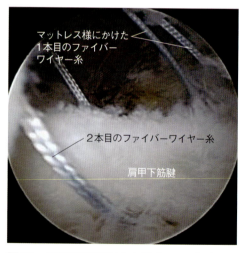

図36 肩甲下筋腱に2本目のファイバーワイヤー糸をかける

スーチャーパンチで肩甲下筋腱を把持する(図37)。先と同様な操作を行い，レトリバーにてファイバーワイヤー糸の内糸とプロリン糸のループを把持して(図38)，アウトサイドスーチャーリレーを行い，ファイバーワイヤー糸をマットレス様にかける(図39)。マットレス様にかけた2本のファイバーワイヤー糸を引くと肩甲下筋腱の通常に近いレリーフが確認できる(図40)。

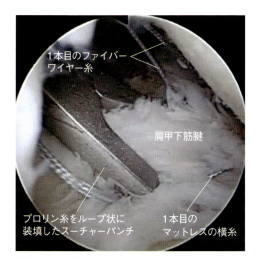

図37 2本目のファイバーワイヤー糸から適度な間隔をとり，スーチャーパンチで肩甲下筋腱を把持

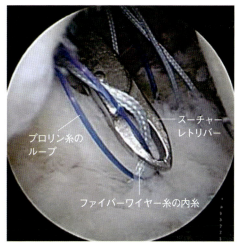

図38 ファイバーワイヤー糸の内糸とプロリン糸のループをスーチャーレトリバーで把持

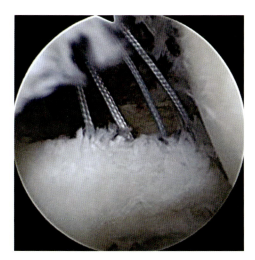

図39 マットレス様にファイバーワイヤー糸を2本かける

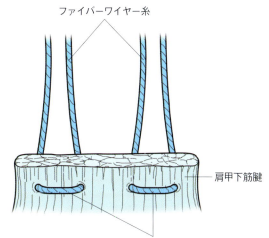

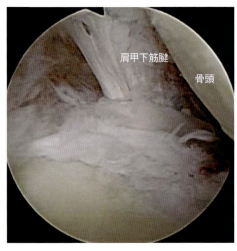

図40　2本のファイバーワイヤー糸を引くと，通常に近い肩甲下筋腱のレリーフが確認できる

11 後外側ポータルからの鏡視でのブリッジングスーチャーの準備

　後外側ポータルから70°斜視鏡にて鏡視する(図18)。肩甲下筋腱のブリッジングスーチャーが終了するまで，後外側ポータルからの鏡視にて操作した。2本のマットレス様にかけたファイバーワイヤー糸を同定し(図41)，前方ポータルから出ているファイバーワイヤー糸を引くと，肩甲下筋腱は小結節に寄ってくるが緊張が強く，小結節のfootprintまでぎりぎり届かない(図42)。

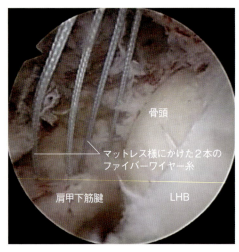

図41　マットレス様にかけた2本のファイバーワイヤー糸を確認

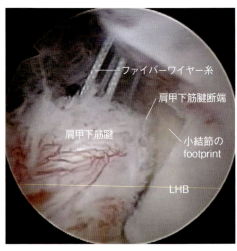

図42　肩甲下筋腱を引いても緊張が強く，断端が小結節のfootprintまで届かない

12 骨頭の軟骨面を1cm程度削る

前外側ポータルから5.5mmアブレーダーを挿入し（図43），小結節部のfootprintに続く骨頭関節軟骨を1cm程度削り（図44），軟骨下骨を展開する（図45）。この操作により肩甲下筋腱断端は小結節の拡大されたfootprintに届くようになる（図46）。

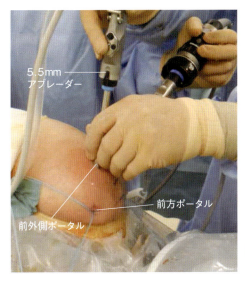

図43　前外側ポータルから5.5mmアブレーダーを挿入

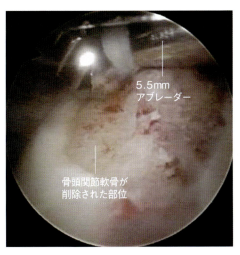

図44　骨頭関節軟骨を1cm程度削る

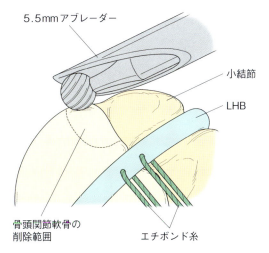

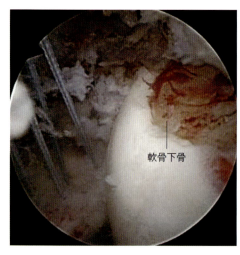

図45 軟骨下骨の展開

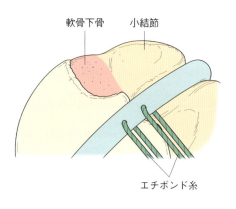

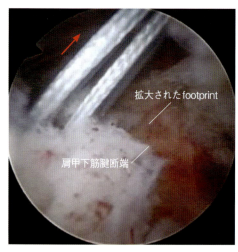

図46 肩甲下筋腱断端が拡大されたfootprintに届くようになる

13 前方ポータルにパスポートカニューラを挿入

　前方ポータルにパスポートカニューラを挿入する（図47）．4本のファイバーワイヤー糸を前外側ポータルから入れたレトリバーで把持して，いったん前外側ポータルに引き出す．パスポートカニューラからレトリバーを挿入し，4本のファイバーワイヤー糸を把持して（図48），パスポートカニューラ外に引き出す（図49）．

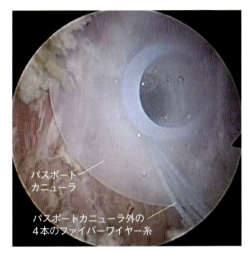

図47　前方ポータルから挿入したパスポートカニューラ

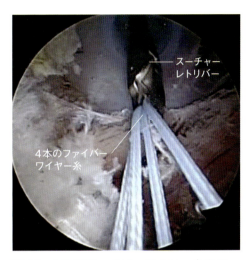

図48　4本のファイバーワイヤー糸をスーチャーレトリバーで把持

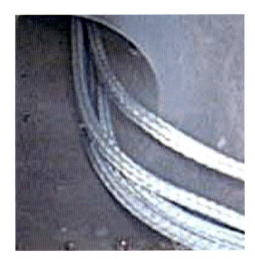

図49　パスポートカニューラに引き出した4本のファイバーワイヤー糸

14 パイロットホールの作製

　いきなりポップロック4.5mm用のボーンパンチでパイロットホールを作ると微妙に位置がずれることがある。よってまずはコークスクリューPEEK用のボーンパンチをパスポートカニューラから挿入し（図50），その先端を小結節のfootprintの適切な部位に位置させ（図51），ハンマーで叩き小孔をあける（図52）。次にポップロック4.5mm用のボーンパンチをパスポートカニューラから挿入し（図53），先にあけた小孔に先端を持っていき（図54），レーザーラインの下端が骨の表面に一致するところまでハンマーで慎重に叩く（図55，56）。ボーンパンチを抜去し，パイロットホールを確認する（図57）。

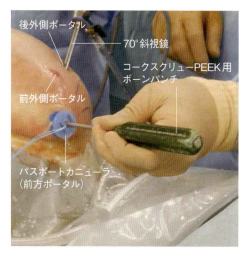

図50　コークスクリューPEEK用のボーンパンチをパスポートカニューラから挿入

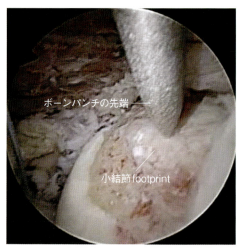

図51　ボーンパンチの先端を小結節footprintの適切な部位に位置させる

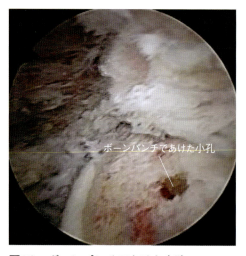

図52　ボーンパンチであけた小孔

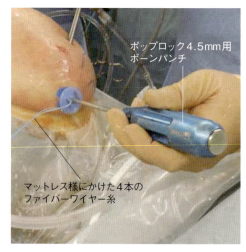

図53　ポップロック4.5mm用のボーンパンチをパスポートカニューラから挿入

肩甲下筋腱断裂に対する鏡視下腱板修復術

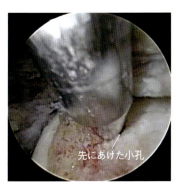

図54　ボーンパンチの先端を小孔に位置させる

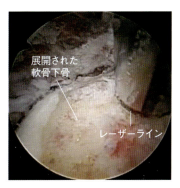

図55　ハンマーで慎重に叩きレーザーラインの下端を骨の表面に一致させる

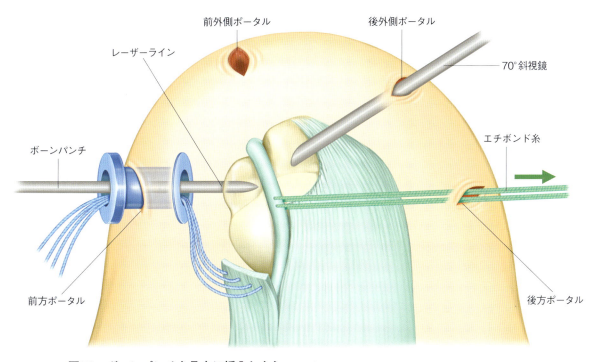

図56　ボーンパンチを骨内に挿入したシェーマ

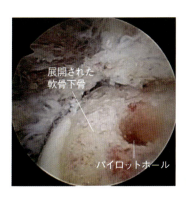

図57　パイロットホールを確認

15 ポップロック4.5mmアンカーによるブリッジングスーチャー

　対になっている2本のファイバーワイヤー糸をパスポートカニューラ外でレトリバーにて把持し，肩峰下に挿入し，もう一対のファイバーワイヤー糸との絡まりがないことを確認する(図58)。他方の対になっている2本のファイバーワイヤー糸に対しても同様な操作を行う。対になっている2本ずつのファイバーワイヤー糸をポップロックのアイレットに入れてから，ポップロックをパスポートカニューラから肩峰下に挿入する(図59)。先端をパイロットホールに入れてから(図60)，レーザーラインが骨表面に近接するまでハンマーで叩く(図61)。

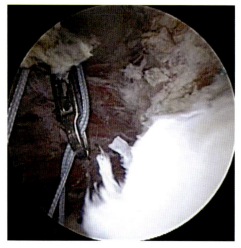

図58　ファイバーワイヤー糸の絡まりがないことを確認

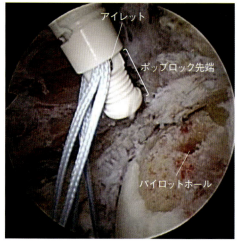

図59　パスポートカニューラから挿入されたポップロック

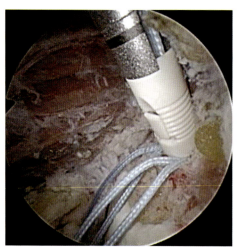

図60　ポップロックの先端をパイロットホールに用手的に挿入

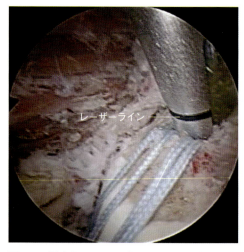

図61　骨表面にレーザーラインが近接するまでハンマーで叩く

ファイバーワイヤー糸を用手的に引く前の状態を確認する(図62)。ファイバーワイヤー糸を1本ずつ引き，肩甲下筋腱を小結節のfootprintに引き寄せる。緊張したファイバーワイヤー糸により骨が若干チーズカットされている(図63)。レーザーラインの下端が骨の表面に位置していることを十分確認してから，オレンジのストッパーを押してレバーを強く握ると，「パチン」という音がして，ファイバーワイヤー糸がアンカー内で固定され，さらにアンカーのウイングが開き，骨内にポップロックアンカーが固定される(図64)。肩甲下筋腱断端は小結節のfootprintに十分届いている(図65)。LHBにかけていた2本のエチボンド糸をはずす(図66)。

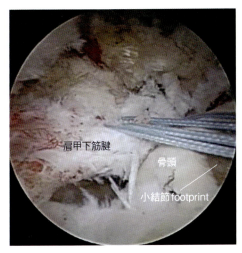

図62　ファイバーワイヤー糸を引く前の状態

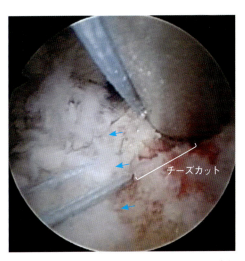

図63　肩甲下筋腱を小結節footprintに引き寄せる(青矢印は肩甲下筋腱断端)

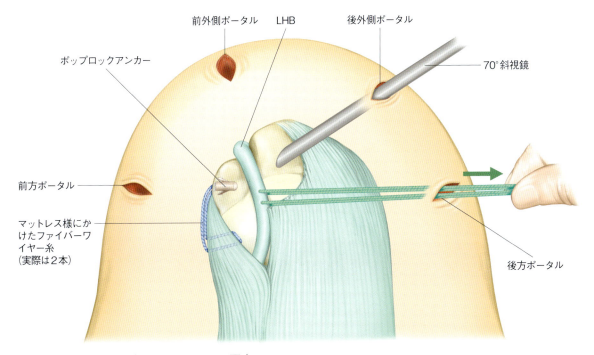

図64　ポップロックアンカーの固定

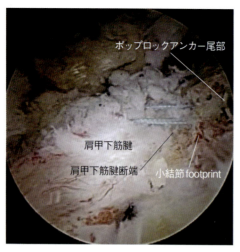

図65 肩甲下筋腱断端が小結節footprintに届く

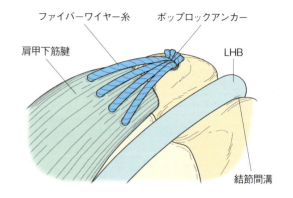

図66 肩甲下筋腱修復後に整復位にもどったLHB

16 棘上筋腱の修復操作

　後方ポータルから70°斜視鏡を肩峰下に挿入し，棘上筋腱断裂部を確認する（図67）。大結節のfootprintを新鮮化してから，アンカーポータルを作製し，コークスクリューPEEK 4.5mmを挿入する（図68）。アンカー糸にストッパーノットをかけてからプロリン糸を装填したスーチャーパンチを用いてスーチャーリレーを行い，4本のアンカー糸を棘上筋腱にかける。前外

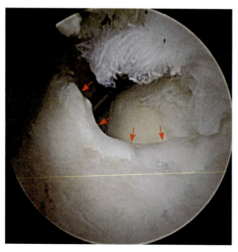

図67 後方ポータルから70°斜視鏡を肩峰下に挿入して棘上筋腱断裂部を確認（断端を赤矢印で示す）

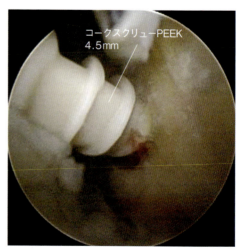

図68 コークスクリューPEEK 4.5mmをパイロットホールに挿入

側ポータルにパスポートカニューラを入れ，棘上筋腱にかけた4本の糸を装填したポップロック4.5 mmを挿入する（図69）。レーザーラインが骨に接する辺りまで叩いていく（図70）。糸を引き，棘上筋腱を大結節のfootprintに引き寄せ修復する（図71）。肩甲下筋腱断裂および棘上筋腱断裂を修復し，LHBが整復位にあるシェーマを示す（図72）。

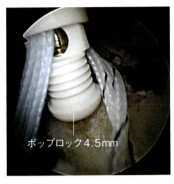

図69　前外側ポータルにパスポートカニューラを入れポップロック4.5 mmを挿入

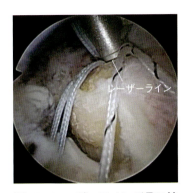

図70　レーザーラインが骨に接する辺りまでハンマーで叩く

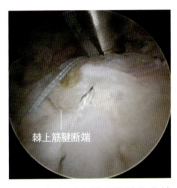

図71　糸を引き棘上筋腱を大結節footprintに引き寄せる

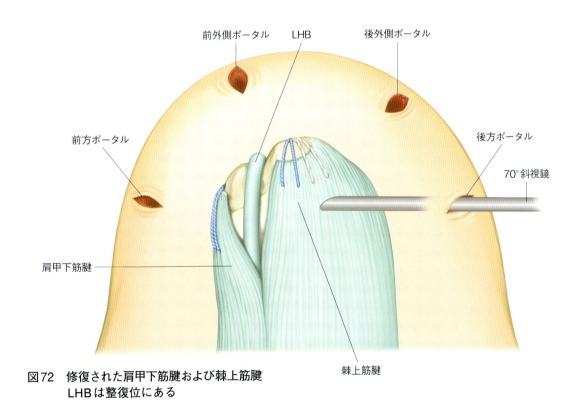

図72　修復された肩甲下筋腱および棘上筋腱　LHBは整復位にある

17　関節内からの観察

後方ポータルから30°斜視鏡を関節内に入れる．前方に脱臼していたLHBは通常の位置にもどっており，さらに肩甲下筋腱も通常に近い走行をとっている（図73）．LHBの後方にある棘上筋腱は骨頭に接しており，良好に修復されていることが確認できる（図74）．

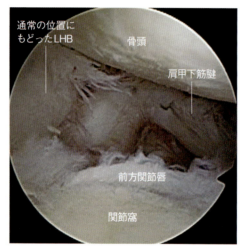

図73　通常の位置にもどったLHBと通常に近い走行をとっている肩甲下筋腱

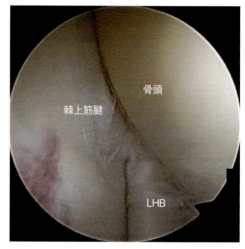

図74　棘上筋腱は骨頭に接している

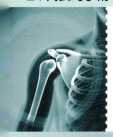

II 代表的手術

腱板広範囲断裂に対するミニオープンを併用した鏡視下上方関節包再建術

　上方関節包再建術は，腱板広範囲断裂があり自動挙上運動障害が著明で，一次修復が困難な症例に行われる。70歳以上の高齢者ではリバース型人工肩関節置換術（reverse shoulder arthroplasty：RSA）の適応になることが多いが，比較的年齢が若い症例では本法の適応になる。

　本術式は三幡輝久先生により開発された術式を改変したものである。三幡先生はすべて鏡視下に行っているが，筆者はミニオープン法を併用している。

　本症例の画像を示す。X線像では骨頭の上方移動を認める（図1a）。MRI T2強調斜位前額断像で棘上筋腱の断端は関節窩より近位まで退縮している（図1b）。矢状断像では棘上筋腱，棘下筋腱の断裂を認める（図1c）。水平断像では肩甲下筋腱は連続性があるが，棘下筋腱には著明な変性所見を認める（図1d）。

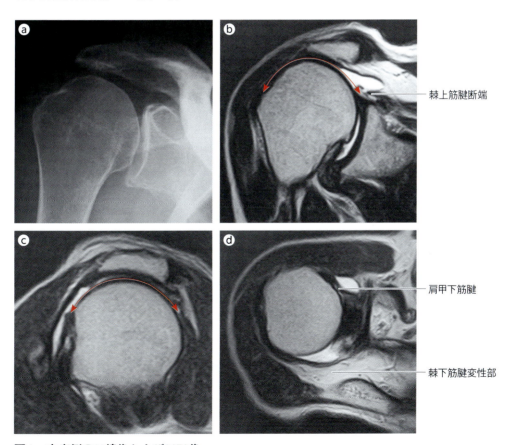

図1　本症例のX線像およびMRI像
a：X線，b：MRI T2強調斜位前額断像，棘上筋腱断裂部（両端赤矢印），
c：MRI T2強調矢状断像，棘上・棘下筋腱断裂部（両端赤矢印），d：MRI T2強調水平断像。

211

手術手技

1 大転子のマーキング

　側臥位にしてから大腿筋膜採取を行う準備として大転子部を触診し，その輪郭をマジックインクで描く．大腿筋膜採取用の皮切線を大転子の後方にマーキングする（図2）．

　肩から上肢および大転子部周囲をイソジン®で消毒後，穴あき四角布を貼り付け，その上に通常の肩の側臥位鏡視下用のドレッシングを行う．大腿筋膜を採取するときは大転子部を布の上から触知し，布の一部を切除し，穴あき部を展開した後に小テープで四角く周りを囲む．

　肩を牽引後，肩のマーキングは腱板大断裂の項（p.71）と同様に行う．外側ポータル部は後にミニオープンにするため，点線で拡大する部分をマーキングしておく（図3）．

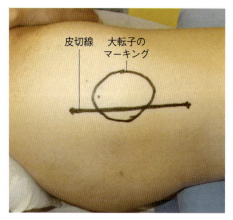
図2　大転子のマーキングと皮切線

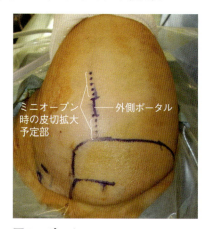
図3　ポータル

2 関節内鏡視

　上腕二頭筋長頭腱（LHB）は前方に亜脱臼していた（図4）．肩甲下筋腱の走行は正常であった（図5）．

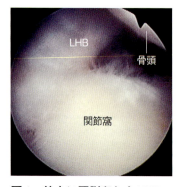
図4　前方に亜脱臼したLHB

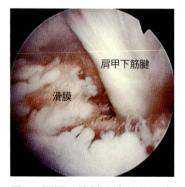
図5　肩甲下筋腱の走行は正常

3 ASD

肩峰下に30°斜視鏡を入れ，ASDを施行する（図6～8）。

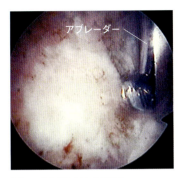

図6　肩峰骨棘の削除

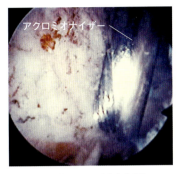

図7　肩峰下面の骨を削除

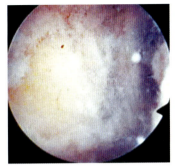

図8　肩峰下面を凹凸がないように形成

4 70°斜視鏡での肩峰下鏡視

後方ポータルから70°の斜視鏡を肩峰下に挿入する。腱板は大きく断裂しており（図9），残存する棘下筋腱が観察できた（図10）。

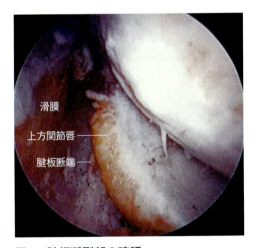

図9　腱板断裂部の確認

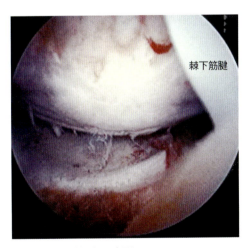

図10　棘下筋腱の確認

5　腱板の癒着剥離

　関節唇と棘上筋腱の間に外側ポータルよりラスプを挿入し，癒着を剥がす（図11）。次に15番円刃を外側ポータルから挿入し，腱板を覆い癒着している滑膜を鋭的に切離する（図12）。

　棘上筋腱断端をスーチャーレトリバー（以下レトリバー）で把持して引き出そうとしても（図13），ほとんど引き出せない状態である（図14）。

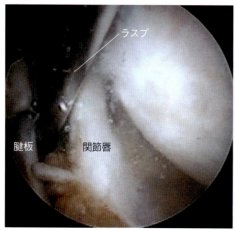

図11　ラスプにて腱板の癒着を剥離

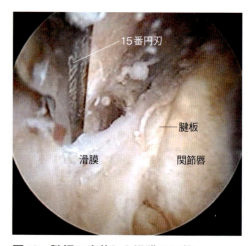

図12　腱板に癒着した滑膜の切離

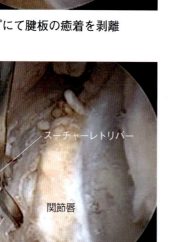

図13　棘上筋腱断端を把持

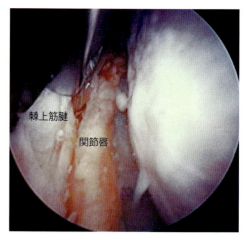

図14　棘上筋腱断端はほとんど引き出せない

6 上方の関節窩縁の軟骨を蒸散・ガター作製・骨の新鮮化

外側ポータルから挿入したVAPRのアングルエンドおよびアングルサイドを用いて10時から2時までの関節窩縁の軟骨を蒸散してガター（ボウリングレーンの側溝）を作る（図15）。次に4mmのアブレーダーで関節窩縁のガターの骨を新鮮化する（図16）。鋭匙鉗子にて上方関節唇を可及的に切除し（図17），関節窩縁の視野を良好にする。VAPRのアングルサイドで肩甲骨頸部を蒸散する（図18）。さらに4mmのアブレーダーで肩甲骨頸部の皮質骨を新鮮化する（図19）。

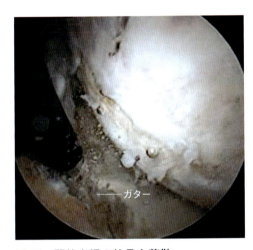
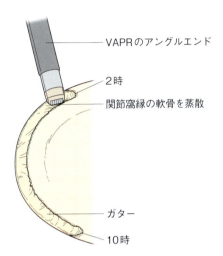

図15　関節窩縁の軟骨を蒸散

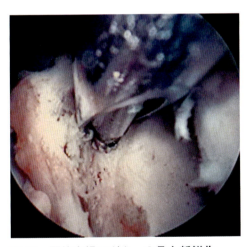
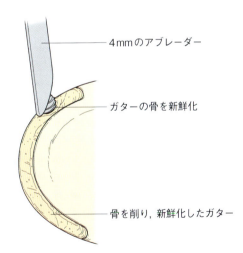

図16　関節窩縁のガターの骨を新鮮化

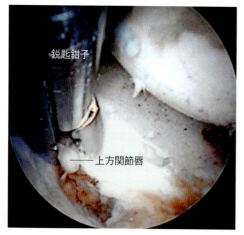
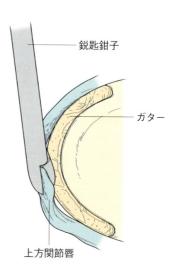

図17 上方関節唇を鋭匙鉗子で切除

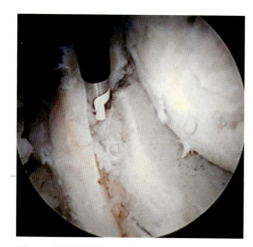
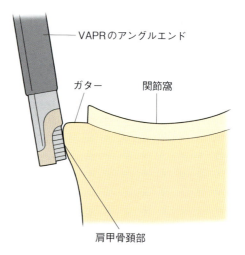

図18 肩甲骨頚部を蒸散

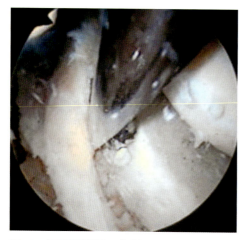
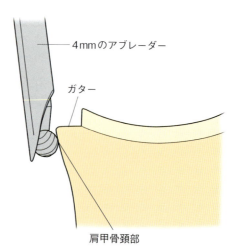

図19 肩甲骨頚部の皮質骨を新鮮化

7 前方ポータルからソフトアンカーを入れる

　前方ポータルからジャガーノット1.4mmソフトアンカー用のドリルガイドを入れ，2時の関節窩縁のガターに固定し（図20），ドリリングを行う（図21）。ジャガーノット1.4mmソフトアンカーを骨内に入れ，ドリルガイドをはずす（図22）。

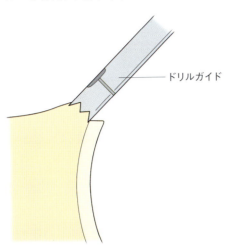

図20　ドリルガイドの固定
2時の関節窩縁のガターにジャガーノット1.4mmソフトアンカー用のドリルガイドを固定。

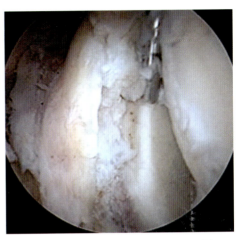

図21　ドリリングとソフトアンカーの挿入

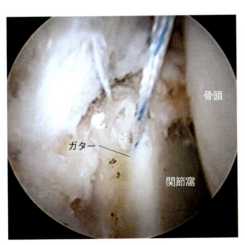

図22　2時の関節窩縁のガターから出る1本目のソフトアンカー

8　外側ポータルから2本目のソフトアンカーを入れる

　外側ポータルからジャガーノット1.4mmソフトアンカー用のドリルガイドを入れ，1時の関節窩縁に固定し，ドリリングを行う（図23）。ジャガーノット1.4mmソフトアンカーを骨内に入れ，ドリルガイドをはずす（図24）。糸をポータル外にて鉗子で把持する。

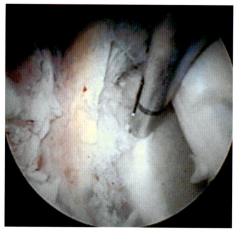
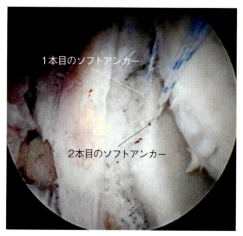

図23　1時の関節窩縁にドリルガイドを固定しドリリング

図24　1時の関節窩縁に2本目のソフトアンカーを挿入

9　後外側ポータルを作製する

　16ゲージサーフロ針の内套を外側ポータルの後方の皮膚から刺入し，針先を関節窩縁に持っていき，後外側ポータルの位置決めをする（図25）。針刺入部の皮膚に小切開を置く。

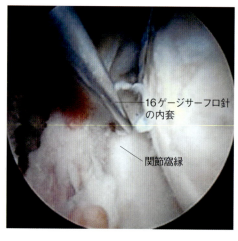

図25　外側ポータルの後方から16ゲージサーフロ針の内套を刺入し，針先を関節窩縁に運ぶ

10 後外側ポータルから3本目のソフトアンカーを入れる

後外側ポータルからドリルガイドを挿入し,12時の関節窩縁のガターに固定して(図26)同様な操作を行い,3本目のソフトアンカーを骨内に挿入する(図27)。アンカー糸を外側ポータルから入れたレトリバーで把持し(図28),外側ポータルに引き出し,鉗子で把持する。

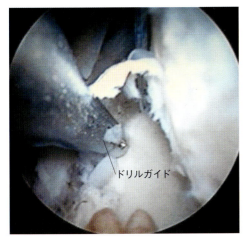

図26　ドリルガイドを後外側ポータルから挿入し,12時の関節窩縁に固定

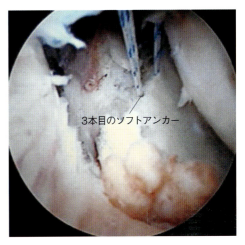

図27　12時の関節窩縁に3本目のソフトアンカーを挿入

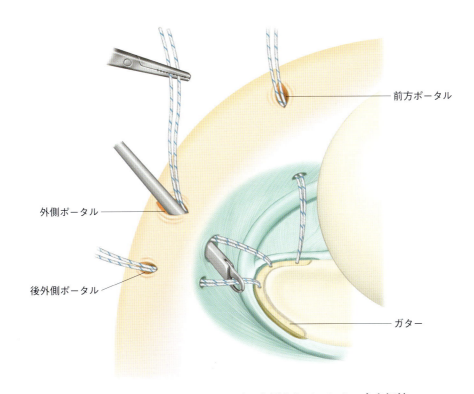

図28　外側ポータルからスーチャーレトリバーを挿入してアンカー糸を把持

11　後外側ポータルから4本目のソフトアンカーを入れる

後外側ポータルからドリルガイドを挿入し(図29)，11時の関節窩縁のガターに固定して同様な操作を行い，4本目のソフトアンカーを骨内に挿入する(図30)。アンカー糸を外側ポータルから入れたレトリバーで把持し，外側ポータルに引き出し，鉗子で把持する。

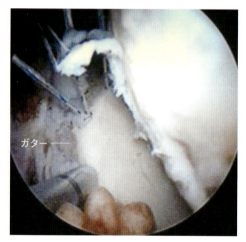

図29　ドリルガイドを後外側ポータルから挿入し，11時の関節窩縁に固定

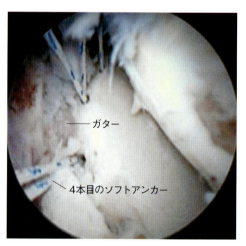

図30　11時の関節窩縁に4本目のソフトアンカーを挿入

12　後外側ポータルから5本目のソフトアンカーを入れる

後外側ポータルからドリルガイドを挿入し(図31)，10時の関節窩縁のガターに固定して同様な操作を行い，5本目のソフトアンカーを骨内に挿入する(図32)。アンカー糸を外側ポータルから入れたレトリバーで把持し，外側ポータルに引き出す。さらに前方ポータルから出てい

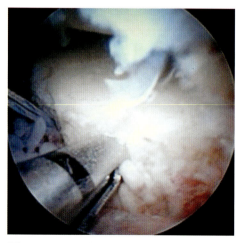

図31　ドリルガイドを後外側ポータルから挿入し，10時の関節窩縁に固定

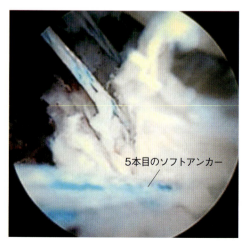

図32　10時の関節窩縁に5本目のソフトアンカーを挿入

るアンカー糸も外側ポータルに引き出す。ほぼ等間隔で5本のソフトアンカーが上方の関節窩縁のガターに挿入されていることが確認できる(図33)。外側ポータルから5組のアンカー糸が出る(図34)。

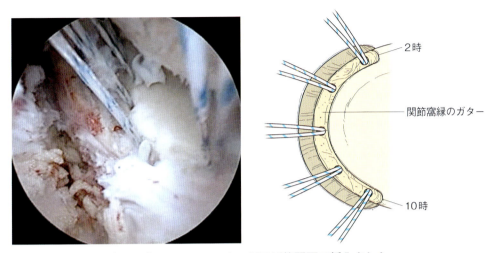

図33　関節窩縁上方に5本のソフトアンカーがほぼ等間隔で挿入された

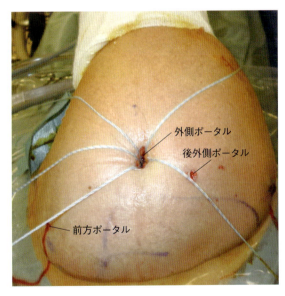

図34　外側ポータルから5組のアンカー糸が出る

13 アンカー糸を前方ポータルに引き出す

前方ポータルからレトリバーを入れ，外側ポータルに出ている5組の糸を前方ポータルに引き出す（図35）。この操作により大結節のfootprintが展開される（図36）。

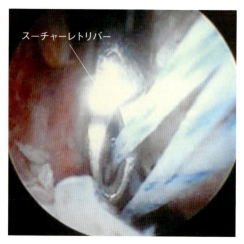

図35　5組のアンカー糸を前方ポータルに引き出す

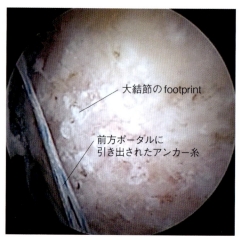

図36　大結節footprintが展開される

14 大結節footprintの新鮮化

大結節のfootprintの軟部組織を，外側ポータルから挿入したVAPRのアングルサイドで蒸散する（図37）。大結節外側壁の皮質骨上の軟部組織をVAPRのアングルエンドで蒸散する（図38）。次に4mmのアブレーダーで大結節のfootprintの骨を新鮮化する（図39）。

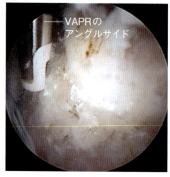

図37　大結節footprintの軟部組織を蒸散

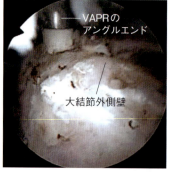

図38　大結節外側壁の皮質骨上の軟部組織を蒸散

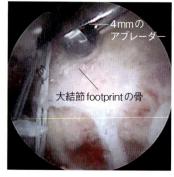

図39　大結節footprintの骨を新鮮化

15 大腿筋膜の採取

　大転子後方に皮切を置く（図40）。皮下脂肪を筋膜から剥離し，大腿筋膜張筋を展開する。長さ13cm，幅4cmの大腿筋膜張筋を採取した（図41）。筋膜から脂肪組織を可及的に鋏で切除し，筋腹が一部付着している場合は，筋腹も鋏で切除する。

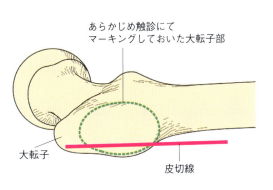

図40　大転子部の皮切

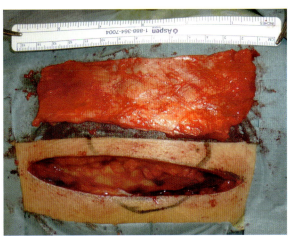

図41　採取した大腿筋膜張筋

16 2つ折りにして筋膜同士を縫合する

　2つ折りにして3-0バイクリル糸にて筋膜同士を縫合する（図42）。厚さが1cm程度になる（図43）。

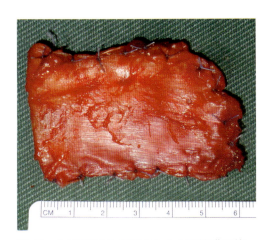

図42　2つ折りにして縫合した大腿筋膜張筋

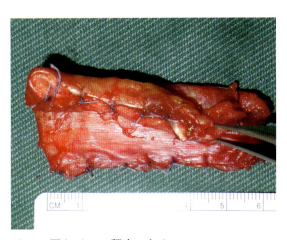

図43　厚さが1cm程度になる

17 外側ポータルの皮切を延長し，ミニオープンにする

外側ポータルの皮切を延長し，長さ5cmの皮切とする。三角筋を線維方向に分けて肩峰下を展開して，三角筋に自在鉤をかける（**図44**）。近位に筋鉤をかけ，引くことにより肩峰下腔を直視下で視認する（**図44**）。

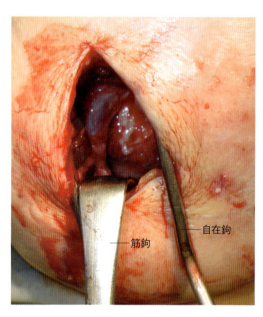

図44 外側ポータルの皮切を延長した
　　　 ミニオープン

18 前方ポータルからノットプッシャーを入れ，アンカー糸をミニオープン部に導く

前方ポータル外で，ノットプッシャー先端のアイレットに対になっている2本のアンカー糸を通し，肩峰下腔に挿入し，その2本の糸を直視下にみながらミニオープン部から入れたレトリバーで把持し（**図45**），ミニオープン部に引き出す。5組のアンカー糸を同様な操作でミニオープン部に引き出す。引き出した直後に対の2本のアンカー糸を鉗子などで把持する。どの部位から出たアンカー糸かを同定するため鉗子の種類を変える。後方がペアン鉗子，次がモスキート鉗子，中央がダイヤモンド持針器，次がコッヘル鉗子，前方が大きい持針器などとする。直視下で隣同士の糸が絡まっていないかを確認する。この一連の操作はもちろん鏡視下で行ってもよい。

腱板広範囲断裂に対するミニオープンを併用した鏡視下上方関節包再建術

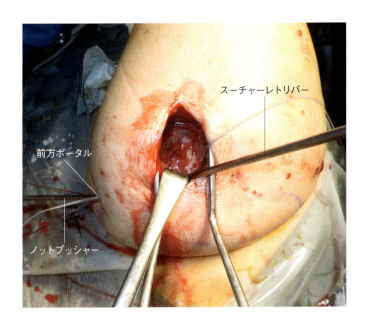

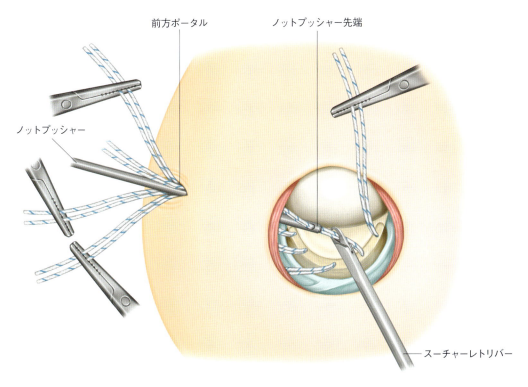

図45　前方ポータルからノットプッシャーを挿入してアンカー糸をミニオープン部に導く

19 アンカー糸をマットレス様に大腿筋膜にかける

　前方から後方までの5組のアンカー糸の順番を十分に確認してから，大腿筋膜に順番通りにマットレス様に糸をかける（図46）。

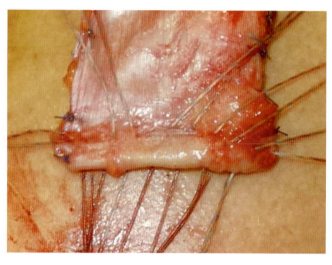

図46　大腿筋膜に5組のアンカー糸をマットレス様にかける

20 両端の対の2本のアンカー糸をノットプッシャーのアイレットに通す

　前方の対の2本のアンカー糸をノットプッシャーのアイレットに通す。さらに後方の対の2本のアンカー糸を別のノットプッシャーのアイレットに通す（図47）。

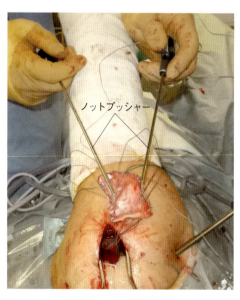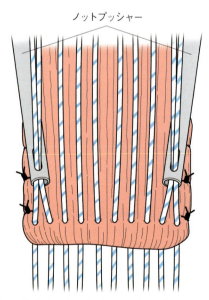

図47　大腿筋膜の両端にかけた対の2本のアンカー糸をノットプッシャーのアイレットに通す

肩峰下に挿入

ッシャーに通した糸を引きながら，両側のノットプッシャーを押して大腿
していく。大腿筋膜移植片の遠位には2号エチボンド糸2本をマットレス
膜に適度な緊張をかける（図48）。大腿筋膜を肩峰下に押し込んだ後，70°
を行う。大腿筋膜が肩峰下腔に入り，関節窩縁に寄っている（図49）。後方
の先端を確認し（図50），ノットプッシャーに通した糸を引きながら大腿
着するまでノットプッシャーを押し込む（図51）。

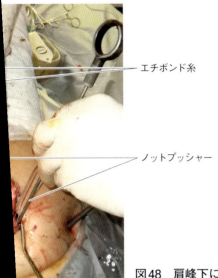

図48　肩峰下に大腿筋膜を挿入

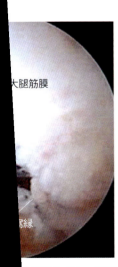
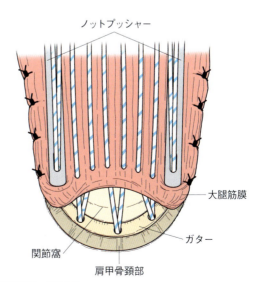

膜が挿入され，関節窩縁に寄っている

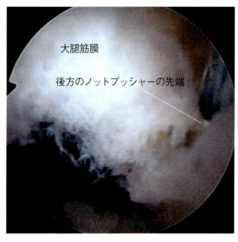 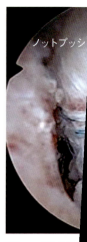

図50 後方のノットプッシャーの先端を確認

図51 関節窩
ノット

22 大腿筋膜を関節窩縁に縫着

　後方のアンカー糸から順番に縫合していく。マットレス様に
ライディングノット(Weston knot)で縫合後(図52)，単結節縫
ファイバーワイヤーカッターで糸を切る(図54)。後ろから2
55)，同様に縫合して糸を切る(図56)。5本のアンカー糸を順番

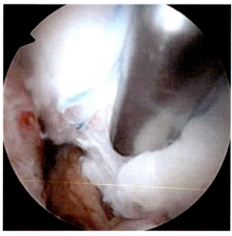 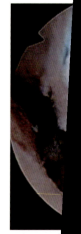

図52　大腿筋膜後方にかけたアンカー糸を
　　　スライディングノットで縫合

図53　縫
　　　カ

腱板広範囲断裂に対するミニオープンを併用した鏡視下上方関節包再建術

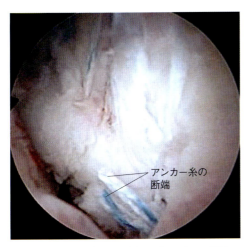

図54 ファイバーワイヤーカッターで切ったアンカー糸の断端

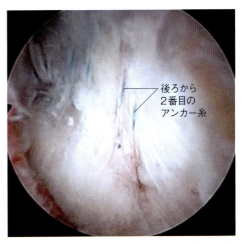

図55 後ろから2番目のアンカー糸を固定する

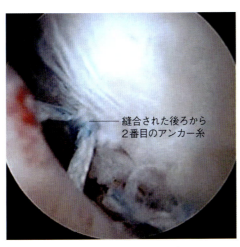

図56 同様に縫合してアンカー糸を切る

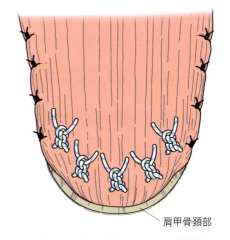

図57 関節窩縁に縫着された大腿筋膜

229

23 大結節の内側列に2本のアンカーを挿入し，大腿筋膜にマットレス様に糸かけ

　大結節の内側列に2本のコークスクリューPEEK 4.5mmを挿入する（図58）。合計8本の糸をマットレス様に大腿筋膜の遠位側にかける（図59）。

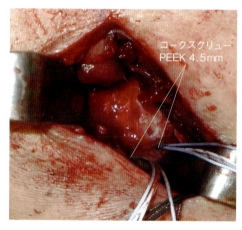

図58　大結節の内側列にコークスクリューPEEK 4.5mmを2本挿入

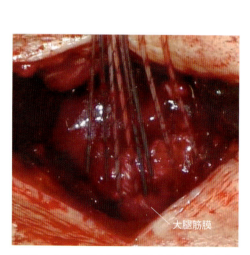

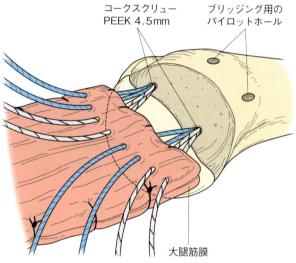

図59　大腿筋膜の遠位側に合計8本の糸をマットレス様にかける

24 ブリッジングスーチャー

ブリッジング用のアンカーを2本用いて，大腿筋膜遠位部にマットレス様にかけた8本の糸を4本ずつ，ブリッジング用のアンカーのアイレットに通し，ブリッジングスーチャーを行う（図60）。

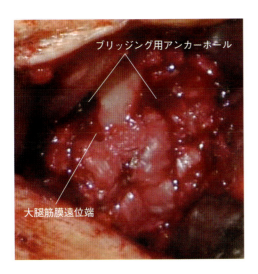
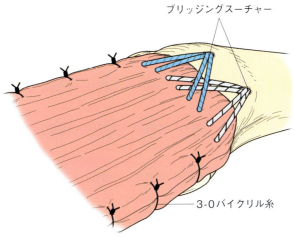
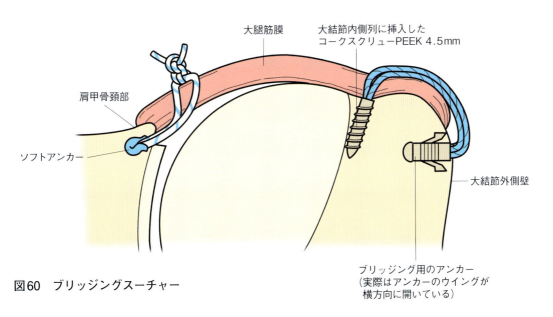

図60　ブリッジングスーチャー

25 直視下に大腿筋膜と残存腱板を側々縫合

　肩関節を外旋し，残存する肩甲下筋腱を展開して大腿筋膜と肩甲下筋腱を2号のエチボンド糸で直視下に側々縫合する．次に肩関節を内旋して残存する棘下筋腱を同定し，大腿筋膜と棘下筋腱を2号のエチボンド糸で直視下に側々縫合する（図61）．

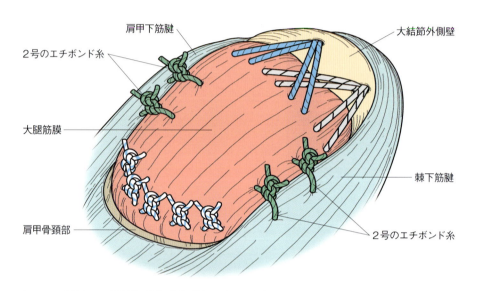

図61　直視下に大腿筋膜と残存腱板を側々縫合

26 肩峰下鏡視

　ミニオープン部の皮膚を仮縫合してから，後方ポータルから肩峰下に70°斜視鏡を挿入して鏡視する．大腿筋膜の上方関節窩側を観察し（図62），次に大結節側の大腿筋膜を鏡視する（図63）．2つのブリッジング用アンカーホールと大結節に固定された大腿筋膜の遠位側を観察する（図64）．

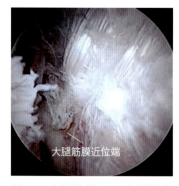

図62　大腿筋膜の上方関節窩側を確認

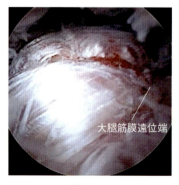

図63　大結節側の大腿筋膜を確認

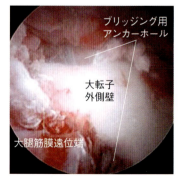

図64　大腿筋膜の遠位側を確認

27 関節内鏡視

後方ポータルから関節内を30°斜視鏡にて鏡視する。大腿筋膜は関節窩縁に密着している（図65）。

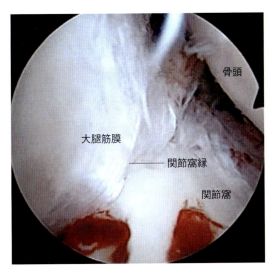

図65 大腿筋膜が関節窩縁に密着している

28 閉創

ミニオープン部の線維方向にsplitした三角筋を側々縫合した後，皮下組織，および皮膚を縫合する。他の3つの小切開部（前方ポータル，後方ポータル，後外側ポータル）の皮膚を縫合する（図66）。

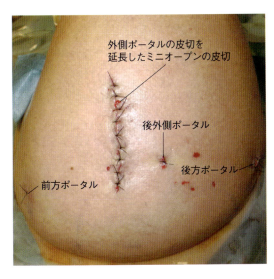

図66 閉創

II 代表的手術

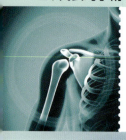

上腕二頭筋長頭腱(LHB)の固定術

上腕二頭筋長頭腱(long head of biceps；LHB)は肩甲下筋腱上方部の断裂に伴い前方に亜脱臼することがある。ここではLHBの亜脱臼例に対してLHBを結節間溝に固定する術式について述べる。皮切は腱板大断裂の項(p.71)と同様である。

本症例のMRIを示す。MRI T2強調斜位前額断像にて棘上筋腱の断裂を認める(図1a)。矢状断像にて肩甲下筋腱上方部と棘上筋腱前方部の断裂がみられる(図1b)。水平断像にてLHBが結節間溝から前方へ亜脱臼していることが確認できる(図1c)。

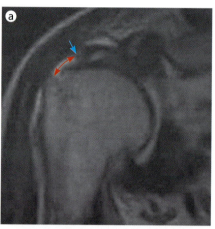
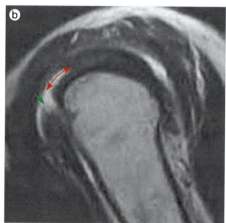
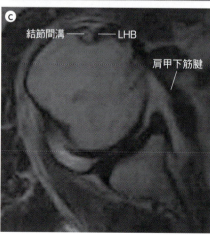

図1 本症例のMRI画像
a：T2強調斜位前額断像。棘上筋腱の断端(青矢印)，棘上筋腱の断裂長(両端赤矢印)。
b：T2強調矢状断像。棘上筋腱の断裂幅(両端赤矢印)，肩甲下筋腱断裂部(緑矢印)。
c：T2強調水平断像。LHBは結節間溝から前方に亜脱臼。

手術手技

1 関節内鏡視

　後方ポータルから30°斜視鏡を関節内に挿入する。LHBは前方にシフトしている（図2）。前方ポータルからシェーバーを入れ，滑膜切除を行う（図3）。LHBの基部が1/4程度断裂している（図4）。棘上筋腱の断裂部がLHBの後方にみられる（図5）。

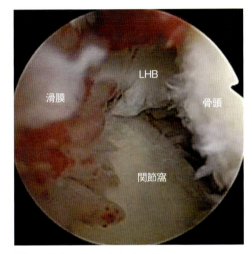

図2　前方にシフトしたLHB

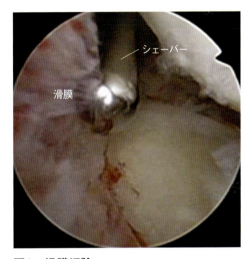

図3　滑膜切除

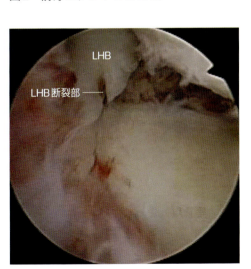

図4　基部が1/4程度断裂したLHB

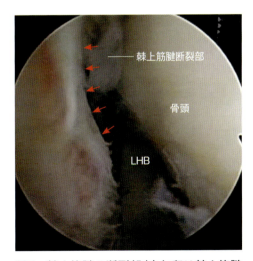

図5　棘上筋腱の断裂部（赤矢印は棘上筋腱の断端）

2 ASD

　後方ポータルより外套管に鈍棒を入れ，肩峰下に挿入した後，30°斜視鏡を入れる．外側ポータルを作製し，VAPRのアングルサイドを入れ，烏口肩峰靱帯などの肩峰下面の軟部組織を蒸散し(図6)，肩峰骨棘を展開する(図7)．5.5mmのアブレーダーを挿入し(図8)，肩峰骨棘を削除する(図9)．

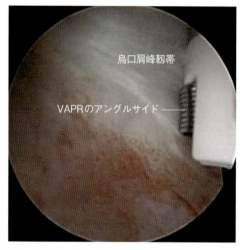

図6　肩峰下面の軟部組織を蒸散

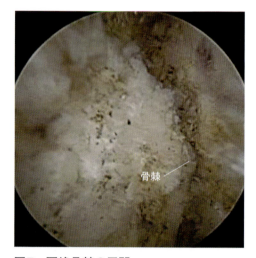

図7　肩峰骨棘の展開

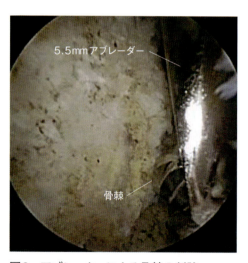

図8　アブレーターによる骨棘の削除

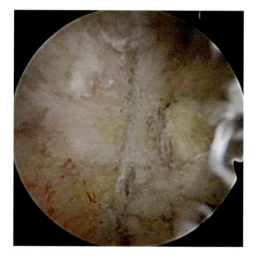

図9　肩峰骨棘の削除後

3 70°斜視鏡に変えてLHBを肩峰下から観察

LHBは結節間溝から前方に亜脱臼している（図10）。外側ポータルからプローブを挿入し，LHBを押し上げると，結節間溝から容易に前方に脱臼し，結節間溝が展開される（図11）。プローブで断裂した腱板を内側に引き，腱板断裂の大きさを確認する（図12）。

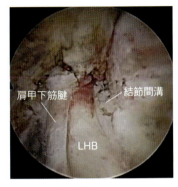

図10 結節間溝から前方に亜脱臼したLHB

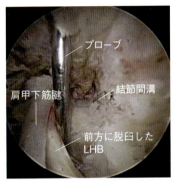

図11 プローブでLHBを押し上げる

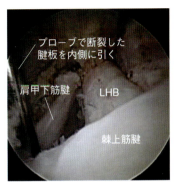

図12 腱板断裂の大きさを確認

4 結節間溝の軟部組織の蒸散と皮質骨の新鮮化

外側ポータルからVAPRのアングルサイドを挿入し，結節間溝の軟部組織を蒸散する（図13）。5.5mmのアブレーダーにて結節間溝の皮質骨を少し新鮮化する（図14）。

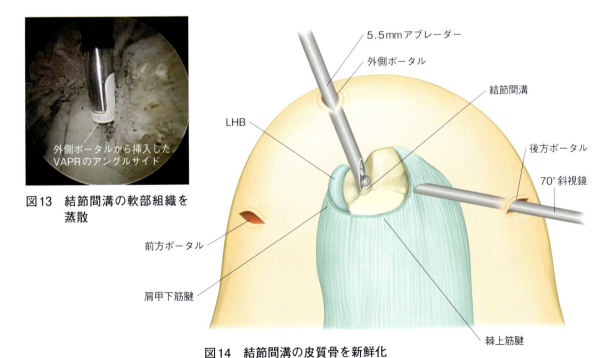

図13 結節間溝の軟部組織を蒸散

図14 結節間溝の皮質骨を新鮮化

5 結節間溝にアンカーを挿入

　肩峰前外側縁より16ゲージサーフロ針の内套を刺入し，結節間溝に先端を持っていき（図15），その位置と方向を確認して，刺入部に小切開を置きアンカーポータルとする。クロスFT用のボーンパンチを挿入して結節間溝に先端を運び，ハンマーで打ち込んでいく（図16）。4.5mmのレーザーラインが骨のなかに入り，完全にみえなくなるまで打ち込む（図17）。ボーンパンチを抜去し，パイロットホールを確認する（図18）。クロスFT 4.5mm（PEEK）を回転させながらアンカーポータルから肩峰下に挿入し，先端をパイロットホールにもっていく（図19）。抵抗を感じながら回転させ，アンカーを骨内に挿入していく（図20）。レーザーラインが完全にみえなくなるまで回す（図21）。インサーターのハンドルをハンマーで下から叩き，インサーターを抜去し，骨内に挿入されたクロスFTを観察する（図22）。ストッパーノットは作らない。

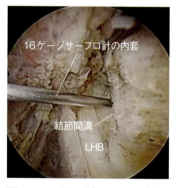

図15　16ゲージサーフロ針の内套先端を結節間溝に位置させる

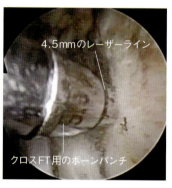

図16　結節間溝にボーンパンチを打ち込む

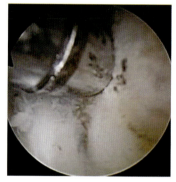

図17　4.5mmのレーザーラインがみえなくなるまでボーンパンチを打ち込む

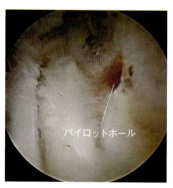

図18　ボーンパンチを抜去してパイロットホールを確認

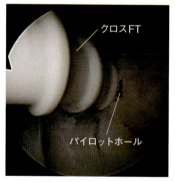

図19　クロスFTの先端をパイロットホールに位置させる

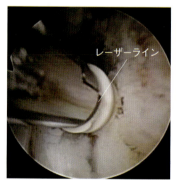

図20　抵抗を感じながら回転させアンカーを骨内に挿入

上腕二頭筋長頭腱(LHB)の固定術

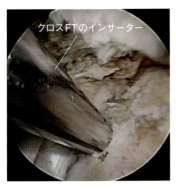

図21 レーザーラインが完全にみえなくなるまで挿入

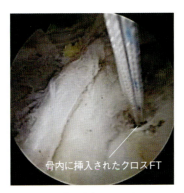

図22 骨内に挿入されたクロスFTを観察

6 スーチャーパンチで白糸をLHBにかける

　外側ポータルより針長7mmのクローズドタイプのスーチャーパンチを挿入しLHBを把持する(図23)。ループにした2-0プロリン糸(以下プロリン糸)を送り込む(図24)。スーチャーパンチを外側ポータルから引き出し, スーチャーパンチからプロリン糸をはずした後, プロリン糸の2本の上糸を引き, プロリン糸のループ(下糸)を視野に出す(図25)。外側ポータルからスーチャーレトリバー(以下レトリバー)を入れ, 白糸の1本とプロリン糸のループを把持して(図26), 外側ポータルから5cm程度引き出す(図27a)。ループになっている白糸のどちらか一方を引く。アンカー挿入部を鏡視して, 白糸が動かなければそのまま引き出すが, 動く場合は反対側の白糸を引き, アンカー部で白糸が動かないことを確認し, 引き出す(図27b)。プロリン糸のループに白糸を10cm程度入れて, 折り返して指で把持し, もう一方の指で上糸2本のプロリン糸を把持する(図27c)。上糸の2本のプロリン糸を引く(図27d)。LHBにかかった白糸がループ状になって出てくる(図27e)。先と同様にアンカー部を鏡視し, アンカー部で動かないほうの白糸を引く(図27f)。これらの操作によりLHBに白糸がかかる(図28)。前方ポータルからレトリバーを入れ2本の白糸を把持して(図29), 引き出す(図30)。

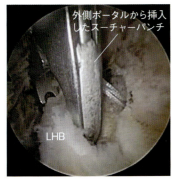

図23 スーチャーパンチでLHBを把持

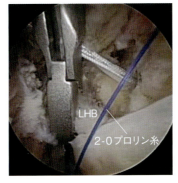

図24 2-0プロリン糸を送り込む

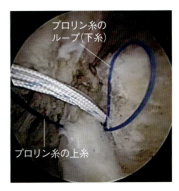

図25 プロリン糸のループ(下糸)を視野に出す

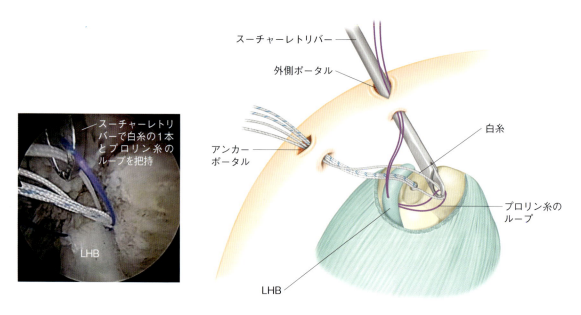

図26　スーチャーレトリバーで白糸の1本とプロリン糸のループを把持

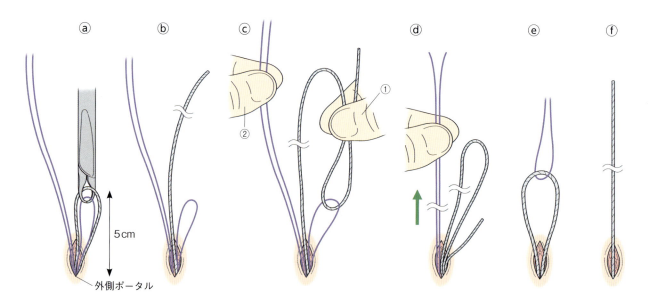

図27　スーチャーパンチで白糸をLHBにかける（アウトサイドスーチャーリレー）
a：白糸の1本とプロリン糸のループを5cm程度引き出す。
b：ループになっている白糸のどちらか一方を引き出す（アンカー部を鏡視してアンカー部で動かないほうの白糸を引く）。
c：①プロリン糸のループに白糸を10cm程度通し，折り返して指で把持，②もう一方の指で2本のプロリン糸（上糸）を把持。
d：2本のプロリン糸（上糸）を引く。
e：LHBにかかった白糸がループ状になって出てくる。
f：アンカー部を鏡視してアンカー部で動かないほうの白糸を引く。

上腕二頭筋長頭腱(LHB)の固定術

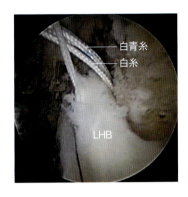

図28　LHBにかかった白糸

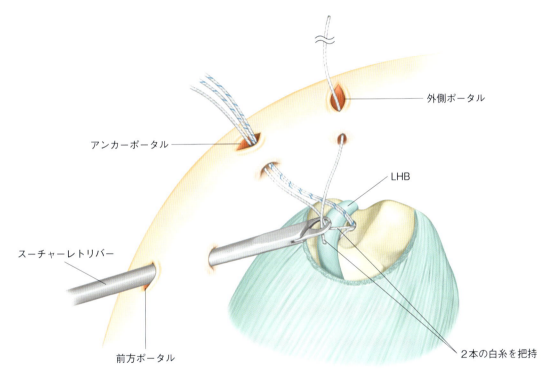

図29　スーチャーレトリバーで2本の白糸を把持

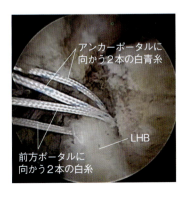

図30　2本の白糸を前方ポータルから引き出す

7 スーチャーパンチで白青糸をLHBにかける

外側ポータルよりスーチャーパンチを挿入しLHBを把持して(図31)，プロリン糸をLHBにかける．外側ポータルからレトリバーを入れ，白青糸の1本とループを把持して(図32)，外側ポータルに引き出し，先と同様な操作でプロリン糸のループに白青糸を入れ，上糸の2本のプロリン糸を引くことによりLHBに白青糸がかかる(図33)．

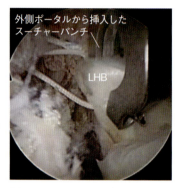 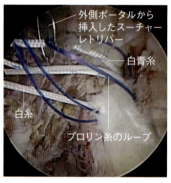 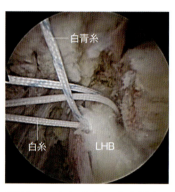

図31 スーチャーパンチでLHBを把持　　図32 スーチャーレトリバーで白青糸の1本とループを把持　　図33 LHBにかかった白青糸

8 白青糸の縫合

外側ポータルからクリスタルカニューラを入れ，レトリバーにて2本の白青糸を引き出す(図34)．LHBにかけた糸を短くして(ポスト糸)，スライディングノット法で提示したWeston knot (図35)を作り，ポスト糸を引き，ノットをLHBまで運ぶ(図36)．ポスト糸をノットプッシャーで押し込み，さらにノットを締めた後(図37)，もう一方の糸を引きロックをかける．単結節を3回ほど男結びで追加縫合する(図38)．ファイバーワイヤーカッターで糸を切る(図39, 40)．

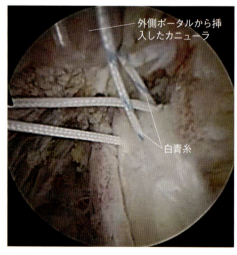 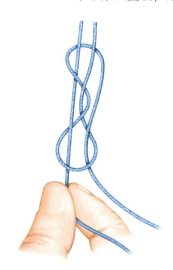

図34 カニューラから2本の白青糸を引き出す　　図35 Weston knot

上腕二頭筋長頭腱(LHB)の固定術

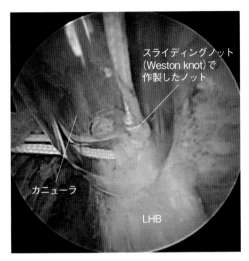

図36　ノットをLHBまで運ぶ

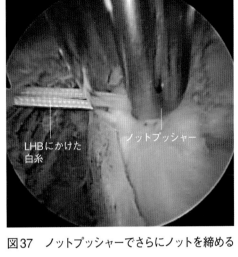

図37　ノットプッシャーでさらにノットを締める

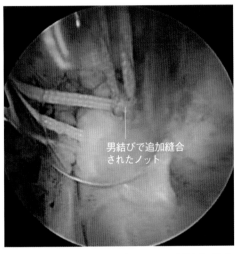

図38　単結節を男結びで3回ほど追加縫合する

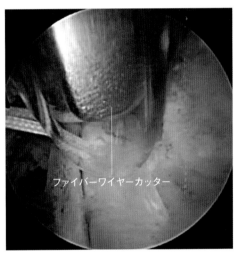

図39　ファイバーワイヤーカッターで白青糸を切る

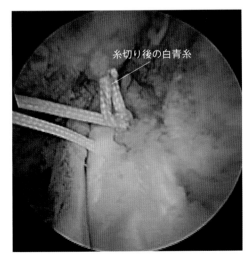

図40　白青糸の糸切り後

9 白糸の縫合

白青糸とまったく同様な方法で，白糸を縫合し（図41），ファイバーワイヤーカッターで糸を切る（図42）。これらの操作によりLHBは結節間溝に固定される。

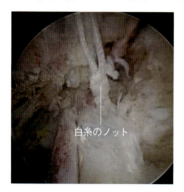

図41　白糸の縫合

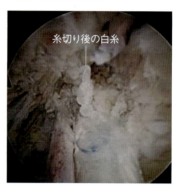

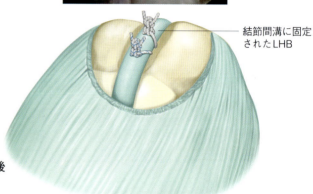

図42　白糸の切離後

10 LHBを縫合部の近位で切離

前方ポータルからレトリバーを入れ，腱板を把持して引き，LHBを十分展開する（図43）。外側ポータルから形成剪刀を入れ，LHBを腱縫合部の近位で切離する（図44，45）。腱切離には鏡視用の鋏や15番円刃などを用いてもよい。

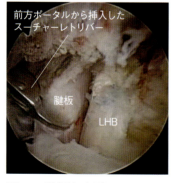

図43　腱板を牽引してLHBを十分展開する

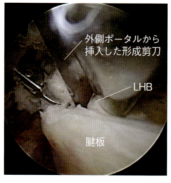

図44　LHBを腱縫合部の近位で切離

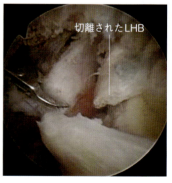

図45　LHBの切離後

11 関節内に残ったLHBの切除

　後方ポータルから関節内に30°斜視鏡を挿入する．前方ポータルから鋭匙鉗子を挿入してLHBをつかみ（図46），ピースバイピースでLHBを切除する（図47，48）．関節唇に残存するLHBを前方ポータルから挿入したVAPRのアングルサイドで蒸散する（図49）．

　外側ポータルから鋭匙鉗子を入れLHBの断端を把持して引きながら，前方ポータルから鏡視用の鋏またはバスケット鉗子を入れ，LHBの基部で切離してもよい．

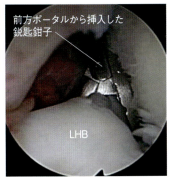
図46　鋭匙鉗子でLHBを把持

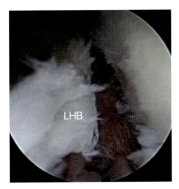
図47　LHBをピースバイピースで切除

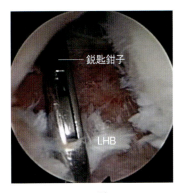
図48　LHBの切除

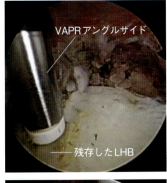
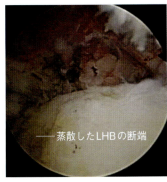
図49　関節唇に残存したLHBの蒸散

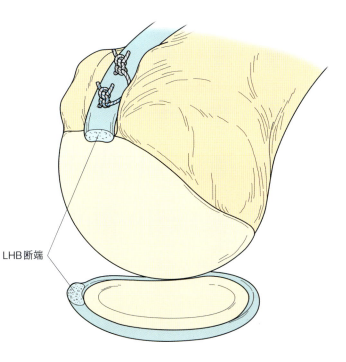

12　腱板の修復

大結節を新鮮化した後（図50），アンカーポータルよりクロスFTアンカーを挿入して（図51），ストッパーノットで糸を固定してから4本の糸を腱板にかける（図52）。パスポートカニューラ外で，ポップロック4.5mmアンカーに4本の糸を装填し（図53），ブリッジングスーチャーを行い（図54），糸を切る（図55）。

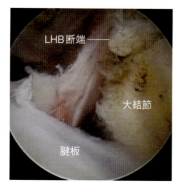

図50　新鮮化した大結節

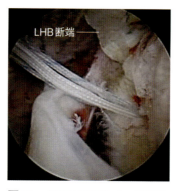

図51　クロスFTアンカーを挿入

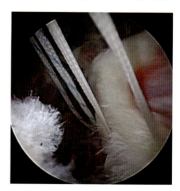

図52　腱板に4本の糸をかける

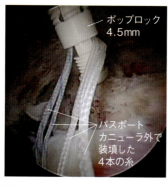

図53　ポップロック4.5mmアンカーの挿入

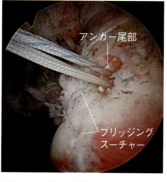

図54　ブリッジングスーチャー

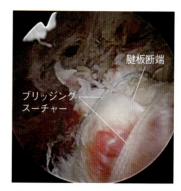

図55　糸切り後

13　関節内鏡視

肩甲下筋腱のレリーフが確認できる（図56）。棘上筋腱は良好に修復されている（図57）。

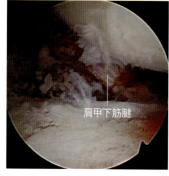

図56　肩甲下筋腱のレリーフを確認

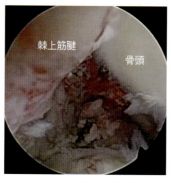

図57　棘上筋腱は骨頭に接している

II 代表的手術

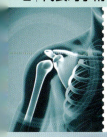

慢性石灰沈着性腱板炎に対する鏡視下石灰切除術

　慢性期の石灰沈着性腱板炎で疼痛や運動障害を訴える症例は，鏡視下石灰切除術の対象になる。理学所見ではインピンジメントサインが陽性であることが多い。手術を行う場合はX線像のほかに必ず3D-CTを撮影し，石灰巣の位置と大きさを確認する（図1）。石灰巣が小さい場合は術中に石灰巣の同定に難渋することがある（図2）。ここでは図2で示した症例の手術術式を詳述する。

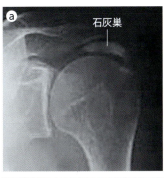
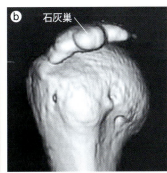
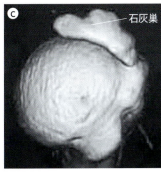
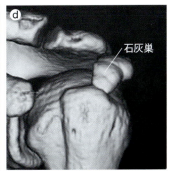

図1　石灰巣の位置と大きさを確認
a：X線像，b〜d：3D-CT。

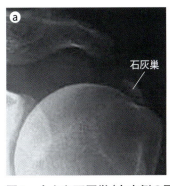
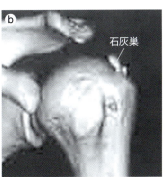
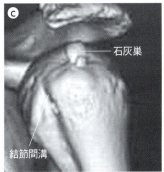

図2　小さな石灰巣（本症例の画像）
a：X線像。長さ10mmの石灰巣。b：3D-CT。長さ10mmの石灰巣。
c：3D-CT。幅5mmの石灰巣，結節間溝より15mm後方に位置。

手術器具

①関節鏡(30°斜視鏡, 70°斜視鏡), シェーバー, アブレーダー(5.5 mm), VAPR(アングルサイド)。
②内径5.75 mmクリスタルカニューラ1個(Arthrex), へら。
③糸の操作：スーチャーレトリバー。
④糸を通す器具：スーチャーパンチ(針長7 mm, クローズドタイプ)。
⑤縫合, 糸切り：ノットプッシャー, スーチャーカッター。
⑥糸：2-0プロリン糸(糸の長さ90 cm, 両端針付き, 針は使用せず針の近くで糸を切る), 2号エチボンド糸。
⑦その他：16ゲージサーフロ針の内套。

手術手技

1 セッティング

側臥位にて, 外転30～40°として3 kgで牽引する。灌流ポンプは必須である。

2 皮切およびポータル作製

肩峰, 鎖骨, 烏口突起をマーキングする。基本的には3つのポータルを用いる。
①**後方ポータル**(関節内鏡視および肩峰下鏡視のためのポータル)：肩峰角の2 cm尾側に作製する。皮切長6 mm。
②**外側ポータル**(メインのワーキングポータル)：肩峰前縁より2 cm外側, 1 cm後方に作製する。皮切長12 mm。
③**前方ポータル**(かけた糸を避難しておく)：烏口突起の外側1 cmに作製する。皮切長3 mm(15番の円刃で一刺し)。

3 ASD

まずは関節内を30°斜視鏡にて鏡視するが, 関節内からの異常所見がみられないことがほとんどである。次に肩峰下鏡視に移る。外側ポータルを作製し, 肩峰下滑膜のシェービングを行い, 肩峰下の視野をよくする。VAPRのアングルサイドを用いて肩峰の前縁を固定し, 烏口肩峰靱帯を蒸散し(図3), 肩峰の前縁・外側縁・内側縁を展開する(図4)。5.5 mmのアブレーダーで肩峰の前縁を5 mm程度削除する(図5, 6)。

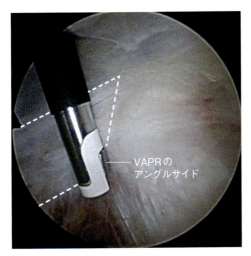

図3 烏口肩峰靱帯の蒸散
（破線は烏口肩峰靱帯を示す）

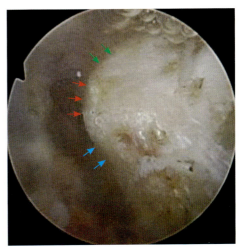

図4 肩峰前縁（赤矢印）・外側縁（緑矢印）・内側縁（青矢印）

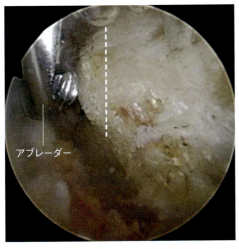

図5 5.5mmアブレーダーを肩峰前縁に当て破線部まで骨を削除

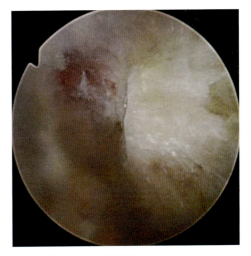

図6 肩峰前縁の削除後

4 石灰巣の同定と石灰切除

　70°斜視鏡に変え，腱板側を観察する．シェーバーで腱板の表面の毛羽立ちをとる．石灰巣が大きい例では腱板が膨隆し石灰巣の部位が容易に同定でき，外側ポータルから16ゲージサーフロ針の内套（以下針）を入れ，膨隆部を穿刺すると，針先に石灰がみられ，また石灰粉が確認できることもある．同部を腱板の線維方向に外側ポータルから入れた15番の円刃で切開を入れる．この操作で石灰が露出し，周囲に石灰粉が散ったり，練り歯磨き様に石灰が出てくることもある．

　本症例では外側ポータルからの腱板への穿刺では石灰巣がみつからなかったため（図7），関節鏡を30°斜視鏡に変えて，関節内の鏡視を再度行った．3D-CTにて結節間溝の後方15mm

辺りに石灰巣を確認しており(図2c)，外側ポータルから腱板を貫通させ，上腕二頭筋長頭腱(LHB)の後方に針を刺入したところ，針先に石灰が付いていることが確認された(図8)。針をそのままとして，また肩峰下鏡視にもどり，関節鏡も70°斜視鏡に変え，針が刺さっている腱板部をしっかり同定した(図9)。針を抜き，外側ポータルから15番円刃を挿入し，針刺入部の腱板に当てた(図10)。腱板を線維方向に1.5cm縦切すると石灰が確認できた(図11)。シェーバーを用いて石灰を切除した(図12)。この際には鋭匙鉗子や通常の鋭匙などを用いて石灰を切除してもよい。石灰を切除後，腱板の毛羽立ちをVAPRのアングルサイドで蒸散した(図13, 14)。

　X線正面像を撮影し，石灰の取り残しがないかを確認する。本症例では近位側に軽度残存がみられたことから，シェーバーで近位の腱板内部の石灰を追加切除した。再度のX線正面像では完全に石灰は消失していた。

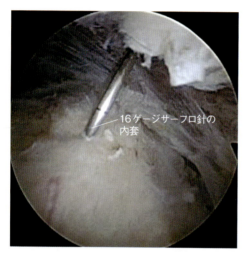

図7　外側ポータルからの腱板への穿刺

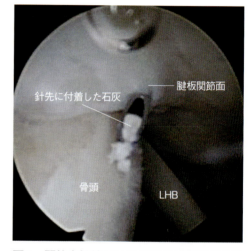

図8　関節内視鏡でLHBの後方の腱板を穿刺

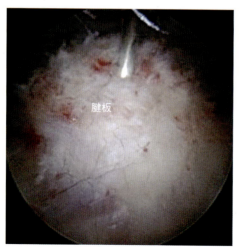

図9　肩峰下鏡視で腱板を貫通した針の刺入部を同定

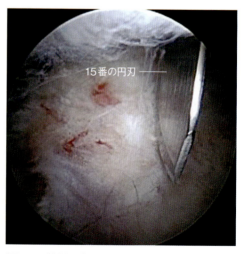

図10　針刺入部の腱板に当てた15番円刃

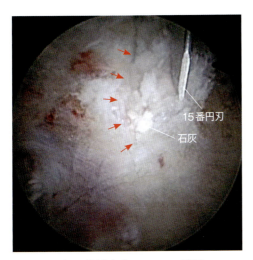

図11 腱板を線維方向に1.5cm縦切
（縦切部：赤矢印）

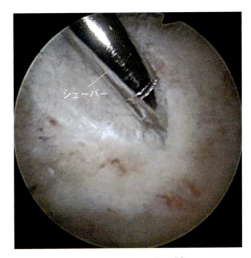

図12 シェーバーにて石灰を切除

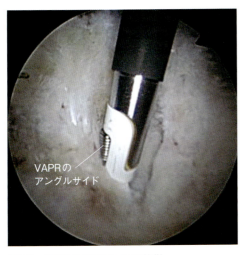

図13 腱板の毛羽立ちを蒸散

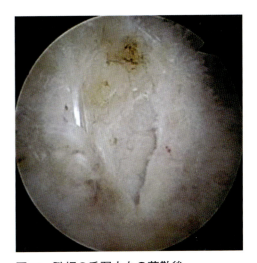

図14 腱板の毛羽立ちの蒸散後

5 腱板の側々縫合

　2号エチボンド糸（以下エチボンド糸）を腱板縦割部の近位側から遠位側に向けて腱板にかけていく。針長7mmのスーチャーパンチクローズドタイプの糸孔に2-0プロリン糸（以下プロリン糸）の両端を入れ，ループリレーの準備をする（図15）。外側ポータルからスーチャーパンチを挿入し，縦切開した腱板の近位側を把持するが，この際バイトは小さめでよい（図16）。腱板を把持して，オレンジロールを少し回すとプロリン糸の両端が針先から出る（図17）。プロリン糸がスーチャーパンチの糸孔からみえなくなるまでひたすら回した後，スーチャーパンチを腱板からはずし，腱板にプロリン糸を通す（図18）。スーチャーパンチを外側ポータルからゆっくり引き出す。スーチャーパンチの上アゴのリングに入っているプロリン糸をアゴからはずし，指

で把持する(図19)。

次にスーチャーパンチを90°回して，針とプロリン糸を直線状になるようにしてから，スーチャーパンチを引き上げてプロリン糸を針から抜く(図20)。プロリン糸のループにエチボンド糸を10 cmぐらい通してから(図21)，プロリン糸の両端を引くことにより，腱板にエチボンド糸がかかる(図22a)。引き出したエチボンド糸は上糸であり，これを鉗子で把持してから(図22b)，エチボンド糸の長さを同じにする。再度，外側ポータルからスーチャーパンチを挿入し，対側の腱板も小さめのバイトで把持して(図23)プロリン糸を通し(図24)，スーチャーパンチを引き出す。外側ポータル外にてスーチャーレトリバー(以下レトリバー)でループを把持する(図25)。プロリン糸の両端を引きながら外側ポータルからレトリバーを挿入して，ループが適切な大きさで視野に出るようにする(図26)。レトリバーをループに通して，エチボンド糸の下糸を把持する(図27)。エチボンド糸の下糸を外側ポータルに引き出す(図28)。プロリン糸の両端を引き出すことにより，腱板に糸がかかる(図29)。前方ポータルから挿入

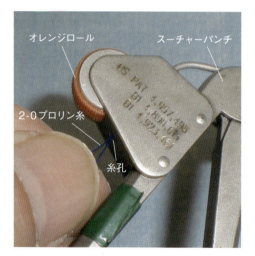

図15　糸孔にプロリン糸の両端を入れる

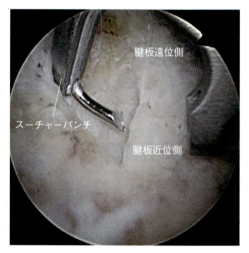

図16　スーチャーパンチの針を腱板近位側に持っていく

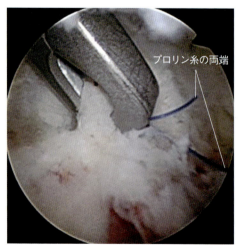

図17　腱板を把持しプロリン糸の両端を針先から出す

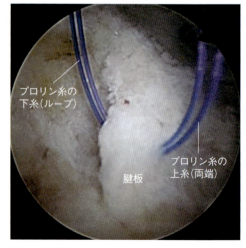

図18　腱板にプロリン糸を通す

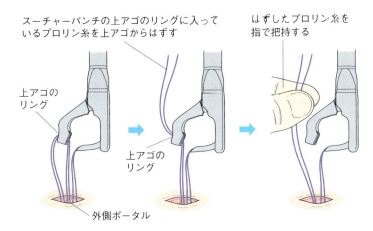

図19　スーチャーパンチからはずしたプロリン糸を指で把持する

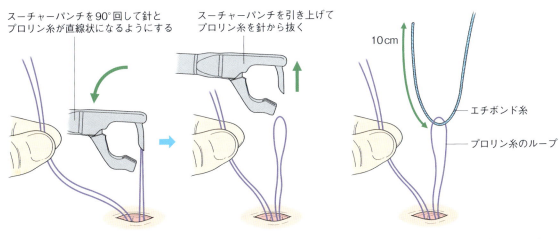

図20　スーチャーパンチを引き上げてプロリン糸を針から抜く

図21　プロリン糸のループにエチボンド糸を10cm程度通す

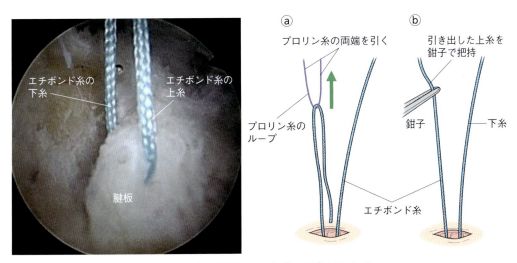

図22　プロリン糸の両端を引くことで腱板にエチボンド糸がかかる

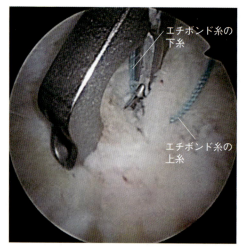

図23 対側の腱板も小さめのバイトで把持する

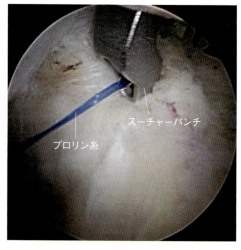

図24 針先からプロリン糸の両端を出す

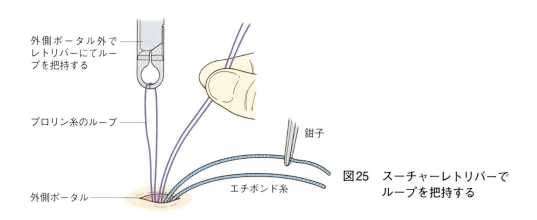

図25 スーチャーレトリバーでループを把持する

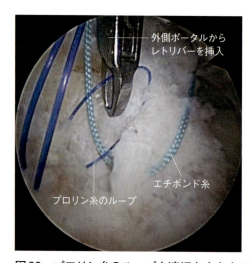

図26 プロリン糸のループを適切な大きさで視野に出す

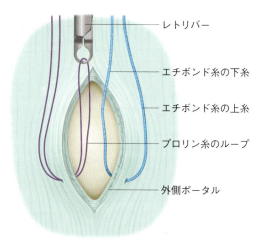

慢性石灰沈着性腱板炎に対する鏡視下石灰切除術

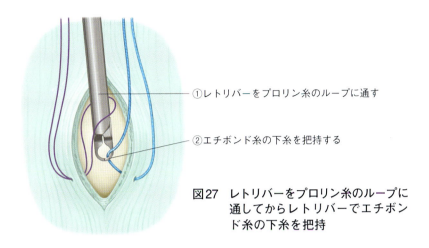

図27 レトリバーをプロリン糸のループに通してからレトリバーでエチボンド糸の下糸を把持

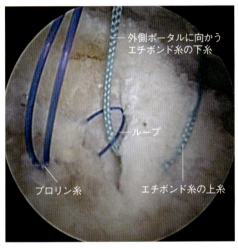

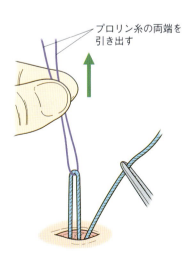

図28 エチボンド糸の下糸を外側ポータルに引き出す

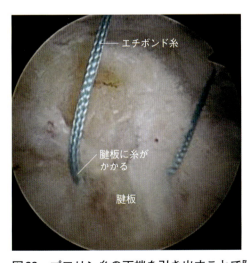

図29 プロリン糸の両端を引き出すことで腱板に糸がかかる

255

したレトリバーで腱板に側々でかけた2本のエチボンド糸を把持して前方ポータルに引き出し(図30)，2本の糸を鉗子で把持する。同様な操作で，エチボンド糸をかけていく。3本のエチボンド糸を側々でかけることが多い(図31)。

　必要な本数のエチボンド糸をかけたら，縫合に移る。外側ポータルに5.75mmのクリスタルカニューラを挿入し(図32)，鉗子をはずし，近位側にかけた2本のエチボンド糸をカニューラから入れたレトリバーで把持してから(図33)，カニューラ外に引き出す。まずはスライディングノット(Weston knot)を行い，その後ノットプッシャーを用いて男結びでの単結節縫合を3回追加する(図34)。図35は3つの側々縫合が完了したところ。

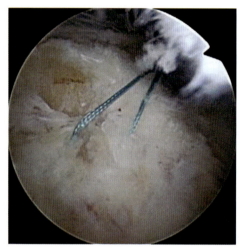

図30　レトリバーでエチボンド糸を前方ポータルに引き出す

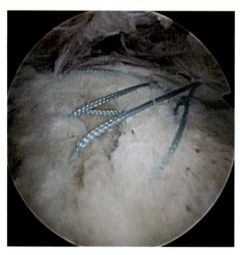

図31　エチボンド糸を側々でかけていく

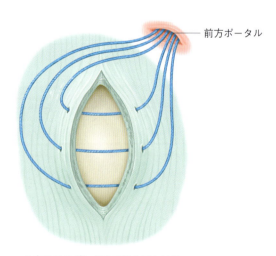

3本のエチボンド糸を側々でかける

慢性石灰沈着性腱板炎に対する鏡視下石灰切除術

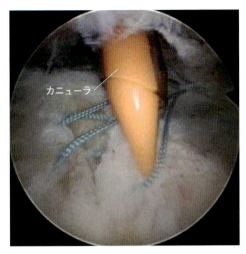

図32　外側ポータルからのカニューラ挿入

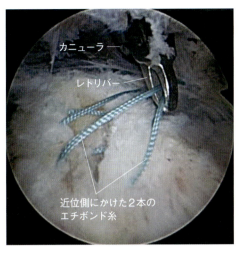

図33　近位側にかけた2本のエチボンド糸をカニューラから入れたレトリバーで把持

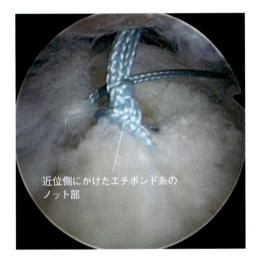

図34　スライディングノットと単結節縫合を行う

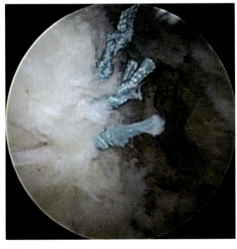

図35　3つの側々縫合が完了したところ

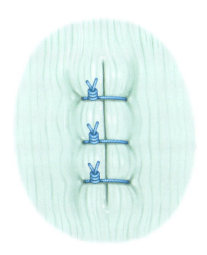

257

II 代表的手術

反復性肩関節脱臼に対する鏡視下手術（総論）

　反復性肩関節前方脱臼に対する鏡視下Bankart修復術（p.262）について詳述する。またaugmentationとして行うことがある腱板疎部縫縮術（p.303）についても述べる。

鏡視下Bankart修復術の適応

　外傷性肩関節脱臼に伴って，前方関節唇・骨膜が関節窩縁および肩甲骨頸部から剥離することが多い。これをBankart lesion（損傷）とよぶ。鏡視下Bankart修復術はこのような病態の症例に適応がある。また関節唇が消失し，骨膜・関節包が肩甲骨頸部内側に落ち込んで癒合している症例も散見されるが，関節唇が消失している場合も適応である。さらに骨性Bankart骨片を有する症例にも適応がある。骨片をこれに付着する関節唇とともに頸部より剥離し，アンカーを用いて修復する。骨片が肩甲骨頸部と完全に癒合し，剥離できない場合は，骨片から関節唇を含む軟部組織を剥離し，アンカーを用いて通常通り修復する。関節窩前下方の骨欠損が大きい場合（関節窩の欠損率が25％以上）は術後再脱臼を起こす可能性が高いので，直視下でのBristow変法やLatarjet法などが適応となる。関節包が上腕骨頸部付着部から剥離している症例がまれにあり，HAGL lesion（humeral avulsion of glenohumeral ligament）とよばれ，鏡視下または直視下に同部を修復する。関節包実質での断裂では鏡視下に同部を修復する。

術前評価

◆ 病歴と症状

　まず初回脱臼の状況を聞く（表1）。
　わが国では自己整復が可能な例を反復性亜脱臼，他者による整復が必要な例を反復性脱臼とすることがある。出し入れが容易な反復性亜脱臼のほうが不安定性という観点からみると重症のように思える。しかし，同一症例でも自己整復が可能であったり不能であったりするため，区別できないことが多い。

◆ 理学所見

　Anterior apprehension testが最も有用な徒手検査法である。脱臼不安感を訴える例が多いが，疼痛のみ誘発されることもある。
　Hyperabduction testも有用である。片方の手で上から肩甲骨と鎖骨を押し付け，もう一方の手で肩関節の回旋中間位を保ちながら上腕を他動的に外転する。Bankart lesionがある場合，肩甲上腕関節での他動外転角度が健側と比べ増大するため，健側より他動外転角度が増す。実

表1 初回脱臼とその後の脱臼の状況聴取項目

- いつ生じたか
- 外傷の程度
- 自己整復・自然整復か,他者(医師,接骨師,友人など)による整復か
- 医師による整復の場合,麻酔の有無
- 2回目の再脱臼までの期間と外傷の有無・程度,整復法
- その後の脱臼状況
    - 総脱臼回数
    - 脱臼の頻度(年に何回,月に何回…など)
    - 日常生活動作でも脱臼するか
    - 一番最近の脱臼はいつか,など
- スポーツ活動を行っているかどうか
    - 行っていればその種目,レベルなど

pitfall
Anterior apprehension testの操作中,脱臼が生じないように十分注意する。筆者は3回ぐらいはずしてしまったことがある。幸いいずれも瞬時に整復できたが,整復されない状況を考えるとぞっとする。

際にはこの操作で脱臼不安感を訴え,健側より上まで上腕を外転できない例が多い。両肩のload and shift testやsulcus signの有無や,その程度をみることで関節弛緩性を評価できる。Jerk testで習慣性後方亜脱臼の有無もみる。Carterの5徴などで全身の関節弛緩性も評価する。

◆ 画像検査

単純X線撮影と関節造影MRIまたは単純MRIを施行する。必要に応じてCT,3D-CTを行う。

単純X線

正面,腋窩撮影,45°cranio-caudal viewの3方向の撮影を行う。45°cranio-caudal viewではBankart骨片,関節窩前下方の骨欠損,Hill-Sachs lesionの有無や程度が1枚の写真で評価できる(図1)。関節弛緩性が認められる例では3kgの重錘による下方牽引下での正面像を撮影し,肩関節の下方動揺性の程度を評価する。

関節造影MRI

生食20mLにマグネビスト®(ガドリニウム)0.3mLを混ぜ,透視下に肩関節内に15mLを注入してから撮像する。T1強調水平断像にて前方関節唇の剝離(図2a),内側への転位(図2b),欠損(図2c)などを評価する。図2はいずれの症例でも画像的には鏡視下Bankart修復術の適応がある。

マグネビスト®は使わず,生食15mLを関節内に注入し,T2強調水平断像やT2強調脂肪抑制水平断像で評価してもよい。

単純MRI

関節造影MRIは関節内に針を刺入するという侵襲を伴うので,最近では単純MRI水平断のT2強調像,T2強調脂肪抑制像,T2*の3シリーズを撮像している。関節内に軽度の水腫または血腫

の貯留がある場合は，T2強調像およびT2強調脂肪抑制像にてBankart lesionを確認できる(図3a, b)。関節内に水腫がない場合はT2*像が有用で関節唇・骨膜の剥離所見が確認できる(図3c)。

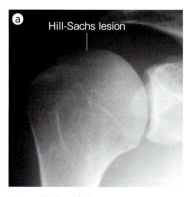 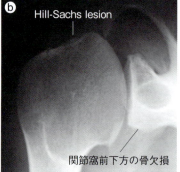

(中川照彦．鏡視下Bankart修復術，臨床スポーツ医学 2006；23：200-8より)

図1　単純X線像
a：正面像。
b：45°cranio-caudal view。正面像よりHill-Sachs lesionがわかりやすい。関節窩前下方の骨欠損がみられる。

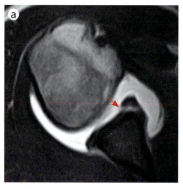 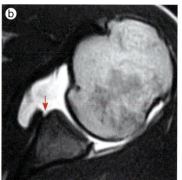 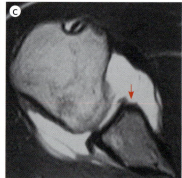

図2　関節造影MRI T1強調水平断像　　　　　　　　　　(中川照彦．鏡視下Bankart修復術，臨床スポーツ医学 2006；23：200-8より)
a：前方関節唇の剥離(矢印)。
b：前方関節唇の内側への転位(矢印)。
c：前方関節唇の欠損(矢印)。

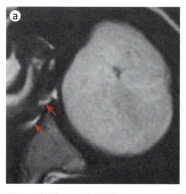 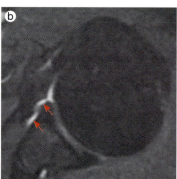 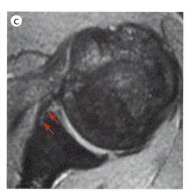

図3　単純MRI水平断像
a：T2強調像。軽度の水腫の貯留があり，関節唇・骨膜の剥離がみられる(赤矢印)。
b：T2強調脂肪抑制像。軽度の水腫の貯留がみられる(赤矢印)。
c：T2*像。関節唇・骨膜の剥離がみられる(赤矢印)。

CT・3D-CT

大きな骨性Bankart骨片や関節窩前下方の骨欠損が著明な症例では骨性要素の評価として有用である（図4）。

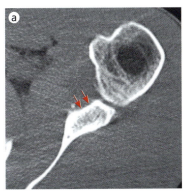 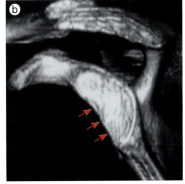

図4　CT（a）と3D-CT像（b）
関節窩の骨欠損がみられる（赤矢印）。

後療法

　三角巾とバストバンドを用いて，2週間下垂内旋位で固定する。この間，厳密に固定を続ける必要はなく，ときどき固定をはずして肘の運動を行う。その後，1週は三角巾のみとし，振り子運動を開始する。術後3週が経過したら三角巾もはずして，全方向の自・他動運動訓練を開始する。併せてセラバンド（黄色）を用いた腱板強化訓練も行う。術後6週以降はダンベルなどを用いた筋力強化訓練を行う。術後5～6カ月でスポーツ復帰を許可する。

手術成績

　再脱臼率は良好な手技の下に行われれば約8％である。

腱板訓練などの保存療法はほとんど効果がないため，基本的には手術を薦めることが多いが，手術を希望しない場合はもちろん強くは薦めない。手術はずっと先になっても可能であり，どうしても困ったとき，仕事や学業の都合がつき休めるときなどに行ってもまったく問題ないと説明している。また，なぜ脱臼しやすいかなどの病態をきちんと説明し，患者に理解してもらうように努めることも重要である。

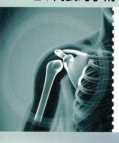

II 代表的手術

反復性肩関節脱臼に対する鏡視下Bankart修復術

肩関節前方脱臼が生じると，前方の関節唇が関節窩縁および肩甲骨頸部から剥離することが多くBankart lesionとよばれる。前方関節唇には下関節上腕靱帯を含む関節包が連続しており（関節唇関節包靱帯複合体），関節唇が剥離することにより前方脱臼が生じやすくなる（反復性脱臼）。鏡視下操作により剥離し弛緩した関節唇関節包靱帯複合体を，上方に引き上げ緊張させて修復する鏡視下Bankart修復術の術式を詳述する。

アプローチは前方1ポータル（ワーキングポータル）と後方1ポータル（鏡視用ポータル）の2つのみとしている。以前はワーキングポータルとして前方ポータルに加え前上方ポータルも作製していたが，現在は前方1ポータルで十分と考えている。アンカーはプッシュロック2.9mmを用いている。理由としては関節包靱帯の頭側への引き上げ力が，他のアンカーと比較して優れているからである。

手術器具

①関節鏡（30°斜視鏡，70°斜視鏡），アブレーダー（4mm），VAPR（アングルサイド，アングルエンド，フック）。
②内径5.75mmクリスタルカニューラ1個（Arthrex），へら。
③関節唇の剥離：ラスプ，ハンマー。
④糸の操作：スーチャーレトリバー。
⑤糸を通す器具：針長7mmのクローズドタイプのスーチャーパンチ。
⑥糸切り：ファイバーワイヤーカッター。
⑦アンカー：プッシュロック2.9mm（Arthrex）を3～5本，プッシュロック2.9mm用器具（ドリルガイド，内套，ドリルビット），マキシドライバー。
⑧糸：2号ファイバーワイヤー糸（3～5本），両端針付き2-0プロリン糸（糸長90cm）。
⑨その他：16ゲージサーフロ針の内套。

手術手技

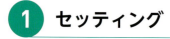

1 セッティング

側臥位にて外転40°ぐらいで3kgにて牽引する。止血目的で灌流液3Lにボスミン®（第一三共）を1A入れる。灌流ポンプを用いる。

2 後方の鏡視用ポータルの作製

　肩峰角から手術室の床と平行な線(水平線)を描き，2cm尾側の位置から2cm内側部を刺入点として，16ゲージサーフロ針の内套(以下16ゲージ針)を烏口突起先端に向けて刺入する(図1)。この際，助手に上腕近位を垂直方向に持ち上げてもらうと入りやすい。灌流液を60mL程度注入する。この刺入点を中心に手術室の床と平行(水平)に6mmの皮切を置く。外套管に鈍棒を入れ，関節内に挿入する。関節内を30°斜視鏡を用いて観察する。助手は上腕近位を持ち上げ，関節腔が十分開くようにする。

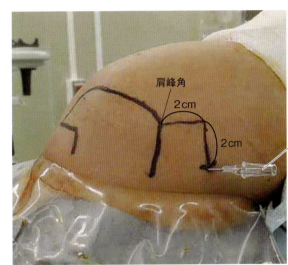

図1　16ゲージサーフロ針の内套を刺入

> **操作のコツ**
>
> 関節鏡の挿入部位の同定は，手術が円滑に行えるかどうかのカギになる。16ゲージ針が水平位に近い角度で入っていればOK。骨頭を少し持ち上げることによりスムーズに関節鏡先端を前方スペースにもっていくことができ，特に70°斜視鏡を用いることにより，肩甲骨頸部前面の鏡視が可能になる。針が下方に向いている位置で関節鏡を挿入すると，骨頭を持ち上げても関節鏡先端は前方に届かず，前方の視野が得られにくいため，手術に難渋する(図2)。

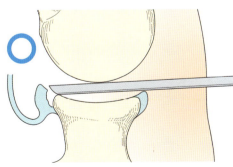 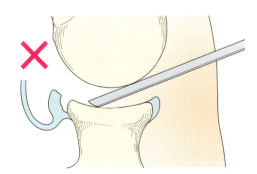

図2　関節鏡の挿入部位

> **advice**
> 鏡視下Bankart修復術では，筆者は後方からの鏡視のみで観察しながら，前方1箇所のワーキングポータルを用いて器具や糸の出し入れなどの操作を行っている。前方関節唇や関節包の剥離操作および関節窩前縁のガター作製には70°斜視鏡を用いている。前方からの鏡視はまったく行っていない。

3 関節内の観察

　最初に上腕二頭筋長頭腱(LHB)を確認し，腱板疎部を観察する。前方関節唇は1時から欠損している(図3)。肩甲下筋腱を同定する。2時から4時辺りに剥離した前方関節唇の遺残と思われる索状物がみられる(図4)。4時から5時の関節唇は変性し，内側に落ち込み肩甲骨頸部と癒合している(図5)。大きなHill-Sachs lesionがみられ，骨頭後方の関節軟骨は関節窩前縁と接しており，前方脱臼が生じやすい状態であることがわかる(図6)。

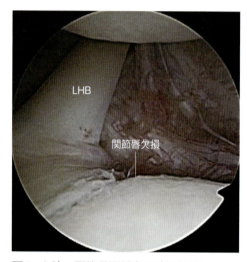

図3　上腕二頭筋長頭腱(LHB)の観察

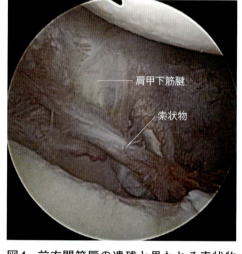

図4　前方関節唇の遺残と思われる索状物がみられる

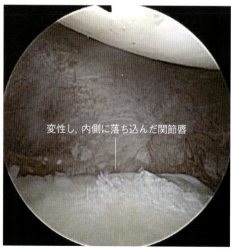

図5　変性した関節唇が内側に落ち込み肩甲骨頸部と癒合している

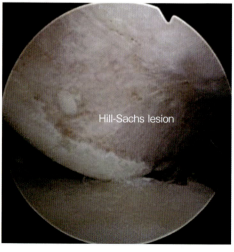

図6　骨頭後方の関節軟骨が関節窩前縁と接している

4 前方のワーキングポータルの作製

　烏口突起の外側より16ゲージ針を刺入し（図7），LHBと肩甲下筋腱の中間から針先を出す（図8）。針刺入部を中心に手術室の床と平行（水平）な12mmの皮切を置く。15番円刃を腱板疎部に向けて挿入し，腱板疎部を貫き（図9），上下に向けて腱板疎部の軟部組織を少し切離する。同部位からコッヘル鉗子を入れ（図10），腱板疎部の軟部組織を上下に十分開く（図11，12）。これらの操作により前方ポータルができる。前方ポータルからへらを挿入する（図13）。

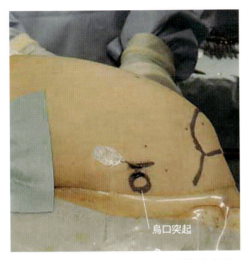

図7　烏口突起外側より16ゲージ針を刺入

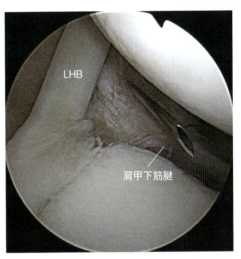

図8　LHBと肩甲下筋腱の中間から針先を出す

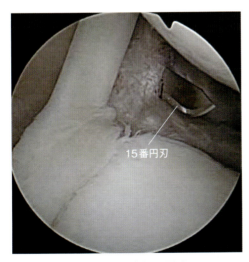

図9　15番円刃で腱板疎部を貫く

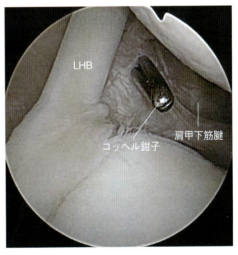

図10　コッヘル鉗子を挿入

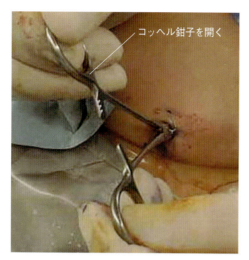

図11 コッヘル鉗子を開く

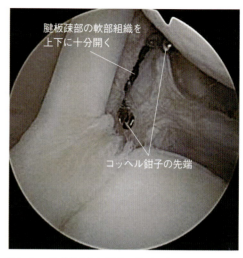

図12 軟部組織を開き,前方ポータルを作製

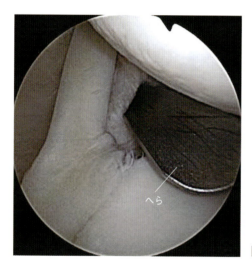

図13 前方ポータルからへらを挿入

5　内側に落ち込み肩甲骨頸部と癒着している骨膜・関節唇・関節包をVAPRで切離

　70°斜視鏡に変える。ガター作製が完了するまで70°斜視鏡下で操作する。光源ケーブルを上向きにして下方をみる。ここから関節鏡の操作は助手に任せる。3時から4時では前方の関節窩面および剥離した関節唇と骨膜が観察できる（図14）。4時から5時では内側に落ち込んで肩甲骨頸部と癒着している関節唇が確認できる（図15）。へらの上を滑らせ，VAPR90°フックを関節内に挿入し，3時ごろの骨膜をできるだけ肩甲骨頸部の骨と接した位置で蒸散・切離していく（図16）。尾側に向かい，内側に落ち込んだ関節唇・関節包を肩甲骨頸部から蒸散・切離する（図17）。ときどき，VAPR90°フックにて切離した軟部組織を押し上げ，肩甲下筋の筋腹

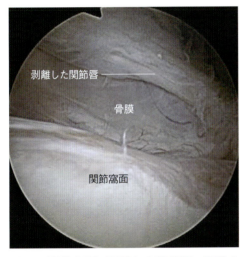

図14　関節窩面，剥離した関節唇，骨膜を観察

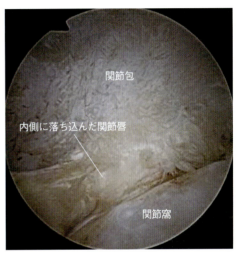

図15　内側に落ち込んだ関節唇が肩甲骨頸部と癒着

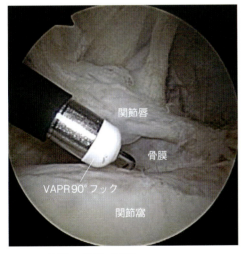

図16　骨膜の蒸散・切離

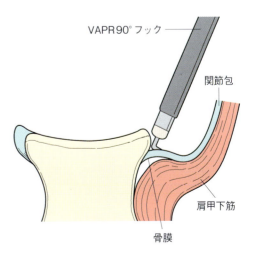

を展開する(図18)。索状線維が残っていれば，これを蒸散・切離する。5時ごろでも内側方向にVAPR90°フックを押し入れ，関節唇・関節包を骨から蒸散・切離する(図19)。6時までこの操作を行う(図20)。5時から6時での操作では必要に応じてアングルエンドやアングルサイドなども用いる。6時では腋窩神経が近くを走行するので，神経を損傷しないようにできるだけ骨に接した位置で蒸散・切離していく。

　ラスプを挿入して，剥離した関節唇・関節包を押し上げてmobilizationを行い，肩甲下筋の筋腹が十分みえるようにする(図21)。

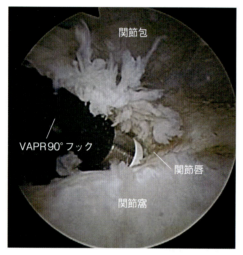

図17　関節唇・関節包の蒸散・切離

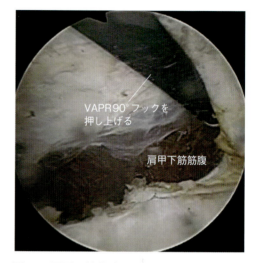

図18　肩甲下筋筋腹を展開

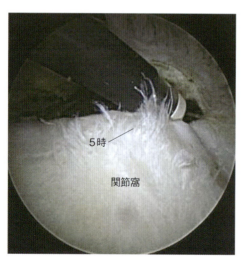

図19　5時ごろの関節唇・関節包を骨から蒸散・切離

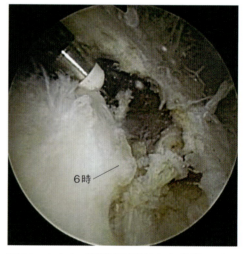

図20　6時まで関節唇・関節包を蒸散・切離

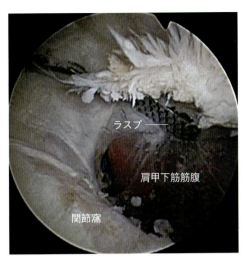

図21　ラスプによるmobilization

6 肩甲骨頚部の軟部組織の蒸散

肩甲骨頚部に残存する軟部組織をVAPRのアングルサイドを用いて蒸散する（図22）。

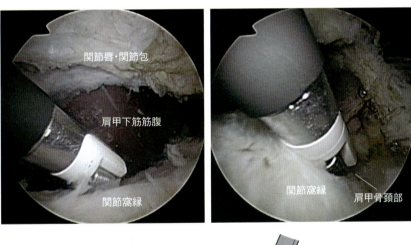

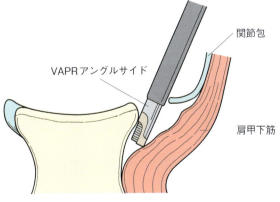

図22　肩甲骨頚部の軟部組織の蒸散

7 関節唇・関節包をどの程度頭側に引き上げることができるかを確認

スーチャーレトリバー(以下レトリバー)で剥離した関節唇・関節包を把持し(図23)、どの程度頭側に引き上げることができるかを確認する(図24)。

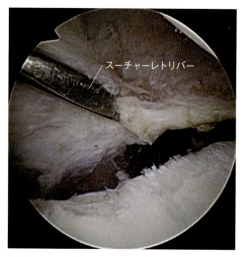
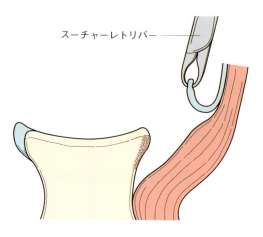

図23 スーチャーレトリバーで剥離した関節唇・関節包を把持

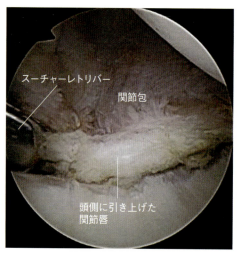

図24 関節唇・関節包がどの程度頭側に引き上がるかを確認

8 関節窩前縁のガター作製（ガター：ボウリングレーンの側溝）

関節窩前縁にガターを作製する。VAPRのアングルサイドを用いて関節窩前縁の関節軟骨を幅3mm程度で1時から6時まで蒸散しガターを作る（図25）。5時から6時ではアングルエンドを使う（図26）。引き続き径4mmのアブレーダーをへらに沿って挿入し（図27），ガター部の骨を新鮮化する（図28）。この際，軟骨下骨を軽度新鮮化すれば十分であり，逆回転モードを用いてもよい。また剥離した関節唇・関節包などの軟部組織を巻き込まないように注意する。作製されたガターの状態を確認する（図29）。

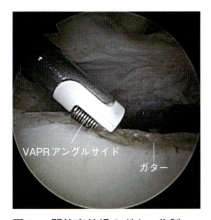

図25 関節窩前縁のガター作製

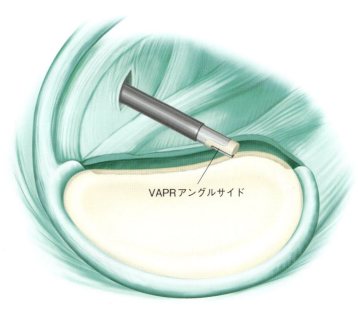

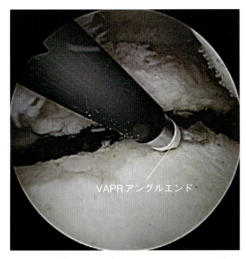

図26 5時から6時ではVAPRのアングルエンドを使用

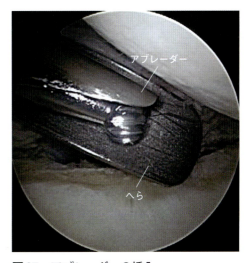

図27 アブレーダーの挿入

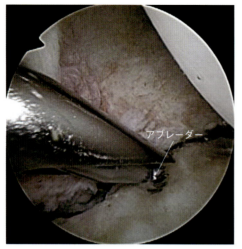
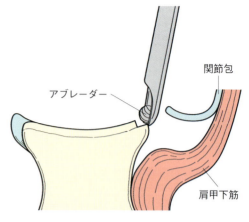

図28　アブレーダーでガター部の骨を新鮮化

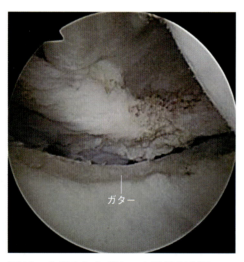

図29　作製されたガターの状態を確認

9 スーチャーパンチに2-0プロリン糸を装填

　両端針付きの2-0プロリン糸(糸の長さ90cm)の両端の糸を切離し(図30),針は落とす。針長7mmのクローズドタイプのスーチャーパンチのオレンジロールの下にある糸孔に2-0プロリン糸の両端を入れ(図31),オレンジロールを回して針先よりプロリン糸の両端を出してから(図32),逆回転させ,プロリン糸が針先から出る直前の状態にする(図33)。

反復性肩関節脱臼に対する鏡視下Bankart修復術

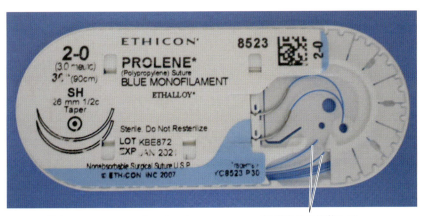

図30　長さ90cmの2-0プロリン糸

両端の糸を切離して針は落とす

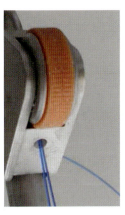

図31　スーチャーパンチの糸孔に2-0プロリン糸の両端を挿入

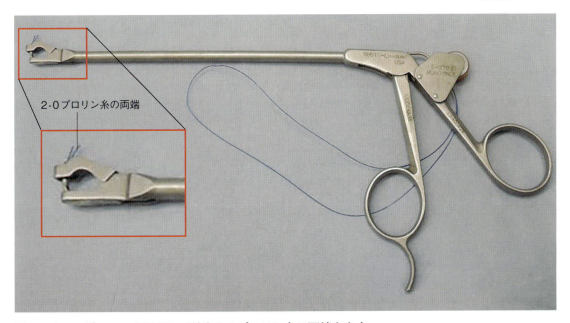

2-0プロリン糸の両端

図32　オレンジロールを回転して針先からプロリン糸の両端を出す

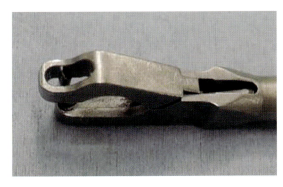

図33　オレンジロールを逆回転させ，プロリン糸を針先内にもどす

10 スーチャーパンチを用いての関節包への糸かけ

　30°斜視鏡に変える。以後手術終了まで30°斜視鏡下で操作する。前方ポータルにへらを挿入してから，コッヘル鉗子をへらに沿わせて入れ，先を開いて軟部組織を伸張してスーチャーパンチがスムーズに関節内に入るようにする（図34）。スーチャーパンチをへらに沿って入れる（図35）。助手は骨頭を持ち上げ，関節唇・関節包を展開する。スーチャーパンチを尾側にもっていき，アゴを十分開いて（図36），5時ごろの関節包を把持する。できるだけ関節包の断端から距離をとるように深くつかむ。浅いと糸により関節包がカットアウトされるおそれがある。スーチャーパンチを捻り，針先を視野に出し，針先上に膜がかかっていないことを確認してから（図37），手元のオレンジロールを回し，プロリン糸を針先より出す（図38）。さらにオレンジロールを回し続

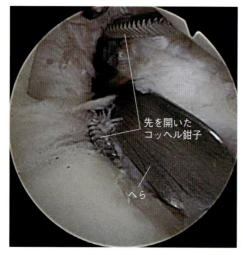

図34　へらに沿って挿入したコッヘル鉗子を開き軟部組織を伸張

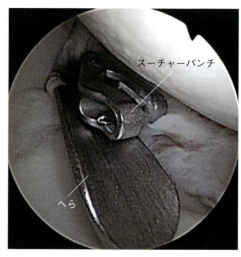

図35　へらに沿ってスーチャーパンチを挿入

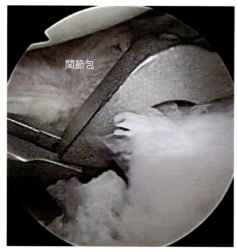

図36　尾側にもっていったスーチャーパンチのアゴを開く

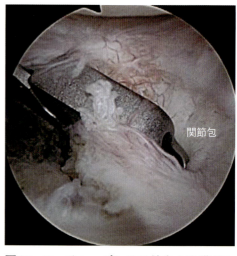

図37　スーチャーパンチの針先上に膜がかかっていないことを確認

けてプロリン糸を関節内に送り出し，糸孔からプロリン糸が消えるまで回す．スーチャーパンチのアゴを開いて関節包から針をはずす．

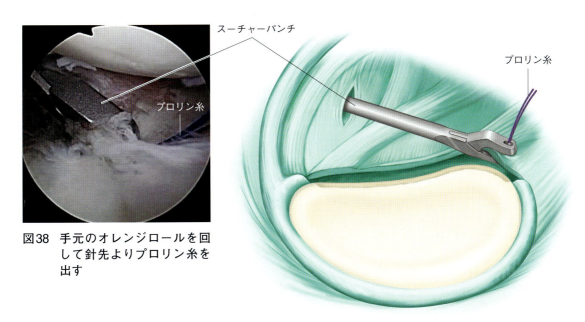

図38　手元のオレンジロールを回して針先よりプロリン糸を出す

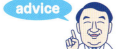

スーチャーパンチの針先に膜がかかってプロリン糸が出てこない場合は，手元を強く握った状態でスーチャーパンチを左右に捻ったり，上下に揺らしたりする．だめならバイトを少し浅くしてつかみ直す．

11 スーチャーパンチをポータル外に出してからの操作

　スーチャーパンチを前方ポータル外に引き出す（図39a）．プロリン糸の両端を引き出してから（図39b），リングにかかっているプロリン糸をはずす（図39c）．両端のプロリン糸を指でしっかり把持し，スーチャーパンチの針を前に向けて針とプロリン糸が一直線上になるようにしてから，スーチャーパンチを前方に引く（図39d）．若干抵抗があるが針からプロリン糸がはずれ，プロリン糸のループが出てくる（図39e）．プロリン糸の両端を助手に把持してもらう．プロリン糸のループに2号ファイバーワイヤー糸を10cmくらい通し，ファイバーワイヤー糸の折り返し部分を把持して（図39f），助手からプロリン糸を受け取り，プロリン糸の両端を引くことによりループに通したファイバーワイヤー糸が関節包に向かい誘導され（図40），さらに引くと関節包にファイバーワイヤー糸がかかる（図39g）．ファイバーワイヤー糸が関節包を貫くときに若干の抵抗がある．プロリン糸の両端を引き続けると関節包にかかったファイバーワイヤー糸が前方ポータルから出てくる（図39h）．引き出したファイバーワイヤー糸を鉗子で把持する（図39i）．鉗子で把持したファイバーワイヤー糸が上糸で，把持していない糸が下糸である（図41）．

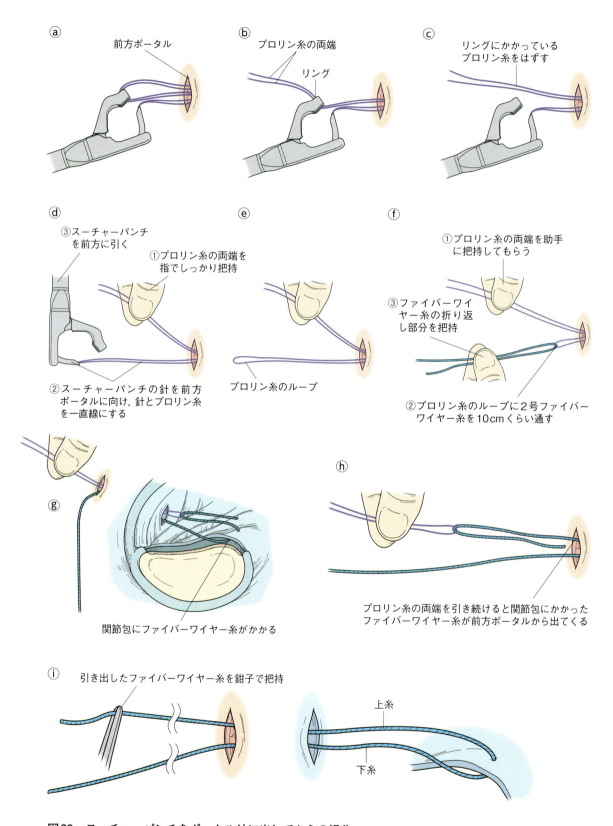

図39 スーチャーパンチをポータル外に出してからの操作

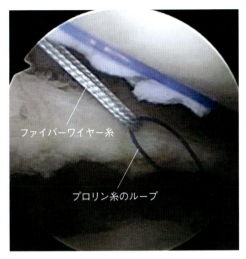

図40 ループに通したファイバーワイヤー糸が関節包に向かって誘導される

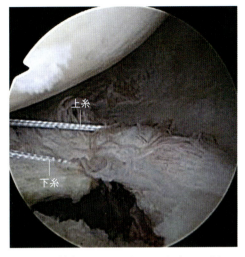

図41 関節包にかかったファイバーワイヤーの上糸と下糸

advice

プロリン糸の両端とプロリン糸のループが前方ポータルから出ている場合，必ずプロリン糸の両端は術者が把持するか，助手に把持してもらう．これを怠り，プロリン糸の両端をフリーにしておくと，プロリン糸の一端がプロリン糸のループに入ってしまうことがある(図42)．この状態でプロリン糸の両端を引くと，プロリン糸が絡まり，スーチャーリレーはできず，強く引くとプロリン糸は破綻する．

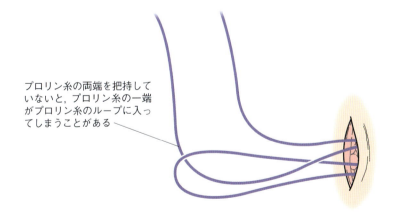

プロリン糸の両端を把持していないと，プロリン糸の一端がプロリン糸のループに入ってしまうことがある

図42 プロリン糸の両端とプロリン糸のループが前方ポータルから出ている際の注意点

12 マットレス様にファイバーワイヤー糸をかける

再度，前方ポータルからスーチャーパンチを入れる。先にかけたファイバーワイヤー糸を引きながら，さらに尾側の関節包を把持する（図43）。先の糸がかかった部位とある程度の距離をとる。針先を視野に出し，針先上に膜がかかっていないことを確認してからプロリン糸の両端を出す（図44，45）。オレンジロールを糸孔からプロリン糸が消えるまで回す。スーチャーパンチのアゴを開いて関節包から針をはずす。

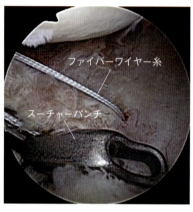

図43　さらに尾側の関節包をスーチャーパンチで把持

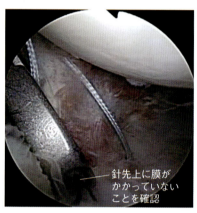

図44　針先を視野に出し，針先上に膜がかかっていないことを確認してからプロリン糸の両端を出す

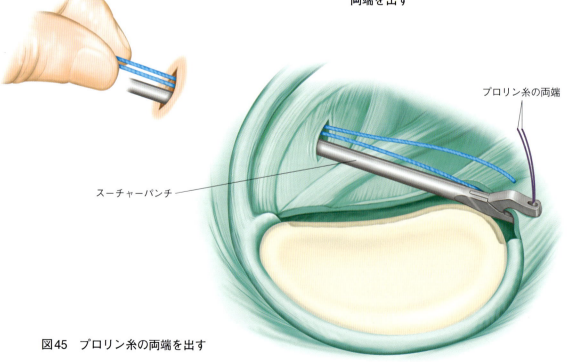

図45　プロリン糸の両端を出す

13 アウトサイドスーチャーリレー

スーチャーパンチを前方ポータル外に引き出し，先と同様な操作を行い，プロリン糸の両端を把持する。プロリン糸のループ部をレトリバーで把持してから，プロリン糸の両端を引きながらレトリバーを前方ポータルから関節内に入れる（図46）。レトリバーでファイバーワイヤー糸の下糸をつかみ，さらにプロリン糸のループ部もつかむ（図47）。

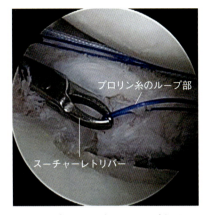

図46 プロリン糸のループ部を把持したレトリバーを関節内に挿入

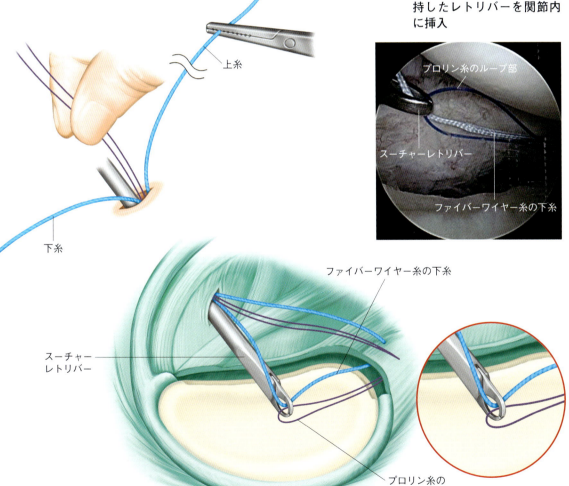

図47 ファイバーワイヤー糸の下糸をつかみ，プロリン糸のループ部も把持

レトリバーを前方ポータル外に5cmくらい引き出す（図48a）。プロリン糸の両端は助手に把持してもらう。プロリン糸のループに，一緒に引いてきたファイバーワイヤー糸の下糸を10cmくらい通し，ファイバーワイヤー糸の折り返し部分を指で把持する（図48b）。助手からプロリン糸の両端を受け取り，引き出す（図48c）。ファイバーワイヤー糸が関節包を貫通するとき若干の抵抗があるが強く引く（図49）。さらにプロリン糸の両端を引き，前方ポータル外にファイバーワイヤー糸を引き出す。プロリン糸をはずし，ファイバーワイヤー糸を指で把持して，ファイバーワイヤー糸の断端が出るまで引き出す。これらの操作によりファイバーワイヤー糸が関節包にマットレス様にかかる（図48d, 50）。

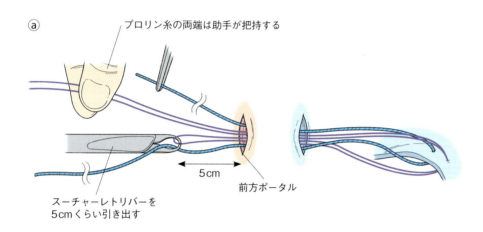

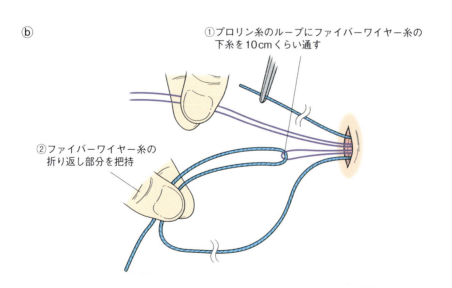

図48　アウトサイドスーチャーリレー

反復性肩関節脱臼に対する鏡視下Bankart修復術

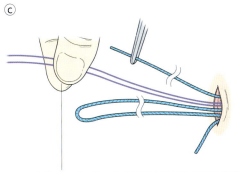
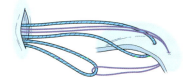
助手からプロリン糸の両端を受け取り引き出す

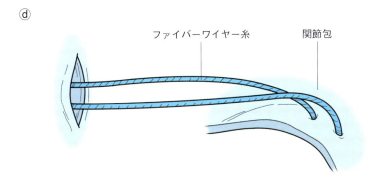
ファイバーワイヤー糸　関節包

図48　アウトサイドスーチャーリレー（つづき）

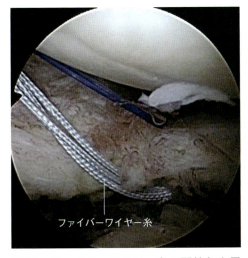
ファイバーワイヤー糸

図49　ファイバーワイヤー糸が関節包を貫通する直前

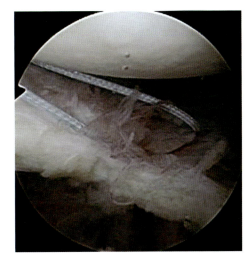

図50　関節包にファイバーワイヤー糸がマットレス様にかかる

281

14 カニューラを入れ，2本の糸を同時に引き出す

　ファイバーワイヤー糸の上糸にかけていた鉗子をはずす。前方ポータルにクリスタルカニューラを挿入し（図51），オレンジ色の内套を抜く。カニューラからレトリバーを入れ，2本のファイバーワイヤー糸を把持して（図52），カニューラ内に通し，カニューラから引き出すが，ファイバーワイヤー糸はカニューラ先端で180°のキラーターンになるので（図53），力を入れながらゆっくり引き出す（図54）。引き出した2本のファイバーワイヤー糸をスライドさせ，同じ長さにする。1本しか引き出せなかった場合はカニューラを抜き再挿入して，糸の長さを同じにしてからもう一度行う。

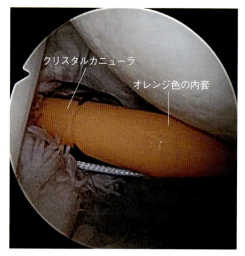

図51　前方ポータルにクリスタルカニューラを挿入

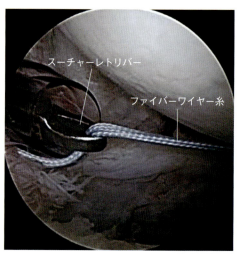

図52　カニューラから挿入したレトリバーで2本のファイバーワイヤー糸を把持

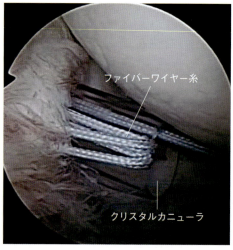

図53　ファイバーワイヤー糸がカニューラ先端で180°のキラーターンになる

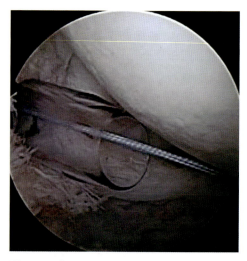

図54　2本のファイバーワイヤー糸をゆっくり引き出す

15 ドリルガイドの挿入と固定

内套を付けたドリルガイドをカニューラより入れ，関節内に挿入する（図55）．内套を抜き，ドリルガイドを4時半ごろのガターに位置させ，ガターとの角度をできるだけ鈍角にする（図56，57）．カニューラから出ている2本のファイバーワイヤー糸を引き，どの程度頭側に引き上

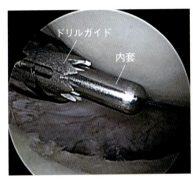
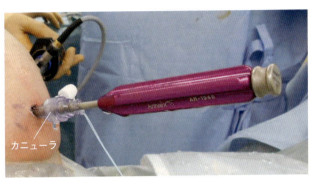

図55　内套を付けたドリルガイドをカニューラより関節内に挿入

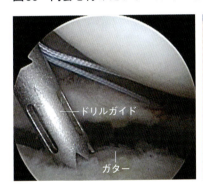
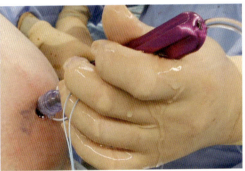

図56　ドリルガイドを4時半ごろのガターに位置させる

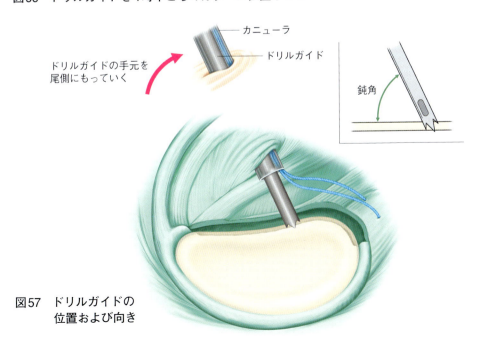

図57　ドリルガイドの位置および向き

げられるかを確認する．ドリルガイド先端の位置とドリルガイドの方向を決定したら，ドリルガイドをハンマーで叩き（図58），先端のスパイク部をガターの骨および関節軟骨に噛ませて固定する（図59）．その後，ドリルガイドをしっかり両手で把持して動かないように注意する．

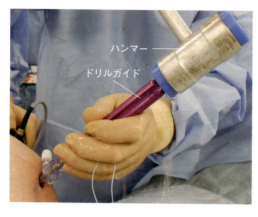

図58　ドリルガイドをハンマーで叩く

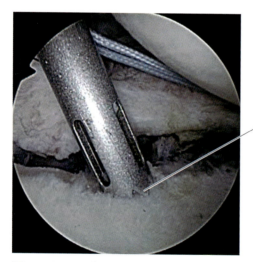
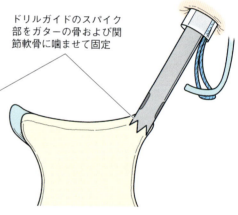

図59　ドリルガイドを固定

プッシュロックはこれまでの縫合操作を必要とするアンカーと違い，強大な力で糸をかけた関節包を頭側に引き上げることができ，これが最大のメリットである．よって一番尾側に打ち込むアンカーの位置は，縫合操作を必要とするアンカーでは5時半や5時ごろに打っていたが，プッシュロックでは，かけた関節包の部位にもよるが4時半や4時ごろのほうが効果的である．

16 ドリリング

マキシドライバーに専用のドリルビット(2.9mm)を付けておく．助手にドリルガイドを両手で把持してもらい，術者は患者の前方に移動して，ドリルビットをドリルガイドに挿入し，まずドリルの先端を骨に当てる(図60)．ドリルを回転させ抵抗を感じながらゆっくりドリリングしていく．ドリルビットの基部がドリルガイドの尾部に当たるまでドリリングをする(図61)．

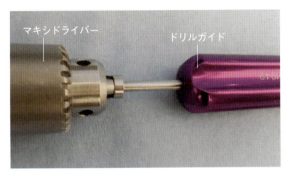

図60 ドリル先端を骨に当てたところ

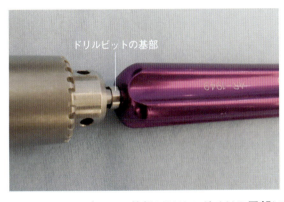
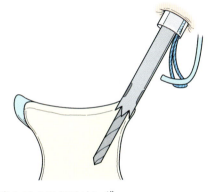

図61 ドリルビットの基部がドリルガイドの尾部に当たるまでドリリング

17 1.6mmのKirschner鋼線をドリルホールに挿入後，ドリルガイドを抜く

ドリルビットを抜いたら，すぐに1.6mmのKirschner鋼線(K-wire，先端が鈍のほうを挿入)をドリルガイドに挿入し，K-wireの先端がドリルホール先端の骨に当たるまで入れる(図62)．

助手にカニューラが抜けないようにカニューラを保持してもらい，術者はK-wireが抜けないように一方の手でK-wireの先端に近い部分を把持し，もう一方の手でドリルガイドをゆっくり抜いていく(図63)．もちろんK-wireを把持したままではドリルガイドは抜けないので，K-wireを把持している手を離し，ドリルガイドを抜き去るとドリルホールにK-wireが残る(図64)．

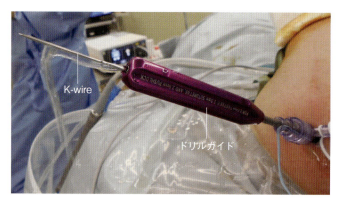
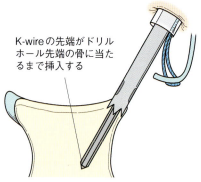

図62　ドリルガイドからK-wireを挿入する

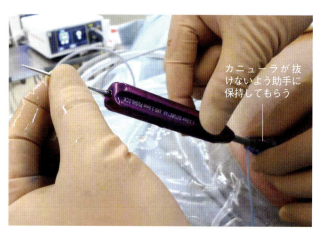
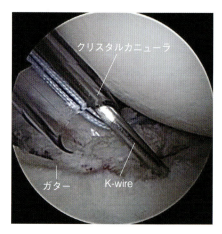

図63　K-wireが抜けないようにドリルガイドをゆっくり抜いていく

図64　ドリルホールに挿入されたK-wireが残る

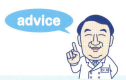

K-wireが骨の抵抗がなく，ずるっと奥まで入ってしまった場合はドリリングで対側の骨皮質を穿破したことを意味する（図65）。そのために一番尾側のドリリングは術者が行い，ドリリング中にどの辺りまで骨の抵抗があったかを把握する必要がある。最後の2〜3mmまで骨の抵抗があった場合は，ドリルホールの長さは十分であり，アンカーホールとして使用する。それより手前で抵抗がなくなった場合は，ドリルガイドの設置部位をより頭側にしてドリルホールを新たに作る。ドリルホールの長さが短いとアンカーの一部が骨外に出てしまい，糸の固定性が得られないばかりか，アンカーが骨外に逸脱する危険性もある。

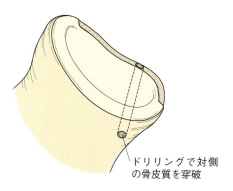

図65　骨の抵抗がなくK-wireが奥まで入ってしまった場合

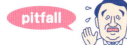 ドリルガイドを抜くとき，K-wireも一緒に抜けてしまった場合は，落ち着いてK-wireでドリルホールを探す。どうしてもみつからなければ，やや頭側に新たにドリルホールを作り直す。このようなことがないように，ドリルガイドを抜くときには細心の注意を払う必要がある。

18 糸の両端をアンカー先端のチップのアイレットに入れる

青いタグに付いているワイヤーループに糸の両端を8cmくらい入れて（図66），タグを引き，アンカー（プッシュロック）先端のチップのアイレットに2本の糸を通す（図67）。

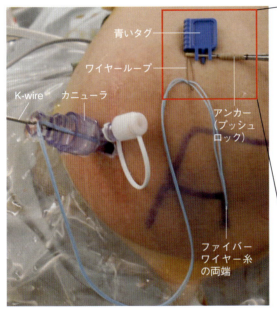
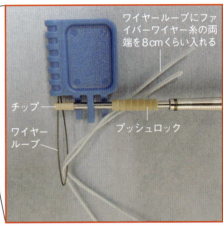

図66　ワイヤーループに糸の両端を通す

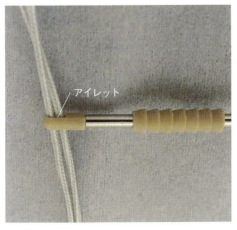

図67　タグを引いてアイレットに糸を通す

19 プッシュロックをカニューラから入れK-wireの入口部に持っていく

　2本の糸を引き緊張をかけながら，プッシュロックをカニューラ内に挿入する（図68）。チップをK-wire入口部の頭側に運び，関節包にかけた糸がチップのアイレットに入る部分を尾側に向ける（図69）。

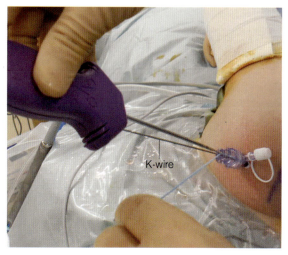
図68　プッシュロックを2本の糸を引きながらカニューラ内に挿入

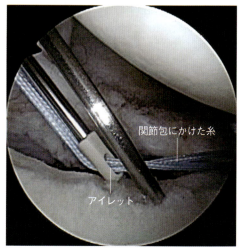
図69　チップをK-wire入口部の頭側に運び，向きを調整

20 チップをドリルホールに挿入し，糸を引き関節包を引き寄せる（テンショニング）

　K-wireの入口部をよく確認してから，K-wireを抜き（図70），チップ先端をドリルホールに運び（図71），用手的に挿入する（図72）。

　2本の糸を引き，関節包をドリルホールに引き寄せていく（図73）。この際にチップが浮き上がってくることがある（図74）。再度，用手的に挿入し，関節包をしっかり引き寄せた状態で，オレンジのストッパー部をハンマーで叩いて（図75），アンカーのギザギザ部の先端が骨に接する辺りまで挿入する（図76）。

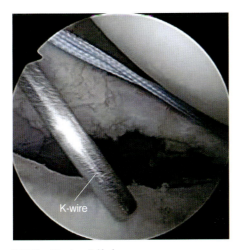

図70　K-wireを抜去

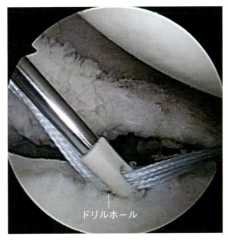

図71　チップ先端をドリルホールに運ぶ

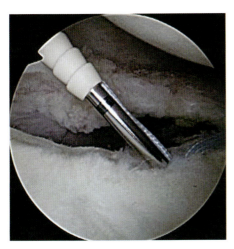

図72　ドリルホールへチップ先端を用手的に挿入する

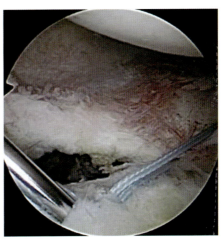

図73　2本の糸を引いて関節包をドリルホールに引き寄せる

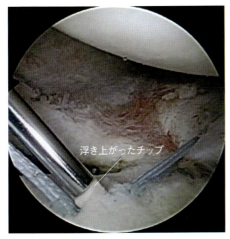

図74　チップが浮き上がってくることがある

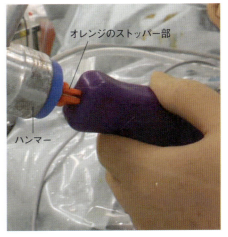

図75　チップを再挿入してオレンジのストッパー部をハンマーで叩く

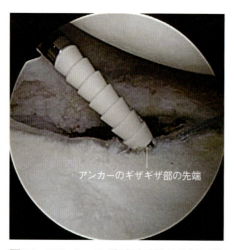
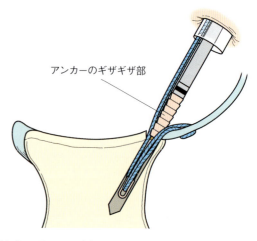

図76　アンカーのギザギザ部の先端が骨に接する辺りまで挿入

21 糸を引き緊張をかけた状態で，糸をハンドルの楔状の切り込み部にかけて固定

　糸を1本ずつ引き，緊張をかけながらハンドルの楔状の切り込み部にしっかりかけて糸をハンドルに固定する（図77）。

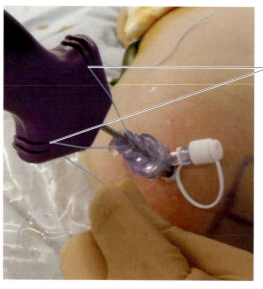

楔状の切り込み部に糸を
しっかりかけて固定

図77　糸をハンドルに固定

22 オレンジのストッパーをはずしてプッシュロッドを出し，ハンマーで打ち込む

オレンジのストッパーをはずして，プッシュロッドを出す（図78）。プッシュロッドをハンマーで叩いていくと（図79），アンカーのギザギザ部がドリルホールに入っていく（図80）。プッシュロッドの平らな部分がハンドルの尾部に接するまで叩く（図81）。この状態ではアンカーの尾部とインサーターのレーザーラインがまだみえている（図82）。

プッシュロッド

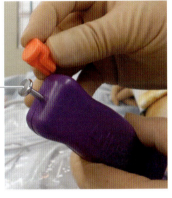

図78 オレンジのストッパーをはずしてプッシュロッドを出す

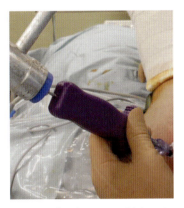

図79 プッシュロッドをハンマーで叩く

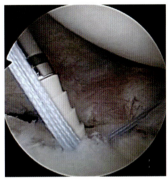

図80 アンカーのギザギザ部がドリルホールに入っていく

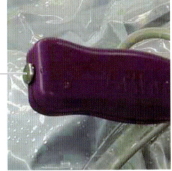

図81 プッシュロッドの平らな部分がハンドルの尾部に接するまで叩く

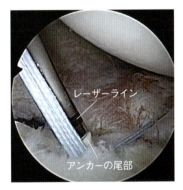

図82 アンカーのギザギザ部の尾部とインサーターのレーザーラインがみえている

23 インサーターのレーザーラインが完全にみえなくなるまで打ち込む

さらにハンドルをハンマーで叩き（図83），インサーターのレーザーラインが完全にみえなくなるまでアンカーを打ち込む。関節唇・関節包は関節窩縁に十分引き寄せられている（図84）。

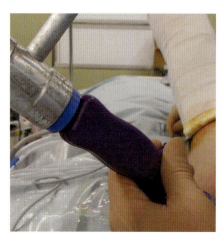

図83　さらにハンドルをハンマーで打ち込む

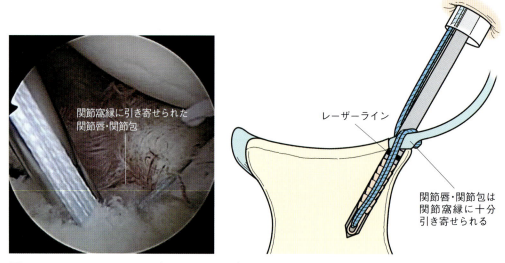

図84　インサーターのレーザーラインが完全にみえなくなるまでアンカーを打ち込む

24 糸を楔状の切り込み部からはずして，ハンドルを反時計回りに回してインサーターを抜去

楔状の切り込み部から糸をはずし（図85），ハンドルを反時計回りに回転させ（図86），ネジ式になっているインサーターをアンカーからはずして，抜去する。

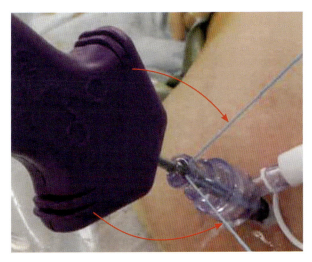

図85　楔状の切り込み部から糸をはずす

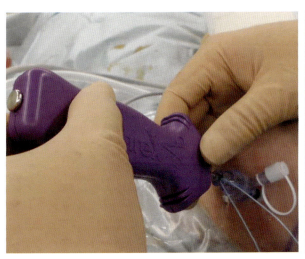
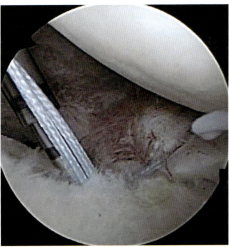

図86　ハンドルを反時計回りに回転させてインサーターをアンカーからはずして抜去する

25 糸切り

ファイバーワイヤーカッターをカニューラから挿入し(図87)，先端を関節窩縁に押し当て(図88)，2本の糸に緊張をかけながら切る(図89)。

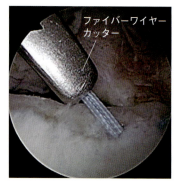

図87　ファイバーワイヤーカッターを挿入

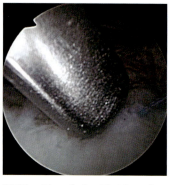

図88　ファイバーワイヤーカッターの先端を関節窩縁に押し当てる

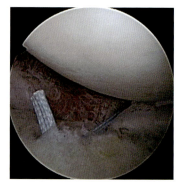

図89　2本の糸に緊張をかけながら切る

26 2本目のアンカー挿入に向けてのスーチャーパンチでの糸かけ

カニューラを抜き，へらを入れ，スーチャーパンチを挿入し，4時ごろの関節包をつかみ(図90)，プロリン糸を出す(図91)。先と同様なスーチャーリレーを行い，ファイバーワイヤー糸を関節包にかける(図92)。

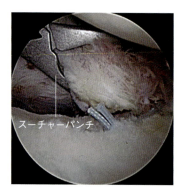

図90　スーチャーパンチを挿入して関節包を把持

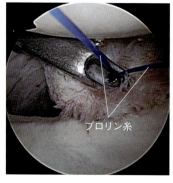

図91　スーチャーパンチの針先からプロリン糸を出す

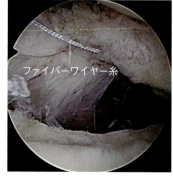

図92　ファイバーワイヤー糸を関節包にかける

反復性肩関節脱臼に対する鏡視下Bankart修復術

27 インサイドスーチャーリレーで糸をマットレス様に関節包にかける

　再度スーチャーパンチを挿入し，先にかけたファイバーワイヤー糸を引きながら，適度な間隔をあけて関節包をつかみ，プロリン糸を送り込む（図93）。スーチャーパンチをポータル外に出し，レトリバーでプロリン糸のループ部を把持して，関節内に入れる。ファイバーワイヤー糸の下糸を関節窩の中央寄りにレトリバーで運ぶ（図94）。レトリバーをプロリン糸のループの中を通してから，ファイバーワイヤー糸の下糸を把持する（図95）。下糸をポータル外に引き出す（図96a）。ポータル外に出ているプロリン糸の両端を引くことによりファイバーワイヤー糸

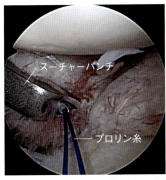

図93　スーチャーパンチを再挿入してプロリン糸を送り込む

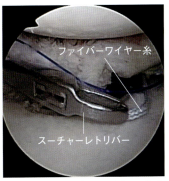

図94　ファイバーワイヤー糸の下糸を関節窩の中央寄りに運ぶ

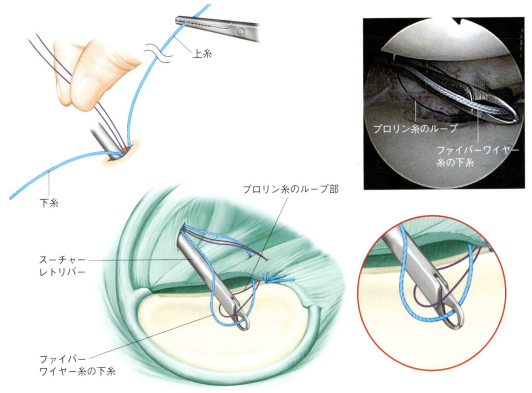

図95　プロリン糸のループの中にレトリバーを通し，ファイバーワイヤー糸の下糸を把持

295

が関節包を貫く(図96b)。さらにプロリン糸の両端を引き，ポータル外にファイバーワイヤー糸を出す(図96c)。プロリン糸をはずし，ファイバーワイヤー糸を指で把持して引き出す。抵抗がある場合は反対側のファイバーワイヤー糸を把持して引き出す(図96d)。関節包にマットレス様に糸がかかる(図96e, 97)。

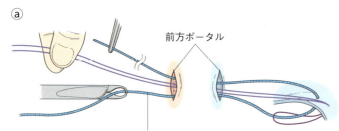

ⓐ 前方ポータル
ファイバーワイヤー糸の下糸をポータル外に引き出す

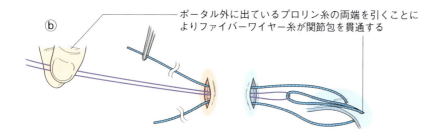

ⓑ ポータル外に出ているプロリン糸の両端を引くことによりファイバーワイヤー糸が関節包を貫通する

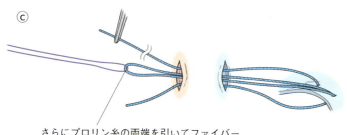

ⓒ さらにプロリン糸の両端を引いてファイバーワイヤー糸のループ部をポータル外に出す

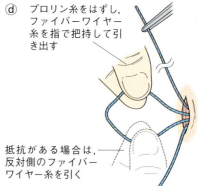

ⓓ プロリン糸をはずし，ファイバーワイヤー糸を指で把持して引き出す

抵抗がある場合は，反対側のファイバーワイヤー糸を引く

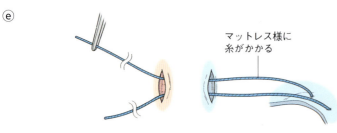

ⓔ マットレス様に糸がかかる

図96　インサイドスーチャーリレーの手順

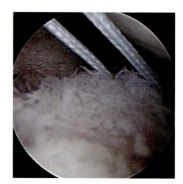

図97　関節包にマットレス様に糸がかかる

28 ドリルガイド設置とアンカーの打ち込み

　1本目のドリルホールより1cm程度の間隔を置き（3時半ごろ），ガターにドリルガイドを設置する（図98）．2本目以降のドリリングは助手に任せ，術者はドリルガイドをしっかり把持する．アンカーを打ち込んでいくと，糸の緊張が増して，糸をかけた部分の関節包が頭側に引き上げられ，アンカーホールに寄ってくる（図99, 100）．打ち込み終わった状態では，糸がわずかにみえる状態まで関節包がアンカーホールに引き寄せられている（図101）．インサーターをはずし，糸を切る（図102）．

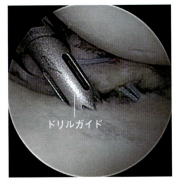

図98　ガターにドリルガイドを設置

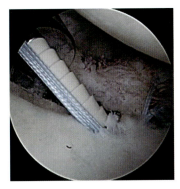

図99　アンカーを打ち込んでいく

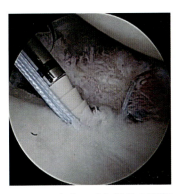

図100　糸をかけた部分の関節包がアンカーホールに寄ってくる

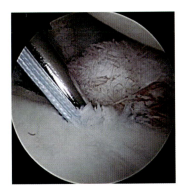

図101　関節包がアンカーホールに引き寄せられる

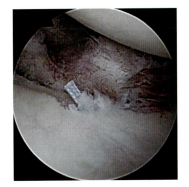

図102　インサーターをはずしてファイバーワイヤー糸を切る

　アウトサイドスーチャーリレーでもインサイドスーチャーリレーでもやりやすいほうで行えばよい．筆者はアウトサイドスーチャーリレーで行うことが多い．理由としては，レトリバーをプロリン糸のループに入れて下糸を把持する操作に手間がかかることが多いためである．

29 3本目のアンカー

　スーチャーパンチにてプロリン糸を関節包に通し（図103），ファイバーワイヤー糸をマットレス様に関節包にかける（図104）。ドリルガイドを2本目のアンカーホールから1cmくらい頭側（2時半ごろ）のガターに設置する（図105）。アンカーを打ち込んでいくと，関節包が関節窩縁に密着する（図106, 107）。糸を切る（図108）。

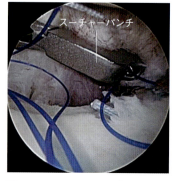

図103　スーチャーパンチにてプロリン糸を関節包に通す

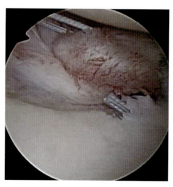

図104　ファイバーワイヤー糸をマットレス様に関節包にかける

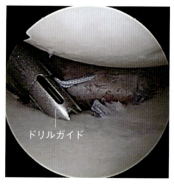

図105　ドリルガイドを頭側のガターに設置

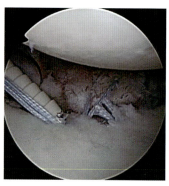

図106　アンカーを打ち込んでいく

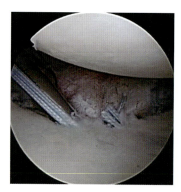

図107　関節包が関節窩縁に密着する

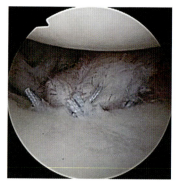

図108　ファイバーワイヤー糸を切る

30 4本目のアンカー

　スーチャーパンチにてプロリン糸を関節包に通し（図109），ファイバーワイヤー糸をマットレス様に関節包にかける（図110）。この関節包は中関節上腕靱帯（middle glenohumeral ligament；MGHL）であり，その前方にある肩甲下筋腱には糸をかけないように注意する。ドリルガイドを3本目のアンカーホールから1cmくらい頭側（1時半ごろ）のガターに設置する（図111）。アンカーを打ち込み，糸を切る。関節包にかけた糸は関節窩縁に引き込まれ，確認できない（図112）。関節包が頭側に引き上げられ関節窩縁と密着し，前方に関節包の壁が形成される（図113）。

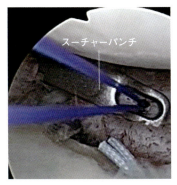

図109　プロリン糸を関節包に通す

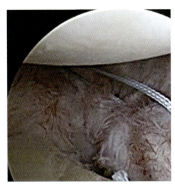

図110　ファイバーワイヤー糸を関節包にかける

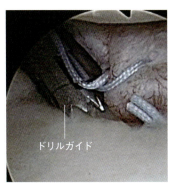

図111　ドリルガイドをガターに設置

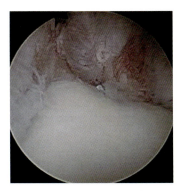

図112　関節包にかけた糸は関節窩縁に引き込まれ確認できない

> **操作のコツ**
>
> 関節包が薄い症例では，テンショニングはあまり強くしないように注意する。オレンジのストッパーをはずし，アンカーのギザギザ部を骨孔内に打ち込んでいくと，自動的に糸はアンカー内に引き込まれていく。関節包がカットアウトされてしまう危険性があると判断した場合は，ギザギザ部を打ち込む途中で楔状の切り込み部に固定した2本の糸をはずし，糸の緊張を和らげる。

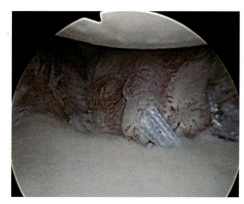
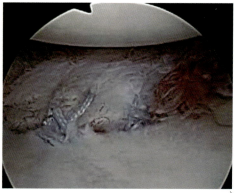

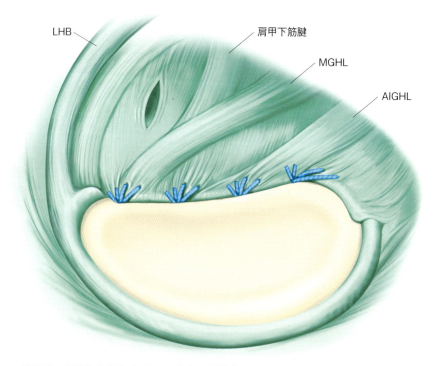

図113 関節包が関節窩縁と密着し，前方に関節包の壁が形成される

advice

関節包にマットレス様に糸をかけ，プッシュロックで関節包を関節窩に固着する方法を詳述したが，糸かけ操作に難渋する症例ではシンプルスティッチの状態（**図41**）でファイバーワイヤー糸の上糸と下糸をアイレットに入れ，同様な操作を行ってもよい。マットレス様縫合の弱点は，糸同士が非常に近接していると関節包がプッシュロックの強大な引き寄せ力によってカットアウトされてしまうことである。それよりはバイトを長くとったシンプルスティッチのほうが，カットアウトの危険性は少ない。

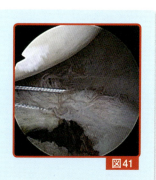
図41

> 関節唇がしっかり残存し，関節窩から剥離している症例では（図114），VAPRフックで切離せず，ラスプを用いて剥離操作を行う。ラスプを関節唇と関節窩の間に挿入し（図115），ハンマーで叩いて，関節唇とそれに続く骨膜を肩甲骨頸部より剥離する（図116）。ときどき深くまで挿入したラスプの先を肩甲骨頸部に当て，ラスプのシャフトを前方に倒し，てこの作用で関節唇・骨膜を剥がすと効果的である（図117）。

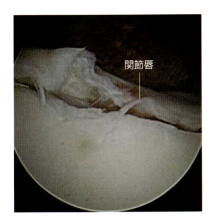

図114　関節唇がしっかり残存して関節窩から剥離している

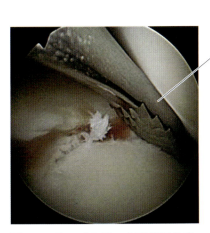

図115　ラスプを用いた剥離操作①

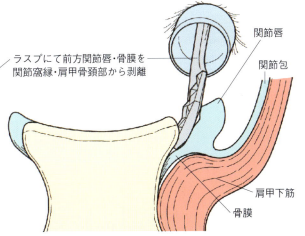

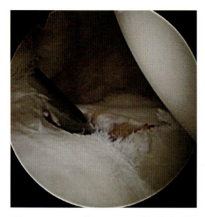

図116 ラスプを用いた剥離操作②

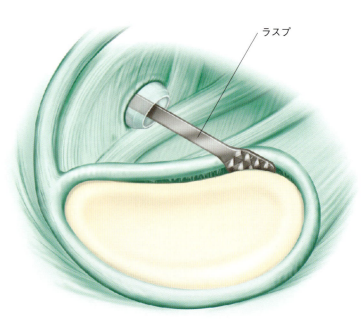

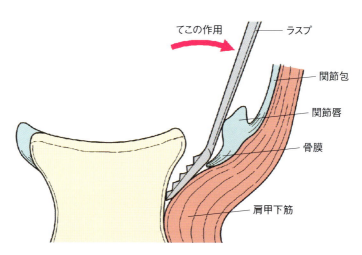

図117 ラスプを用いた剥離操作③

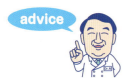

プッシュロックを用いて鏡視下Bankart修復術を行った場合は，腱板疎部縫縮術を追加する必要はないと考えている。

反復性肩関節脱臼に対する腱板疎部縫縮術

反復性肩関節脱臼に対して鏡視下Bankart修復術を行った後，augmentationとして腱板疎部縫縮術を追加することがある。先に述べたプッシュロックアンカーを用いた手術では行っていない。

手術手技

1 クレセントフックを用い肩甲下筋腱＋MGHLに0 PDS糸を通す

5 mmのカニューラを前方ポータルに入れる。カニューラの先端を関節包から少し出す。クレセントフックを前方カニューラより挿入し（図1），肩甲下筋腱の頭側部および中関節上腕靱帯（middle glenohumeral ligament；MGHL）に貫通させ（図2），手元のオレンジロールを回し0 PDS糸（以下PDS糸）をすべて送り込む（図3）。クレセントフックを抜き，PDS糸を鉗子で把持する（図4）。

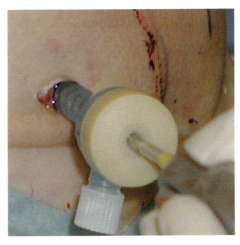

図1 前方カニューラからクレセントフック挿入

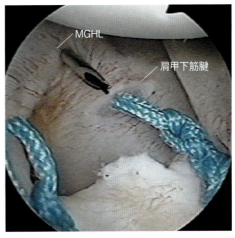

図2 クレセントフックが肩甲下筋腱，中関節上腕靱帯（MGHL）を貫通

advice PDS糸は半分に切って使用する。

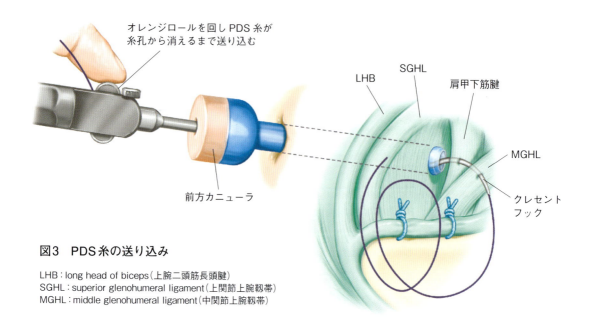

図3 PDS糸の送り込み

LHB：long head of biceps（上腕二頭筋長頭腱）
SGHL：superior glenohumeral ligament（上関節上腕靱帯）
MGHL：middle glenohumeral ligament（中関節上腕靱帯）

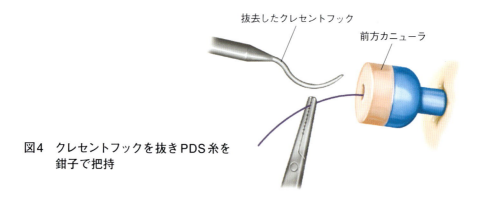

図4 クレセントフックを抜きPDS糸を鉗子で把持

2 ペネトレイトグラスパーでPDS糸を引き出す

　前方カニューラからペネトレイトグラスパー（ストレートタイプ）を挿入し（**図5**），上腕二頭筋長頭腱（LHB）の前方にある上関節上腕靱帯（superior glenohumeral ligament；SGHL）を貫き，アゴを開きPDS糸をアイレットに入れ（**図6**），これを引き出す．これによりPDS糸が腱板疎部にかかる（**図7**）．

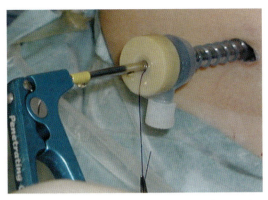

図5　前方カニューラからペネトレイトグラスパー（ストレートタイプ）を挿入

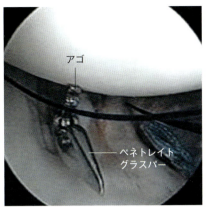

図6　PDS糸をアイレットに入れる

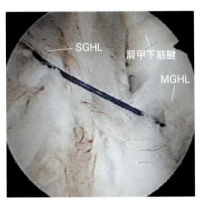

図7　PDS糸が腱板疎部にかかる

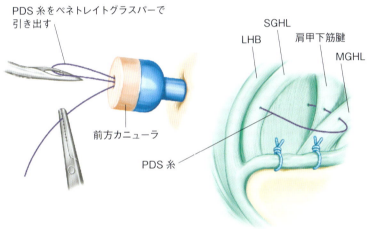

PDS糸を2号エチボンド糸にきつく結ぶ（シングルノットスーチャーリレー）

　カニューラ外で2号エチボンド糸（以下エチボンド糸）にPDS糸を単結節できつく結ぶ（図8）。糸は十分余裕をもって結ぶ（10cm以上）。PDS糸を引き出すことにより腱板疎部にエチボンド糸がかかる（図9）。エチボンド糸からPDS糸をはずす。2本のエチボンド糸がカニューラから出る（図10）。カニューラを抜き、エチボンド糸の両端を鉗子で把持する。カニューラを再び前方ポータルに挿入し、腱板疎部に通した1本目のエチボンド糸をカニューラ外にする（図11）。

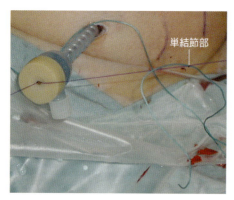
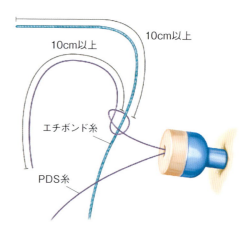

図8　PDS糸をエチボンド糸に結ぶ

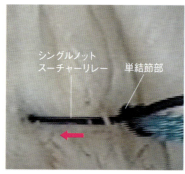
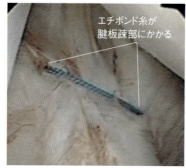
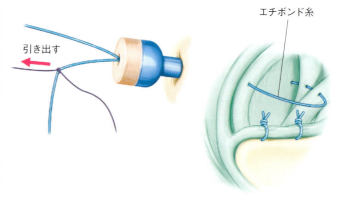

図9　腱板疎部にエチボンド糸がかかる

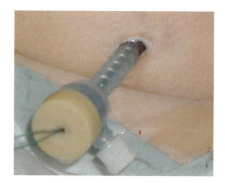

図10　2本のエチボンド糸がカニューラから出る

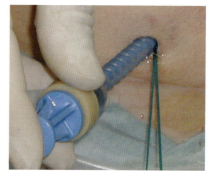

図11　カニューラを再挿入し，エチボンド糸をカニューラ外にする

4 同様な操作を2回繰り返す

　クレセントフックを入れ，肩甲下筋腱，MGHLにPDS糸を通す（図12）。ペネトレイトグラスパーを入れ，SGHLを通しPDS糸を引き出す。シングルノットスーチャーリレーを行い，エチボンド糸を通す。カニューラ外とし鉗子で把持する。3本目の糸は肩甲下筋腱とSGHLにかける（図13）。

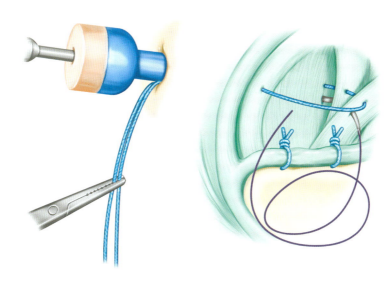

図12　クレセントフックを肩甲下筋腱，MGHLに通す

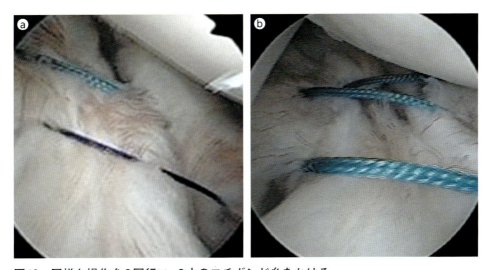

図13　同様な操作を2回行い，3本のエチボンド糸をかける

5 糸の縫合

　糸は必ずスライディングするので，スライディングノット(Weston knot)を行う(図14)。ノット部は関節外にあり関節内からの鏡視はできないためブラインドで行う。スライディングノット部をノットプッシャーで締める(図15)。軟部組織が寄り，エチボンド糸が組織に埋もれて，かすかにみえる程度になる(図16)。スライディングノット後に単結節を男結びで3回行う。糸をスーチャーカッターにてブラインドで切る(図17)。

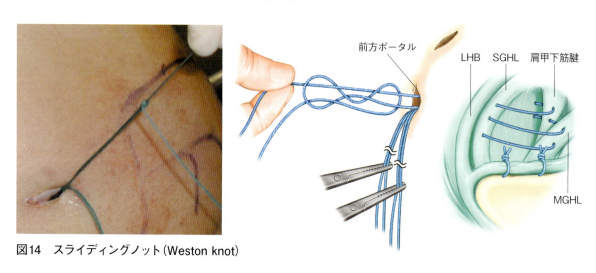

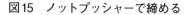

図14　スライディングノット(Weston knot)

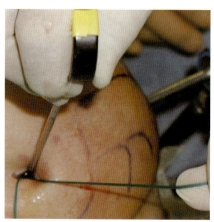

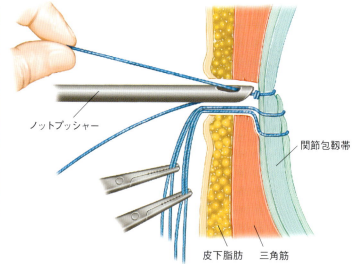

図15　ノットプッシャーで締める

反復性肩関節脱臼に対する腱板疎部縫縮術

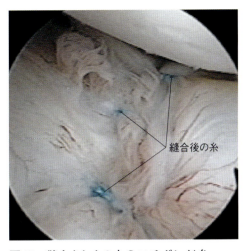

図16 縫合された3本のエチボンド糸

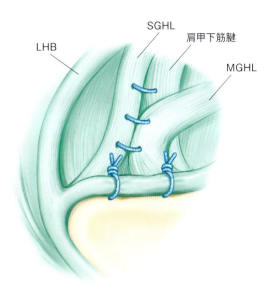

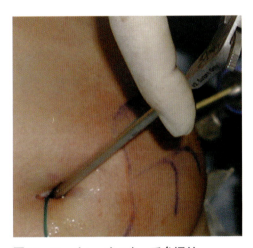

図17 スーチャーカッターで糸切り

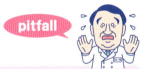

肩甲下筋腱を貫通するとき大きな抵抗があり，ときどきPDS糸が切れることがある。このような場合はクレセントフックを肩甲下筋腱に通した際，上下左右にゆすり貫通部の孔を大きくする。また2-0ではなく0 PDS糸を用いると，切れることが少ない。

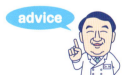

SGHLを同定できないことがしばしばある。この場合LHBのすぐ前方の関節包に糸をかける。

文献

1) 中川照彦. 鏡視下 Bankart 修復術. 臨スポーツ医 2006；23（臨増）：200-8.

SLAP lesion type 2に対する鏡視下上方関節唇修復術

上方関節唇損傷は，1985年にAndrewsらがハイレベルのthrowing athlete 73例を鏡視下に観察し，83%にbiceps tendon labrum complexの部位にあたる前上方関節唇の損傷があったと報告したことから，注目を集めるようになった。1990年にSnyderらは，上方関節唇損傷をSLAP lesion(superior labrum anterior and posterior)と命名し，4つのtypeに分類した。ここではSLAP lesion type 2に対する鏡視下上方関節唇修復術の術式について述べる。

発生機序

◆ 投球障害

投球動作での外転・外旋位にて上腕二頭筋長頭腱(LHB)・上方関節唇複合体がねじれ，肩甲骨頚部から剥がれるような力が加わることにより生じる。これはpeel back mechanismと表現される。

peel back：「皮を剥がす」という意味である。

◆ 外傷

肘関節伸展・肩関節外転位での転倒で手をつき，骨頭を上方に突き上げる力が加わり，LHB起始部および上方関節唇が剥離する。

Snyder分類(図1)

◆ Type 1

上方関節唇の変性を伴う著明な毛羽立ちがあるが，上方関節唇およびLHB付着部の剥離がないもの(図1a)。

◆ Type 2

Type 1と同様に上方関節唇に変性を伴う著明な毛羽立ちがあり，さらに上方関節唇およびLHB付着部が肩甲骨頚部から剥離したもの(図1b)。

Type 3

上方関節唇のバケツ柄断裂があり，断裂した中央部が関節内に転位しているが，残存する上方関節唇およびLHB付着部の剥離がないもの（図1c）。

Type 4

上方関節唇のバケツ柄断裂がLHBまで広がっているもの（図1d）。

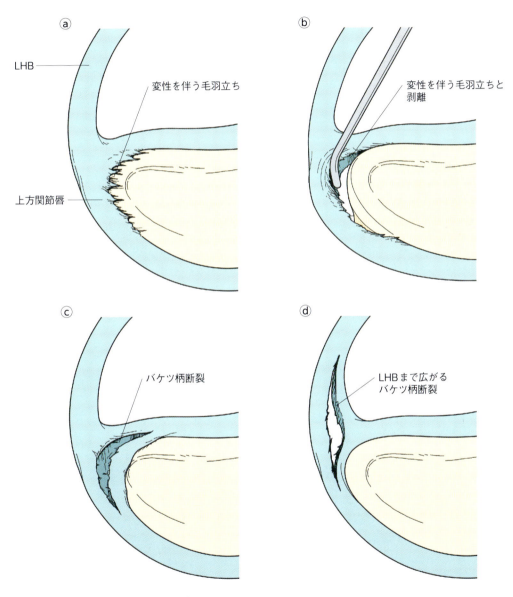

図1　SLAP lesionのSnyder分類
a：Type 1
b：Type 2
c：Type 3
d：Type 4

術前診断

◆ 病歴

　投球障害では，ある1球で痛みが生じたのか，次第に投球困難になってきたのか，いつごろから症状が出現し，その後の投球障害の経過（一時期よくなったがまた悪化したなど），投球障害の程度（10mも投げられない，塁間ぐらいなら何とか投げられる，強い球を投げるときだけ痛む，など）を聞く．引っかかり感やはさまる感じがあるか，どの投球相で痛みを感じるのか（コッキング期，加速期，ボールリリース，フォロースルー期）なども聞く．コッキング期に痛みを訴える例が多い．

◆ 理学所見

　徒手検査としてcrank test, O'Brien test, anterior apprehension肢位での疼痛，三森テストなどを行う．

画像検査

◆ 関節造影MRI

　生理食塩水20mLにマグネビスト®（ガドリニウム）0.3mLを混ぜ，15mLを関節内に注入する．斜位前額断T1強調像にて判読する（図2）．上方関節唇と関節窩上方・肩甲骨頚部の間に造影剤が侵入している像を3スライス以上（撮像間隔3mm）で認めるものをtype 2と判断している．特にLHBが描出されている像で，LHB起始部の剥離像を認めることが重要である．上方関節唇実質部に造影剤が侵入し，type 3と診断できる場合もある（図3）．

◆ 単純MRI

　関節造影MRIは関節内に針を刺入するという侵襲を伴うので，投球障害肩では最近は，単純MRIの斜位前額断および水平断のT2強調像とT2*像の4シリーズのみを撮像している．斜位前額断のT2*像で上方関節唇の剥離の有無を，水平断のT2*像で前方関節唇および後方関節唇の剥離の有無をみる．そして斜位前額断および水平断のT2強調像で腱板損傷の有無をみ

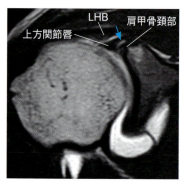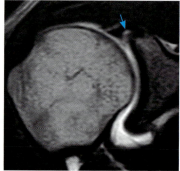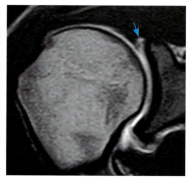

図2　関節造影MRI（同一症例の連続する3スライス像）
上方関節唇と肩甲骨頚部の間に造影剤が侵入（青矢印）．上方関節唇の剥離と判読．

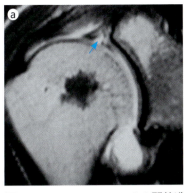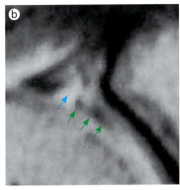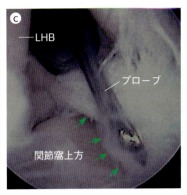

図3　SLAP lesion type 3の関節造影MRIと鏡視所見
a：関節造影MRI。上方関節唇実質部に造影剤が侵入（青矢印）。
b：aの造影剤侵入部を拡大したもの（青矢印）。バケツ柄断裂部を緑矢印で示す。
c：鏡視所見でバケツ柄断裂がみられた（バケツ柄断裂端を緑矢印で示す）。

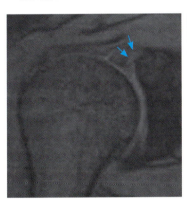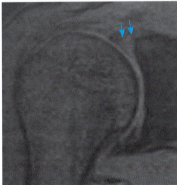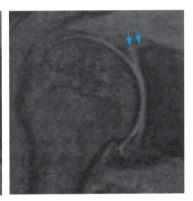

図4　単純MRI斜位前額断T2*像の連続する3スライス
いずれのスライスでも上方関節唇の剥離像がみられる（青矢印）。

ている。図4は単純MRI斜位前額断のT2*像の連続する3スライスである。いずれのスライスでも上方関節唇の剥離像がみられる。

手術適応

約4週間のノースロー，腱板訓練，ストレッチング，腱板疎部へのステロイド注射などの保存療法を3～6カ月行っても，投球障害が続く場合，手術を考慮する。

後療法

術直後は三角巾・バストバンドで固定し，術後3日よりバストバンドをはずし，振り子運動を開始する。術後1週で三角巾をはずし，肩関節の自動・他動運動を全方向に行う。術後2週よりセラバンド（黄色）を用いた腱板強化訓練を開始する。術後1カ月より1～2kgのダンベルを用いた肩周囲筋の筋力強化を行う。野球選手では術後3カ月より軽いキャッチボールを開始し，次第に距離を伸ばしていく。

手術成績

野球選手では復帰率は85%程度である。手術より試合復帰までの期間は投手では約11カ月，捕手では約10カ月，野手では約7カ月である。外傷例では約30%の症例で愁訴が残存する。

手術の概要

SLAP lesion type 2に対する上方関節唇修復術について述べる。すべて30°斜視鏡による後方鏡視で，操作には前方および前上方のワーキングポータルを用いる。前上方のポータルにはカニューラを用いる。アンカーはジャガーノット2.9mmなどの2本糸付きのソフトアンカーを使用している。2本の糸の両端を上方関節唇に通し，マットレス縫合とするが，この方法について説明する。慣れないうちは，アンカー糸は1本でもよい。その際は，ジャガーノット1.4mmまたは1.5mmを使用する。

手術器具

①関節鏡(30°斜視鏡)，シェーバー。必要に応じてアブレーダー(4mm)，VAPR。
②内径5.75mmクリスタルカニューラ1個(Arthrex)。
③糸の操作：スーチャーレトリバー，キングフィッシャー。
④糸を通す器具：クレセントフックとハンドル(図5)。クレセントフックの基部をハンドルに差し込み，ネジを指で締めた後，さらに鉗子で把持してしっかり締め(図6)，クレセントフックとハンドルを一体化する(図7)。
⑤縫合，糸切り：ノットプッシャー，ファイバーワイヤーカッター。
⑥スーチャーリレー用の糸：0PDS糸(長さ150cm，半分に切って使用する，図8, 9)。
⑦アンカー：ジャガーノット2.9mm(Zimmer Biomet，図10)，専用のセット(ドリルガイド，内套，ドリルビット，図11)。
⑧マキシドライバーなどの動力。
⑨その他：16ゲージサーフロ針の内套。

手術手技

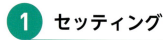

1 セッティング

側臥位にて外転40°ぐらいで3kgにて牽引する。止血目的で灌流液3Lにボスミン®(第一三共)を1A入れる。灌流ポンプを用いる。

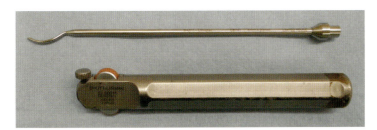

図5 クレセントフックとハンドル

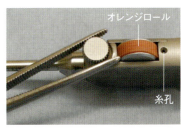

図6 クレセントフックの基部をハンドルに差し込みネジを鉗子で締める

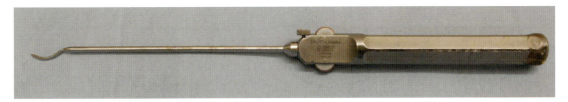

図7 一体化させたクレセントフックとハンドル

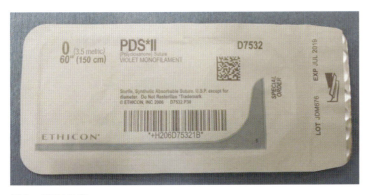

図8 0PDS糸

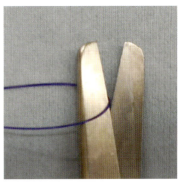

図9 0PDS糸は半分に切って使用

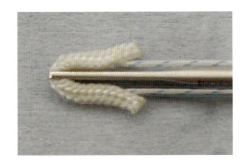

図10 ジャガーノット2.9mm

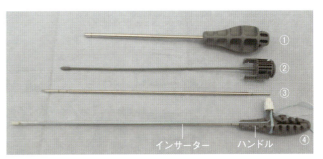

図11 ジャガーノット2.9mm専用のセット
①ドリルガイド
②内套
③ドリルビット
④ジャガーノット2.9mm

2 後方の鏡視用ポータルの作製，前方ポータルの作製

　鏡視下Bankart修復術と同様な皮切で行う．反復性肩関節脱臼の項（p.263, 265）を参照．腱板疎部中央LHBと肩甲下筋腱の中央に16ゲージサーフロ針の内套（以下16ゲージ針），を刺入し（図12），針刺入部を中心に5mm程度の小切開を置く．15番円刃で腱板疎部の軟部組織を切開し（図13），鉗子で広げて前方ポータルを作製する（図14）．前方ポータルにはカニューラは用いない．

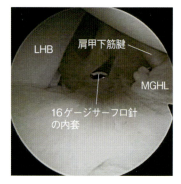

図12　16ゲージサーフロ針の内套を刺入

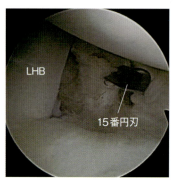

図13　15番円刃で腱板疎部を貫く

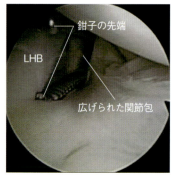

図14　鉗子で広げて前方ポータルを作製

3 関節内の観察とプロービング

　本症例では11時から11時半にかけて関節唇が剥離し，肩甲骨頚部の皮質骨が露出していた（図15）．プロービングにて12時の関節唇は剥離していたが（図16），1時の関節唇には剥離はみられなかった（図17）．

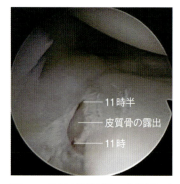

図15　肩甲骨頚部の皮質骨が露出している

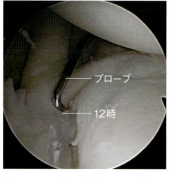

図16　12時の関節唇が剥離している

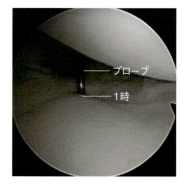

図17　1時の関節唇に剥離はみられない

4 シェーバーにて肩甲骨頚部の新鮮化

シェーバーを挿入して肩甲骨頚部の軟部組織を剥がし，皮質骨表面を新鮮化する（図18）。

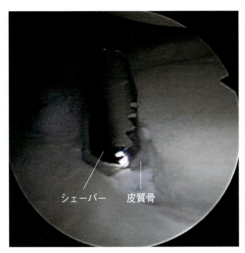
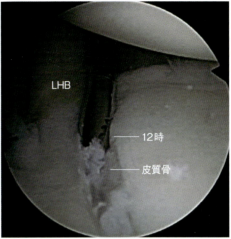

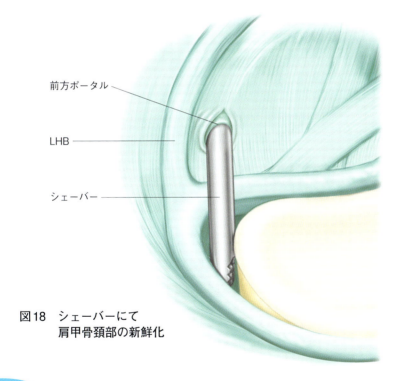

図18 シェーバーにて
　　　肩甲骨頚部の新鮮化

advice

関節軟骨をできるだけ傷付けないように注意する。シェーバーの刃先が回転中にはじかれ，軟骨面を削ってしまうことがあり，術者は必ずシェーバーを両手で把持してコントロールする。シェーバーでの新鮮化が不十分な場合は4mmのアブレーダーも用いてさらに皮質骨の表面を削る。

5　前上方ポータルの作製

　肩峰の前方より16ゲージ針をLHBのすぐ後方に向けて刺入する(**図19**)。針刺入部に6mm程度の皮切を置き，内径5.75mmのクリスタルカニューラをLHBのすぐ後方に向けて挿入する。関節包が山なりに盛り上がり，カニューラ内套の先端が出てくる(**図20**)。回転させながらカニューラを関節内に入れる(**図21**)。カニューラの内套を抜去する(**図22**)。

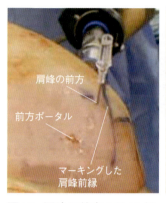

図19　肩峰の前方より16ゲージサーフロ針の内套を刺入し，前上方ポータルの位置を決定

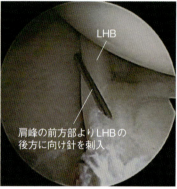

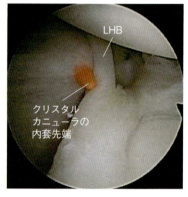

図20　内径5.75mmのクリスタルカニューラを挿入

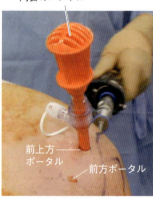

図21　クリスタルカニューラを回転させて挿入

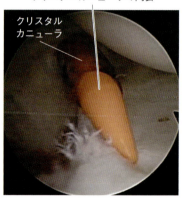

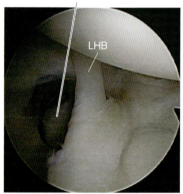

図22　前上方カニューラ

6 ドリルガイドの設置

　前上方カニューラより内套を入れたドリルガイドを，LHBを前方によけて挿入する（図23）。内套を抜き，ドリルガイドを11時半の関節窩にもっていき，ドリルガイドのスパイクの上端が関節窩の軟骨を被うような位置にする（図24）。ドリルガイドをハンマーで叩き（図25），スパイクを関節窩の軟骨および肩甲骨頸部の骨に噛ませる（図26）。助手にドリルガイドを両手で把持してもらい，動かさないように注意する。

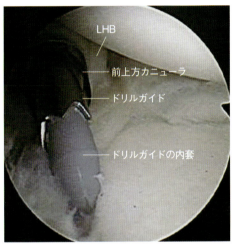

図23　LHBを前方によけてドリルガイドを挿入

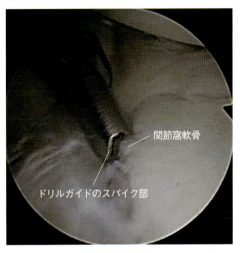

図24　スパイクを関節窩軟骨の11時半の位置にあてがう

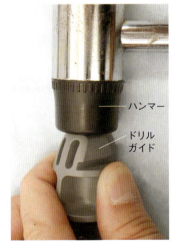

図25　ドリルガイドをハンマーで叩く

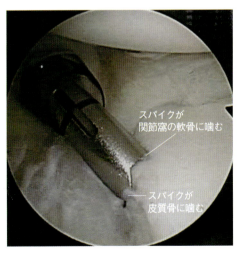

図26　ドリルガイドを固定

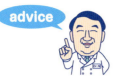

> **advice** 本症例は11時から12時の関節唇の剥離がみられたため11時半にドリルガイドを設置したが，症例に応じて設置部位を変える．本例では2本糸付きのアンカー1個での修復としたが，1本糸付きアンカー（ジャガーノット1.4mmなど）を2個設置することもある．

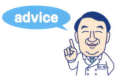

> **advice** ドリルガイドは外側から内側に向け30〜45°（図27a），後方に45°以上の角度に設置する（図27b）．ドリルガイドが後方に傾きすぎると，後方の骨皮質上をドリルが滑ってしまう（図27c）．ドリルの挿入部は関節窩軟骨直下の骨とし（図27a），スパイクを関節窩軟骨に被せすぎて，関節窩軟骨縁から挿入しないように注意する（図27d）．

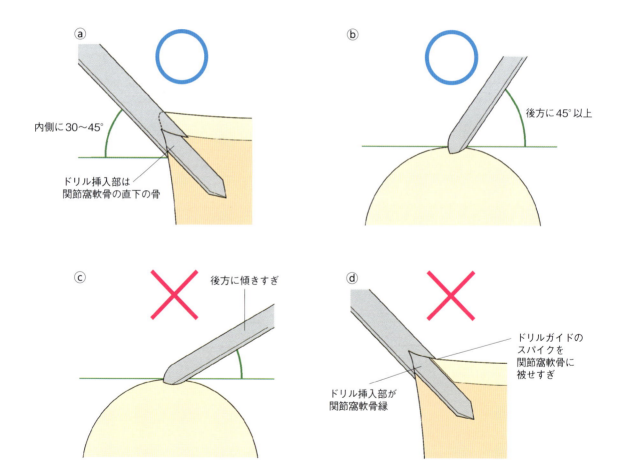

図27　ドリルガイド設置時の注意点

7 ドリリング

マキシドライバーに専用のドリルビット(2.9mm)を付ける。ドリルビットのレーザーラインをチャックの先端に位置させチャックを締める(図28)。ドリルビットをドリルガイドに挿入し(図29)、チャックの先端がドリルガイドの尾部に当たるまでドリリングを行う(図30)。

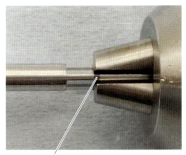

図28 マキシドライバーに専用のドリルビットを装着

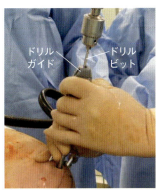

図29 ドリルビットをドリルガイドに挿入

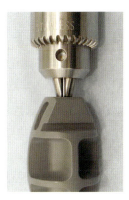

図30 チャック先端がドリルガイド尾部に当たるまでドリリング

8 ジャガーノット2.9mmソフトアンカーの挿入

ドリルガイドにジャガーノット2.9mmソフトアンカーを挿入する(図31)。ハンドルをハンマーで抵抗を感じながらゆっくり叩き(図32)、ソフトアンカーをドリルホール内に進めていくが、インサーターのレーザーラインの位置を確認する(図33)。インサーターのレーザーライン

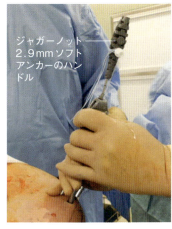

図31 ドリルガイドにソフトアンカーを挿入

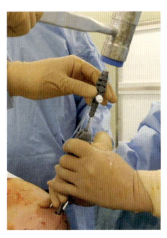

図32 ハンマーでハンドルをゆっくり叩く

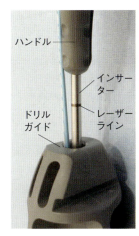

図33 レーザーラインの位置を確認

がドリルガイドの尾部と一致するところまで叩く(図34)。ハンドルを少し引き,ソフトアンカーを骨内に固定する(図35)。糸を固定しているキャップをはずし(図32),4本の糸を取り出す(図36)。インサーターを捻らず,まっすぐ引き抜く。インサーター先端に破損がないかをチェックする(図37)。4本の糸を同時に引き,ソフトアンカーがしっかり骨内に固定されていることを確認する(図38)。

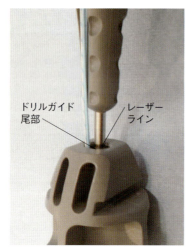

図34 レーザーラインがドリルガイド尾部と一致するところまで叩く

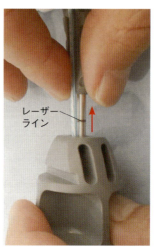

図35 ハンドルを少し引いてソフトアンカーを骨内に固定

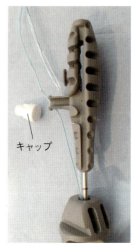

図36 糸を固定しているキャップをはずす

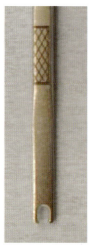

図37 インサーター先端に破損がないかを確認

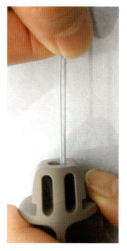

図38 4本の糸を同時に引いてソフトアンカーが骨内に固定されていることを確認

9 アンカー糸の移動

ドリルガイドを抜去すると（図39），4本のアンカー糸が視野に出る（図40）。まず2本のブルー糸をスーチャーレトリバー（以下レトリバー）で把持し，前方ポータルに引き出す（図41）。次に2本の白青糸をレトリバーで把持し，前方ポータルに引き出す（図42）。もちろん順番はどちらが先でもよいが，同色の2本を把持して同時に引き出すことが重要である。4本のアンカー糸が前方ポータルに引き出される（図43）。

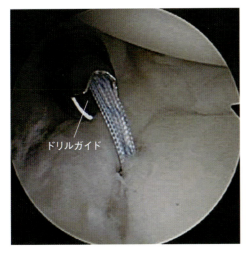

図39　ドリルガイドを抜去

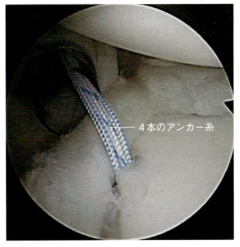

図40　4本のアンカー糸が視野に出る

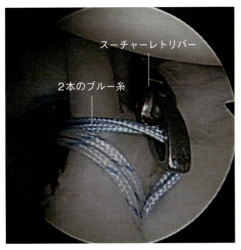

図41　スーチャーレトリバーで2本のブルー糸を把持（前方ポータルに引き出す）

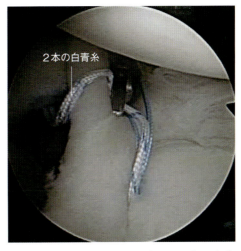

図42　スーチャーレトリバーで2本の白青糸を把持（前方ポータルに引き出す）

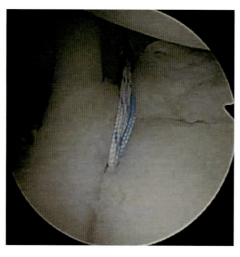

図43　前方ポータルに引き出された2本のブルー糸と2本の白青糸

⑩ クレセントフックに0PDS糸を通す

0PDS糸（以下PDS糸）をハンドルのオレンジロールの近くにある糸孔に通し（図44），オレンジロールを母指で回して，いったん針先からPDS糸を出し（図45），引っ込める（図46）。

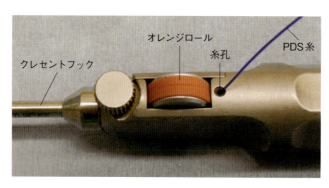

図44　オレンジロール近くの糸孔にPDS糸を通す

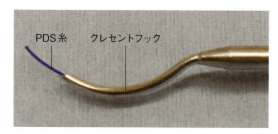

図45　いったんクレセントフックの針先からPDS糸を出す

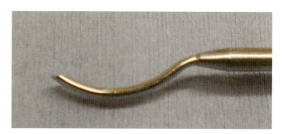

図46　クレセントフックの針先からPDS糸を引っ込める

11 クレセントフックにてPDS糸を上方関節唇に通す

前上方カニューラよりクレセントフックを入れ，先端をLHB基部の背面にあてがう（図47）。上方関節唇を貫くように方向を定め，貫通させる（図48）。本症例ではPDS糸を送り込んだが，PDS糸の先端が少し出たものの，関節唇にPDS糸の先端が当たり，それ以上出てこなかった。前方ポータルよりキングフィッシャーを挿入して，少し出たPDS糸部に運び（図49），キングフィッシャーの先端でPDS糸を把持し（図50），これを前方ポータルに引き出した（図51）。

前方ポータルに引き出したPDS糸を指で把持してからクレセントフックを抜くと，前上方カニューラからPDS糸が出てくる。クレセントフックを抜くとき，カニューラが抜けないように必ず助手にカニューラを把持してもらう。前上方カニューラから出たPDS糸を鉗子で把持する（図52）。以上の操作でPDS糸が剥離した上方関節唇にかかる。

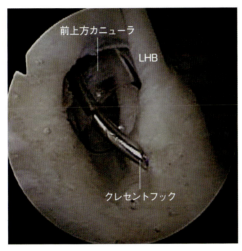

図47　LHB基部の背面にクレセントフックの先端をあてがう

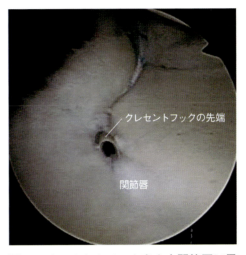

図48　クレセントフックを上方関節唇に貫通させPDS糸を送り込む

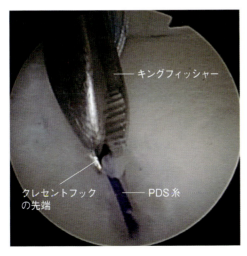

図49　前方ポータルよりキングフィッシャーを挿入し，PDS糸部に運ぶ

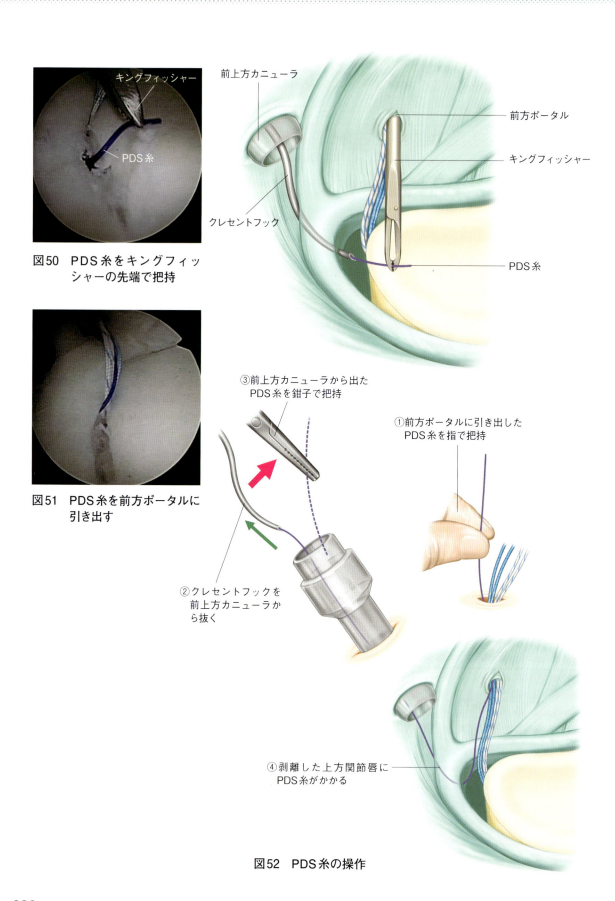

図50 PDS糸をキングフィッシャーの先端で把持

図51 PDS糸を前方ポータルに引き出す

図52 PDS糸の操作

SLAP lesion type 2に対する鏡視下上方関節唇修復術

> **操作のコツ**
>
> クレセントフックの操作は慣れないと難しい。LHBの背側をみて，クレセントフックの挿入部を確認する。挿入してそのまま進めていくと，針先が後上方の関節唇のなかに入ってしまい，針先が関節窩側に出てこないことが多い。針先を少し前方に向けるような意識をもって進めるとよい。

pitfall　クレセントフックが内側に向かうと，肩甲骨頚部に当たってしまい，そのまま無理に押すとクレセントフックのニードル部が根元で折損することがある（図53a）。ニードル部は長く，十分視認できるため，あせらず鋭匙鉗子を前上方カニューラから挿入して，鋭匙鉗子でニードルの折損部を把持して摘出する（図53b）。代わりのクレセントフックがない場合は，長い硬膜外針を代用として使う。

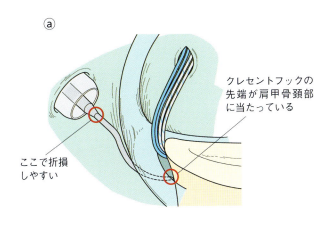
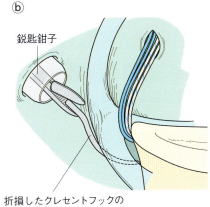

図53　クレセントフックのニードル部の折損

12 シングルノットスーチャーリレー

前方ポータルからレトリバーを入れ，PDS糸とどちらか1本の白青糸を同時に把持し（図54），前方ポータルに引き出す（図55, 56a）。前方ポータルに引き出したPDS糸をその端から10cm辺りでシングルノットを作り，これに一緒に引き出した白青糸を端から10cm程度通し（図56b），PDS糸をきつく結ぶ（図56c）。前上方カニューラから出ているPDS糸を引き

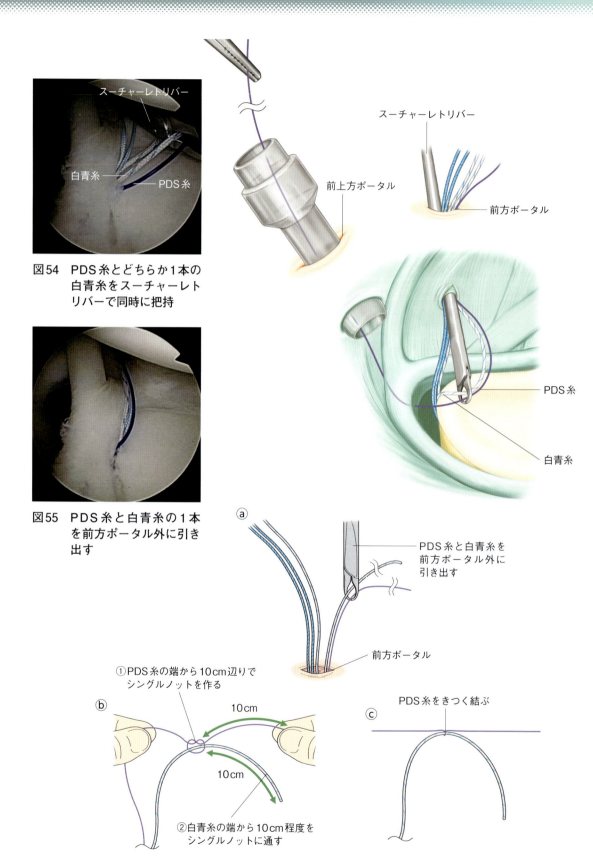

図54 PDS糸とどちらか1本の白青糸をスーチャーレトリバーで同時に把持

図55 PDS糸と白青糸の1本を前方ポータル外に引き出す

図56 シングルノットスーチャーリレーの準備

SLAP lesion type 2 に対する鏡視下上方関節唇修復術

出す(図57)。PDS糸に誘導され白青糸が上方関節唇を貫通する(図58)。結び目が関節唇を貫くとき抵抗感があるが,じっくりと引き出す。糸のたるみがなくなるまで引く。これらの操作により上方関節唇に1本の白青糸がかかる(図59)。糸からPDS糸をはずす。PDS糸の結び目をつまんで白青糸を引くことにより容易にはずれる。結び目部分の手前でPDS糸を切り,後のシングルノットスーチャーリレーで再度使用するが,PDS糸は次第に短くなっていく。

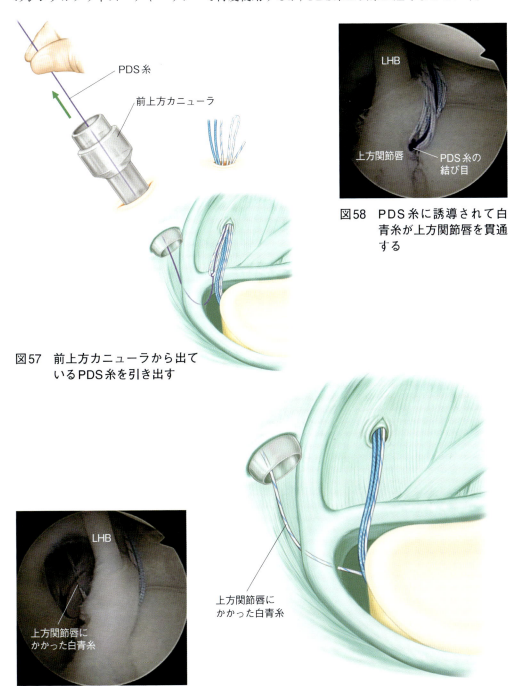

図57 前上方カニューラから出ているPDS糸を引き出す

図58 PDS糸に誘導されて白青糸が上方関節唇を貫通する

図59 糸のたるみがなくなるまでPDS糸を引くと上方関節唇に1本の白青糸がかかる

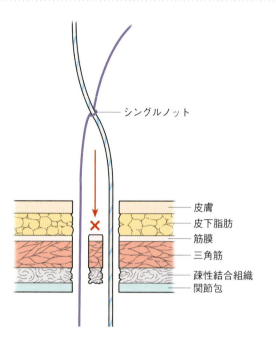

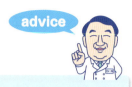

シングルノットスーチャーリレーを行う際は，必ずシングルノットを行う1本のアンカー糸とPDS糸をレトリバーで同時に把持して引き出す必要がある。アンカー糸とPDS糸を別々に引き出すと，皮膚から関節包までの間で異なる経路を通ってしまう可能性がある。異なる経路を通った場合は，シングルノット部が間の軟部組織に阻まれて通過できなくなる（図60）。

図60　シングルノットスーチャーリレーの注意点

13　クレセントフックによる糸かけと2回目のスーチャーリレー

　前上方カニューラよりクレセントフックを挿入する。LHBの裏面をみて，先にかけた白青糸がかかっている部位を確認して，その少し前方から刺入し（図61），上方関節唇を貫く（図62）。オレンジロールを回して，ハンドルの糸孔からPDS糸が消えるまで回す。PDS糸は関節内でとぐろを巻いている感じになる（図63）。前方ポータルからレトリバーを入れ，PDS糸を把持して（図64）引き出す（図65）。前方ポータルから引き出したPDS糸を指で把持してから，クレセントフックを抜き，前上方カニューラから出たPDS糸を鉗子で把持する。再度，前方ポータルからレトリバーを入れて白青糸とPDS糸を同時に把持し（図66），前方ポータルに引き出

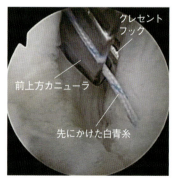

図61　白青糸がかかっている部位の少し前方からクレセントフックを刺入

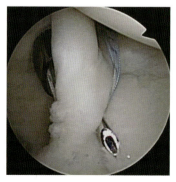

図62　クレセントフックで上方関節唇を貫く

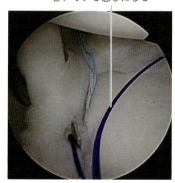

図63　ハンドルの糸孔からPDS糸がみえなくなるまでオレンジロールを回す

SLAP lesion type 2に対する鏡視下上方関節唇修復術

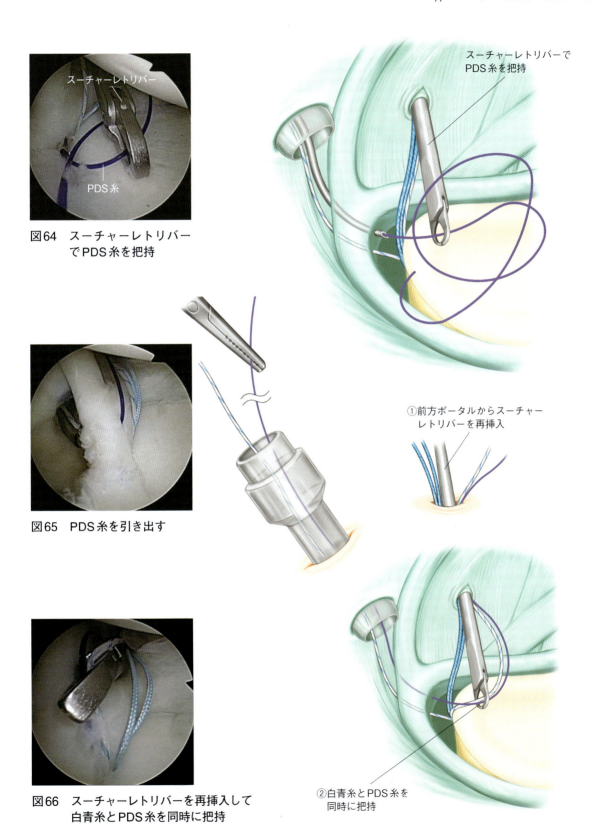

図64 スーチャーレトリバーでPDS糸を把持

図65 PDS糸を引き出す

図66 スーチャーレトリバーを再挿入して白青糸とPDS糸を同時に把持

スーチャーレトリバーでPDS糸を把持

①前方ポータルからスーチャーレトリバーを再挿入

②白青糸とPDS糸を同時に把持

す(図67)。先と同様に前方ポータル外で一緒に引いてきた白青糸にPDS糸をシングルノットできつく結ぶ。前上方カニューラから出ているPDS糸を引き出す。結び目が関節唇を貫くとき(図68)，抵抗感があるが，じっくりと引き出す。糸のたるみがなくなるまで引く。これらの操作により上方関節唇に2本の白青糸がマットレス様にかかる(図69)。

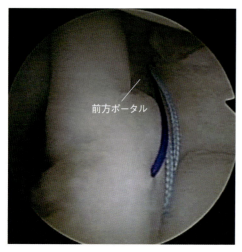

図67　白青糸とPDS糸を引き出す

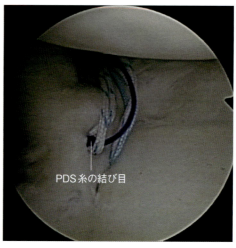

図68　PDS糸をじっくりと引き出す

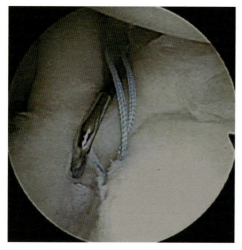

図69　上方関節唇に2本の白青糸が通る

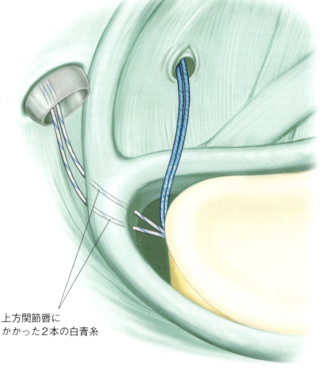

上方関節唇にかかった2本の白青糸

14 クレセントフックによる糸かけと3回目のスーチャーリレー

前上方カニューラよりクレセントフックを挿入する。LHBの裏面をみて，先にかけた白青糸がかかっている部位を確認して，その少し後方から刺入し（図70），上方関節唇を貫く（図71）。オレンジロールを回して，ハンドルの糸孔からPDS糸が消えるまで回す（図72）。前方ポータルからレトリバーを入れブルー糸とPDS糸を同時に把持し（図73），前方ポータルに引き出す（図74）。先と同様に前方ポータル外でブルー糸にPDS糸をシングルノットできつく結ぶ。前上方カニューラから出ているPDS糸を引き出す（図75）。これらの操作により上方関節唇に2本の白青糸と1本のブルー糸がかかる（図76）。

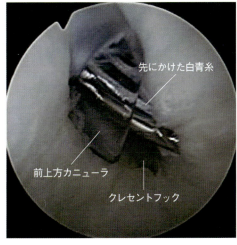

図70　白青糸がかかっている部位の少し後方からクレセントフックを刺入

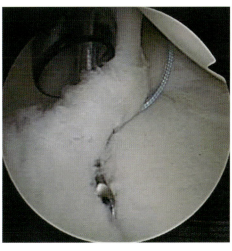

図71　クレセントフックで上方関節唇を貫く

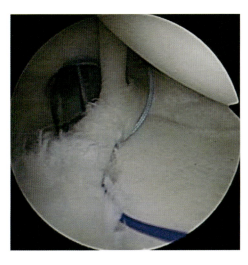

図72　オレンジロールを回してPDS糸を出す

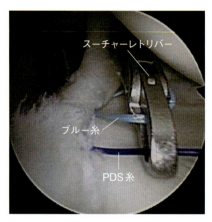

図73 前方ポータルから挿入したスーチャーレトリバーでブルー糸とPDS糸を把持

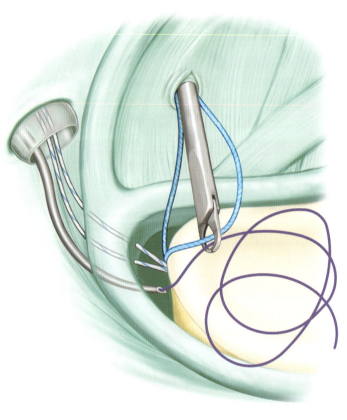

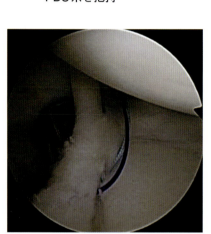

図74 前方ポータルからブルー糸とPDS糸を引き出す

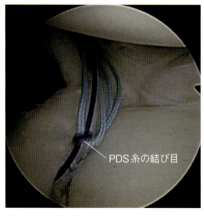

図75 前上方カニューラから出ているPDS糸を引き出す

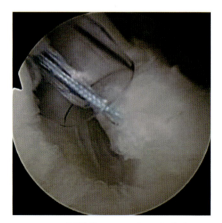

図76 上方関節唇に2本の白青糸と1本のブルー糸がかかる

15 クレセントフックによる糸かけと4回目のスーチャーリレー

前上方カニューラよりクレセントフックを挿入する。LHBの裏面をみて，先にかけたブルー糸がかかっている部位を確認して，その少し後方から刺入し（図77），上方関節唇を貫く（図78）。オレンジロールを回して，ハンドルの糸孔からPDS糸が消えるまで回す。前方ポータルからレトリバーを入れブルー糸とPDS糸を同時に把持し（図79），前方ポータルに引き出す（図80）。先と同様に前方ポータル外でブルー糸にPDS糸をシングルノットできつく結ぶ。前上方カニューラから出ているPDS糸を引き出す（図81）。これらの操作により上方関節唇に2本の白青糸と2本のブルー糸がマットレス様にかかる（図82）。

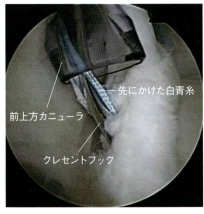

図77 ブルー糸がかかっている部位の少し後方からクレセントフックを挿入

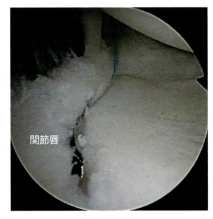

図78 クレセントフックで上方関節唇を貫く

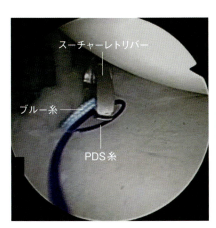

図79 スーチャーレトリバーでブルー糸とPDS糸を把持

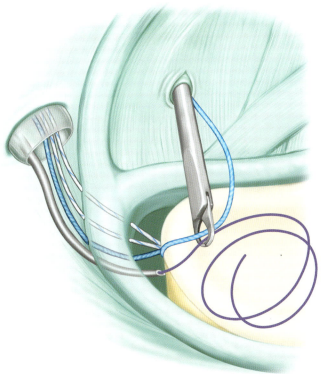

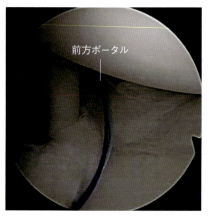

図80　ブルー糸とPDS糸を引き出す

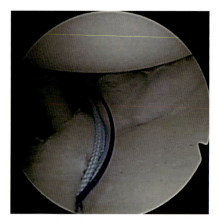

図81　前上方カニューラから出ているPDS糸を引き出す

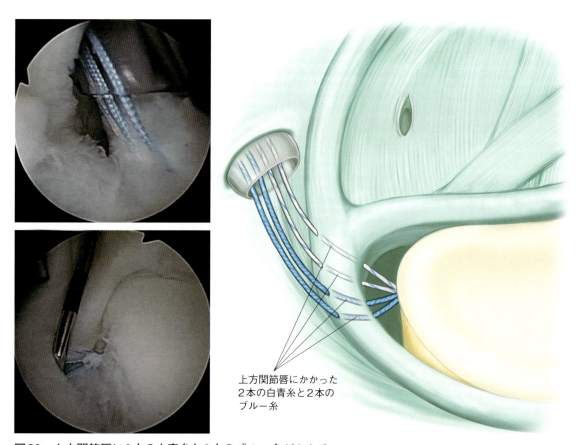

図82　上方関節唇に2本の白青糸と2本のブルー糸がかかる

上方関節唇にかかった2本の白青糸と2本のブルー糸

SLAP lesion type 2に対する鏡視下上方関節唇修復術

16 2本のブルー糸の移動

縫合に際してはカニューラ内に縫合する糸2本のみにする必要がある。よって前上方カニューラ内を通るブルー糸2本を前方ポータルから入れたレトリバーで把持し（図83），前方ポータルに引き出す（図84）。この操作により前上方カニューラ内には白青糸の2本が残る（図85）。

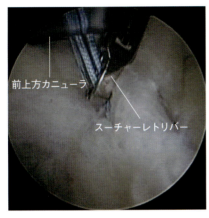

図83　スーチャーレトリバーで前上方カニューラ内を通る2本のブルー糸を把持

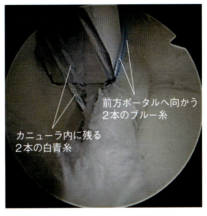

図84　前上方カニューラ内を通る2本のブルー糸を前方ポータルに引き出す

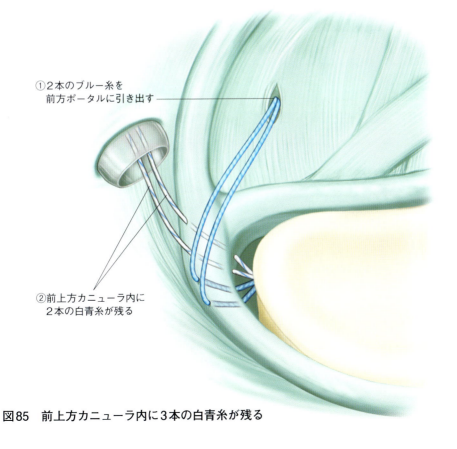

図85　前上方カニューラ内に3本の白青糸が残る

17 白青糸の縫合

　カニューラから出ている白青糸の両端を交互に引き，糸がスライドするかを確認する．本例では糸が十分スライドすることから，片方の糸を短くしてポスト糸とする．スライディングノット（Weston knot）を作りポスト糸を引くことによりノット部を縫合部に送り込む（図86）．ポスト糸をノットプッシャーに通し，ノットを締める（図87）．もう一方の白青糸を引き，ノットをロックさせる．その後，男結びで3回単結節縫合を追加する．ファイバーワイヤーカッターで糸を切る（図88，89）．

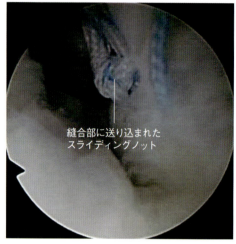

図86　スライディングノットを作りポスト糸を引くことでノット部を縫合部に送り込む

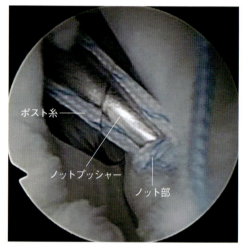

図87　ポスト糸をノットプッシャーに通してノットを締める

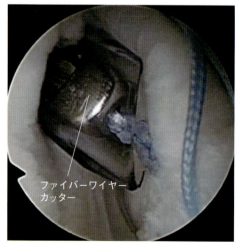

図88　男結びで3回単結節縫合を行いファイバーワイヤーカッターで糸を切る

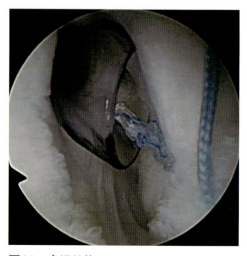

図89　糸切り後

18 2本のブルー糸を前上方カニューラに引き出す

前上方カニューラからレトリバーを入れ，前方ポータルに逃がしておいた2本のブルー糸を把持して（図90），前上方カニューラ内に引き出す（図91）。

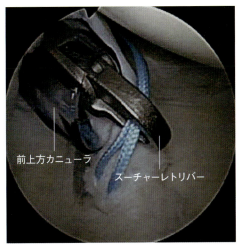

図90　前上方カニューラから入れたレトリバーで2本のブルー糸を把持

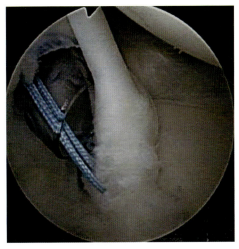

図91　前上方カニューラ内に2本のブルー糸を引き出す

19 ブルー糸の縫合

カニューラから出ているブルー糸の両端を交互に引き，糸がスライドするかを確認する。本例では糸が十分スライドすることから，片方の糸を短くしてポスト糸とした。スライディングノットを作りポスト糸を引くことによりノット部を縫合部に送り込んだ（図92）。ポスト糸をノットプッシャーに通し，ノット部を締める。もう一方のブルー糸を引き，ノットをロックさせる。その後，男結びで3回単結節縫合を追加する（図93）。ファイバーワイヤーカッターで糸を切る（図94，95）。これで縫合操作は完了する（図96）。

advice

糸がスライドしない場合はスライディングノットはできないので，レボノットとする。最初の2回は女結びでしっかり締めて，その後3回男結びを行う。

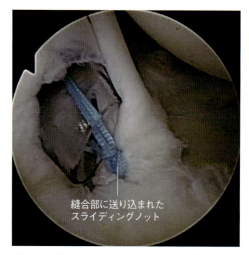

図92 ポスト糸を引いてノット部を縫合部に送り込む

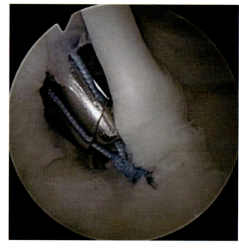

図93 男結びで3回単結節縫合を追加する

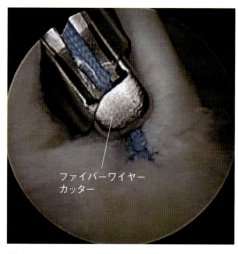

図94 ファイバーワイヤーカッターで糸を切る

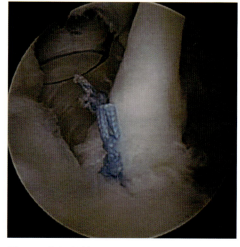

図95 糸切り後

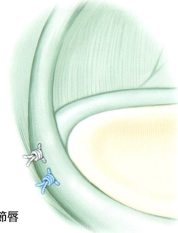

図96 修復された上方関節唇

20 修復状態の観察

上方関節唇が関節窩縁に縫着されている状態を観察し(図97),プローブにて上方関節唇の剥離がないことを確認する(図98)。

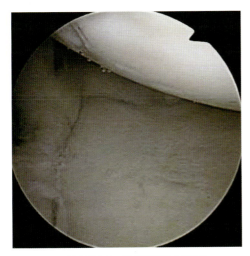

図97 上方関節唇の修復状態を観察

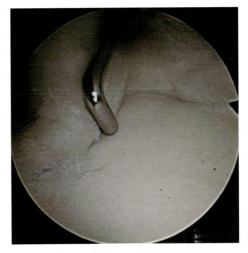

図98 プローブによる確認

索引

和文

あ

アイレット………………… 16, 18, 19, 116, 287
アウトサイドスーチャーリレー
　………………… **98**, 100, 197, 240, **279**
アクロミオナイザー……………………………5, 64
アブレーダー………………… 4, 62, 77, 201
　──逆回転モード　………………… 5, 73, 271
　──順回転モード　…………………………………5
アルスロピアス………………………………… 13
アンカー………………………… 17, 84, 127
　──Bankart修復術用……………………… 19
　──腱板修復術用　……………………………… 17
　──ブリッジングスーチャー用　…………… 18
アンカーポータルの作製
　………… 71, 80, 134, 157, 174, 186, 238

い

インサーター………… 84, 127, 158, 292, 322
インサイドスーチャーリレー……… **94**, 96, **295**
インピンジメントサイン………………… 65, 247
インピンジメント症候群…………………………… 52

う

ウイング…………………………………120, 127
烏口肩峰靱帯…………………… **59**, 73, 153
烏口突起………………………… 29, 31, 32, 263

え

鋭匙鉗子…………………… **8**, 83, 86, 110, 135
腋窩神経………………………………………… 268
エチボンド糸………………………… 20, 192

INDEX

お

男結び ……………………………… **41**, 242, 339
オレンジロール
　——スーチャーパンチ ………… **10**, 89, 272
　——スーチャーフック ……………………… 11
女結び ………………………………………… 41

か

外側ポータルの作製 …………………… **54**, 71
外転枕 ………………………………………… 68
外套管 …………………………… 2, **30**, 53
ガター …………………………………… 215, 271
滑膜組織 ………………………………… 56, 75
カニューラ ………………………………… **7**, 33
関節窩 ……………………………………… 319
　——前縁 ………………………………… 271
関節鏡 ………………………………………… 2
関節唇 …………………………… 79, 214, 267
　——関節包靱帯複合体 ………………… 262
関節包 …………………………………… 195, 274
灌流液 ………………………………… 29, 30, 263
灌流ポンプ ……………………………… **3**, 60

き

キャプチャーウィンドウ ………………… 140
鏡視下肩峰下除圧術（ASD）………………… 52
鏡視用鋏 ……………………………………… 9
棘下筋腱 ………………………………… 78, 232
棘上筋腱 …………………………………… 208
　——断裂 ………………………………… 187
キラーターン ……………………………… 282
キングフィッシャー …………… **10**, 168, 325

く

クリスタルカニューラ
　……………… **7**, 137, 242, **256**, 282, 318
グリフォンBR ……………………………… 19
クレセントスーチャーフック（クレセントフック）
　……………………………… **12**, 303, 324
クロスFT ………………………… **17**, 238

け

結節間溝 ………………………………… 187, 237
牽引 ………………………………………… 26
肩甲下筋腱 …………………… 32, 188, 232
　——断裂 ………………………………… 185
肩甲骨頚部 ……………………………… 317, 319
腱板 ……… 79, 90, 105, 113, 160, 214
　——滑液包面断裂 ……………………… 154
　——関節面断裂 ………………………… 169
　——広範囲断裂 ………………………… 211
　——小・中断裂 ………………………… 129
　——疎部 ………………… 32, 130, 305
　——疎部縫縮術 ………………………… 303
　——大断裂 ……………………………… 70
　——断端 ………………………………… 78
肩峰
　——外側縁 ……………………………… 61
　——角 ………………………………… 28, 263
　——下腔 ……………………………… 137, 159
　——下面 ………………………………… 153
　——骨棘 ………………………………… 153
　——内側縁 ……………………………… 61

こ

後外側ポータルの作製 ………………… 186, 218
後方ポータルの作製 …………… 28, 71, 263
後療法 ……………………………… 68, 261, 313

コークスクリューPEEK
　………… **17**, 84, 103, 135, 158, 175, 230
骨棘……………………………………… 59, 62
骨くず…………………………………………… 86
骨頭関節軟骨………………………………… 201
コッヘル鉗子………………… 73, 265, 274
骨膜…………………………………………… 267

さ

三角筋………………………………………… 224
三角巾………………………………………… 261

し

シェーバー………………… **4**, 54, 195, 317
自在鉤………………………………………… 224
自動挙上運動障害…………………………… 211
ジャガーノット………… 17, 19, 217, 321
上関節上腕靱帯（SGHL）………… 32, 304
小結節…………………………………… 187, 193
上方関節唇損傷……………………………… 310
上方関節包再建術…………………………… 211
上腕二頭筋長頭腱（LHB）………… 32, 234
シングルノットスーチャーリレー
　………………………………… 189, 305, 327
シンプルスティッチ………………………… 300

す

スウィヴロック………………………………… 18
スーチャーカッター………………… 42, 308
スーチャーパッサー………… 14, 15, 129
スーチャーパンチ クローズドタイプ
　…………… **10**, 70, 156, 173, 239, 251, 272
スーチャーフック……………………… 7, **11**
スーチャーレトリバー……… 9, 78, 89, 98, 123,
　　　　　　　　　　　　 137, 151, 180, 270
ストッパーノット…… **87**, 105, 136, 158, 175

ストロングスーチャー糸………… 14, 15, 19
スピードトラック…………………………… 26
スライディングノット …**42**, 242, 256, 308, 338
スライディングループテクニック………… 49
スリング……………………………………… 68
スロット（ファーストパス）……………… 138

せ

石灰粉………………………………………… 249
石灰巣………………………………… 247, 249
石灰沈着性腱板炎………………… 52, **247**
セットアップ………………………………… 21
セラバンド………………………… 261, 313
セルフキャプチャー………………………… 129
前外側ポータルの作製……………………… 186
前上方ポータルの作製……………………… 318
前方脱臼……………………………………… 262
前方ポータルの作製…… **32**, 71, 89, 186, 248

そ

側臥位………………………………………… 21
　――支持器…………………………………… 22
側々縫合……………………………………… 251
粗鬆骨………………………………… 82, 85, 112
ソフトアンカー…………………… 217, 321
ソフトスポット……………………………… 29

た

ダイオニクス………………………………… 4
大結節… 77, 119, 148, 156, 173, 222, 230
　――外側壁 **108**, 110, 144, 166, 179, 231
大腿筋膜……………………………… 227, 230
　――採取…………………………… 212, 223
　――張筋……………………………………… 223
大転子………………………………………… 212
単結節………………………………………… 38

INDEX

ち

チーズカット·· 207
中関節上腕靱帯（MGHL） ················299, **303**

て

デブリス·· 83, 135
デブリドマン··· 54, 182
電気蒸散機器··· 6
テンショニング································ 10, 288, 299

と

ドッグイヤー·· 126, 181
トリガー（ファーストパス）················ 14, 138
ドリルガイド······················· 217, 283, 285, 319
ドリルビット·· 285, 321
ドリルホール··· 285
ドレーピング·· 24
鈍棒··· 2, 30, 53

な

内側アンカー·· 80
軟骨下骨··· 201
軟部組織··· 57

の

ノットプッシャー
　······ **16**, **38**, 87, 114, 136, 175, 225, 308

は

バードビーク·· 13
バイクリル糸··· 223
バイパススーチャーパンチ······················ 15

は

パイロットホールの作製
　··················134, 144, 157, 166, 174, 204
バケツ柄断裂··· 311
バスケット鉗子······································ **8**, 245
バストバンド··· 313
パスポートカニューラ········ **7**, **107**, 110, 113,
　　　　　　　　　　　　137, 165, 178, 203
バックフロー·· 29
反復性肩関節脱臼······················ 31, **262**, 303

ひ

ヒアリーコイル·· 17
ヒーリックスアドバンスBR ······················ 17
ヒーリックスアドバンスノットレスBR ········ 18
腓骨神経麻痺·· 21
皮切··· 71, 248

ふ

ファーストパス················ **14**, **129**, 138, 151
ファイバーテープ·· 20
ファイバーワイヤー糸··············· 20, 206, 275
ファイバーワイヤーカッター
　··**16**, 121, 242, 294
プッシュロック······································ **19**, 287
プッシュロッド··· 291
振り子運動··261, 313
ブリッジングスーチャー
　··················**109**, 150, 167, 180, 206, 231
プロービング···························· 171, 184, 316
プローブ······································ **8**, 37, 237
プロリン糸································ 20, 89, 277

へ

ペアン鉗子··· 107
ペネトレイトグラスパー····················· **13**, 304
へら······································ **7**, 57, 91, 266

345

ほ

縫合不全 ································· 49
縫合法 ··································· 38
ポータルの作製 ···················· 186, 248
ボーンパンチ ········ 17, 18, 81, **83**, 103, **112**,
　　　　　　　　122, 134, 144, 157, 166, 204
ボーンマット ····························· 22
ポップロック
　　········ **18**, 115, 117, 120, 147, 166, 206

ら

ラジオペンチ ·························· 128
ラスプ ················· **9**, 79, 188, 214, 301

り

リバース型人工肩関節置換術（RSA）········· 211

れ

レーザーライン ········· **17**, **18**, 82, 103, 112,
　　　　　　　　118, 119, 125, 134,
　　　　　　　　175, 179, 292, 321
レバー
　　――バイパススーチャーパンチ ········· 15
　　――ファーストパス ············ 14, 138
レボノット（Revo knot）··················· 38

INDEX

欧文

A

anterior apprehension test 258, 259
Arthrex
　——潅流ポンプ 3
　——キングフィッシャー 10
　——クリスタルカニューラ 7
　——コークスクリューPEEK 17
　——スウィヴロック 18
　——バードビーク 13
　——ファイバーワイヤーカッター 16
　——プッシュロック 19
ASD **52**, 73, 153

B

Bankart lesion 258, 262

F

footprint 77, 102, 133, 148, 155, 156, 173, 193, 222

H

HAGL lesion 258
half-hitch 38
Hill-Sachs lesion 259, 264
hyperabduction test 258

K

Kirschner 鋼線（K-wire） 285

L

LHB 187, 209, **234**

L字離被架 23

M

MGHL（middle glenohumeral ligament）
　.. 304
Mitek
　——カニューラ 7
　——グリフォンBR 19
　——ヒーリックスアドバンスBR 17
　——ヒーリックスアドバンスノットレスBR ... 18
　——ペネトレイトグラスパー 13
　——へら 7
mobilization 79, 188, 268

O

overhand half-hitch 40

P

painful arc 65
PASTA（partial articular side tendon avulsion） 169
PDS糸 20, 189, 305, 328
peel back mechanism 310

R

radio frequency device 6
RSA（reverse shoulder arthroplasty） 211
Revo knot 38

S

SGHL（superior glenohumeral ligament）
　... 32, 304
SLAP lesion 310

Smith & Nephew
 ──アルスロピアス ………………… 13
 ──カニューラ ……………………… 7
 ──ダイオニクス …………………… 4
 ──ヒアリーコイル ……………… 17
 ──ファーストパス ………… 14, 129
Snyder分類 …………………………… 310

U

underhand half-hitch …………………… 39

V

VAPR ………………………………………… 6
 ──アングルエンド
   ………………… 6, 110, 144, 215, 271
 ──アングルサイド …… 6, 57, 59, 61, 91,
    153, 154, 193, 216,
    237, 251, 269, 271
 ──90°フック ………………… 6, 267

W

Weston knot ……………… 42, 45, 228, 242,
    256, 308, 338

Z

Zimmer Biomet
 ──クロスFT ……………………… 17
 ──ジャガーノット ………… 17, 19
 ──スーチャーパンチ クローズドタイプ … 10
 ──スーチャーフック …………… 11
 ──ノットプッシャー …………… 16
 ──バイパススーチャーパンチ …… 15
 ──ポップロック ………………… 18

その他

30°斜視鏡 ……………………………… 2
70°斜視鏡 ……………………………… 2

著者略歴

中川照彦
Teruhiko Nakagawa M.D.

昭和29年生まれ　午年　水瓶座　A型

昭和47年	東京都立立川高校卒業
昭和54年	東京医科歯科大学医学部卒業
	東京医科歯科大学整形外科学教室入局
	大宮赤十字病院，川口工業総合病院などの関連病院で研修
昭和61年	聖隷浜松病院整形外科で研修
昭和63年	東京医科歯科大学医学部整形外科助手
平成 3年	医学博士（肩関節のバイオメカニクスの研究）
平成 6年	東京医科歯科大学医学部整形外科学内講師
平成 8年	同愛記念病院整形外科
平成11年	同愛記念病院整形外科医長
平成19年	同愛記念病院整形外科部長
平成29年	同愛記念病院副院長

- 日本肩関節学会理事
- 日本関節鏡・膝・スポーツ整形外科学会評議員
- 日本整形外科学会代議員
- 日本整形外科スポーツ医学会代議員
- 日本肘関節学会評議員
- 東日本整形災害外科学会評議員
- 関東肩を語る会幹事
- 肩関節鏡手術研究会世話人
- 関東地区整形外科勤務医会事務局
- 東京医科歯科大学医学部臨床教授
- 北海道日本ハムファイターズチームドクター
- 相撲医学協議会メンバー

改訂第2版　ゼロからマスター　肩の鏡視下手術

2007年3月10日　第1版第1刷発行
2018年3月20日　第2版第1刷発行

■著　者　中川照彦　なかがわ　てるひこ

■発行者　鳥羽清治

■発行所　株式会社メジカルビュー社
〒162-0845　東京都新宿区市谷本村町2-30
電話　03 (5228) 2050 (代表)
ホームページ　http://www.medicalview.co.jp/

営業部　FAX 03 (5228) 2059
　　　　E-mail　eigyo@medicalview.co.jp

編集部　FAX 03 (5228) 2062
　　　　E-mail　ed@medicalview.co.jp

■印刷所　シナノ印刷株式会社

ISBN978-4-7583-1379-7　C3047

©MEDICAL VIEW, 2018. Printed in Japan

- 本書に掲載された著作物の複写・複製・転載・翻訳・データベースへの取り込みおよび送信（送信可能化権を含む）・上映・譲渡に関する許諾権は，(株)メジカルビュー社が保有しています．

  JCOPY 〈出版者著作権管理機構　委託出版物〉
  本書の無断複製は著作権法上での例外を除き禁じられています．複製される場合は，そのつど事前に，出版者著作権管理機構（電話 03-3513-6969，FAX 03-3513-6979，e-mail：info@jcopy.or.jp）の許諾を得てください．

- 本書をコピー，スキャン，デジタルデータ化するなどの複製を無許諾で行う行為は，著作権法上での限られた例外（「私的使用のための複製」など）を除き禁じられています．大学，病院，企業などにおいて，研究活動，診察を含み業務上使用する目的で上記の行為を行うことは私的使用には該当せず違法です．また私的使用のためであっても，代行業者等の第三者に依頼して上記の行為を行うことは違法となります．